Stefanie Knoll Felix Wachholz

E-SPORT FITNESS

Bibliografische Information der Deutschen Nationalbibliothek
Die Deutsche Nationalbibliothek verzeichnet diese Publikation in der Deutschen Nationalbibliografie. Detaillierte bibliografische Daten sind im Internet über http://d-nb.de abrufbar.

Für Fragen und Anregungen
info@rivaverlag.de

Wichtiger Hinweis
Dieses Buch ist für Lernzwecke gedacht. Es stellt keinen Ersatz für eine individuelle medizinische Beratung dar und sollte auch nicht als solcher benutzt werden. Wenn Sie medizinischen Rat einholen wollen, konsultieren Sie bitte einen qualifizierten Arzt. Der Verlag und die Autoren haften für keine nachteiligen Auswirkungen, die in einem direkten oder indirekten Zusammenhang mit den Informationen stehen, die in diesem Buch enthalten sind.

Originalausgabe
1. Auflage 2020

Nymphenburger Straße 86
D-80636 München
Tel.: 089 651285-0
Fax: 089 652096

Redaktion: Christoph Hellwig
Umschlaggestaltung: Marc-Torben Fischer
Umschlagabbildungen: Felix Dorn Photography
Fotos: alle Bilder von Felix Dorn Photography, außer: S. 55 shutterstock/ideyweb, S. 58 shutterstock/SciePro S. 59 shutterstock/PopTika, S. 61 shutterstock/sciencepics, S. 217 shutterstock/dalmingo, S. 234 shutterstock/Roman Kosolapov, S. 239 shutterstock/G-Stock Studio
Layout: Katja Muggli
Satz: Daniel Förster, Belgern
Druck: Firmengruppe APPL, aprinta Druck, Wemding
Printed in Germany

ISBN Print 978-3-7423-1346-1
ISBN E-Book (PDF) 978-3-7453-1037-5
ISBN E-Book (EPUB, Mobi) 978-3-7453-1038-2

Stefanie Knoll Felix Wachholz

E-SPORT FITNESS

Trainiere Reaktionsschnelligkeit, Koordination und Konzentration, um deine Gaming-Skills zu maximieren

riva

INHALT

Vorwort

Als professioneller E-Sportler der ersten Stunde in Österreich weiß ich, wie vielseitig und komplex das Training ab einem gewissen Level werden kann. Dabei spielt es keine Rolle, ob es sich um E-Sport oder klassischen Sport handelt. Als Jugendlicher war es mein Ziel, Profifußballer zu werden, was aber aufgrund von fehlender Disziplin leider nicht funktioniert hat. Ich verschrieb mich daher im Alter von 17 Jahren dem E-Sport und war um die Erfahrung reicher, dass ich nur mit Disziplin und den richtigen Maßnahmen an mein Ziel kommen würde. Der Gewinn der österreichischen Meisterschaft 2006 markierte meinen Startschuss in die Profikarriere, die mich unter anderem zu Stationen wie dem FC Schalke 04 oder dem SK Rapid Wien führte. Dadurch wuchs jedoch auch die Notwendigkeit eines immer zielgerichteten Trainings. Ein gesunder Körper sowie ein gesunder und gut funktionierender Geist sind für mich als E-Sportler unerlässlich. Nicht nur, um dem mentalen Stress standzuhalten und bestenfalls immer richtig zu reagieren, sondern auch, damit ich mich voll auf mein Spiel konzentrieren kann und nicht aufgrund von Beschwerden daran gehindert werde, meine volle Leistung zu bringen.

Stefanie und Felix haben mit Digital Fitness und ihrem Trainingskonzept einen Bereich im E-Sport besetzt, der vielen bewusst war und ist, dem es aber noch an Professionalität, Know-how und der richtigen Umsetzung gefehlt hat. Ihre innovative und zudem kreative Herangehensweise, um Out-Game-Training auf die In-Game-Performance auszurichten, haben mich dabei überzeugt. Die zusätzliche Expertise in den Bereichen Regeneration, mentale Stärke und Ernährung haben bei mir bereits zu Performancezuwächsen geführt. Mit dem Buch *E-Sport-Fitness* machen sie dieses Wissen und ihre Art des Trainings für alle zugänglich und geben einen Einblick, was in diesem Bereich alles möglich ist. Ich empfehle es jedem, der sich im E-Sport weiterentwickeln möchte und verstanden hat, dass es dabei nicht nur um In-Game-Training geht, sondern mehr notwendig ist, um wirklich vorn mit dabei zu sein.

Mario Viska, professioneller FIFA-Spieler, sechsmaliger Deutscher Meister, fünfmaliger Österreichischer Meister, WM-Teilnehmer und Drittplatzierter bei der Europameisterschaft 2008

Unser Weg zu E-Sport-Fitness

Gefüllte Stadien, eine stetig wachsende mediale Aufmerksamkeit und immer mehr Firmen, die vom traditionellen Sportsponsoring in den E-Sport abwandern – das weckte vor ein paar Jahren unser Interesse, zumal wir beide seit Jugendtagen Hobby-Gamer sind. Als ausgebildete Sportwissenschaftler beschäftigte uns bald vor allem eine Frage: Wie sieht das Training der E-Sportler aus? Fast schon erschreckt stellten wir fest, dass zwar oft die medienwirksamen Sätze »Man muss auch körperlich fit sein!« und »Ein gesunder Geist braucht einen gesunden Körper!« postuliert werden, spezifisches körperliches Training im E-Sport aber noch eine Randerscheinung war und nach wie vor ist. Viele professionelle E-Sportler sehen ihr »Zocken« als Training, während Spieler, die nachhaltig denken, zumindest ein paarmal pro Woche ins Fitnesscenter gehen. Mehr passiert neben dem Taktik- und In-Game-Training aber meistens nicht.

Wir sahen sofort die Möglichkeiten, die es im E-Sport in Bezug auf spezifisches Training gibt. Koordinatives Training, Neuroathletik und intramuskuläres Training kamen uns in den Sinn. Dabei sind das keine neuen Methoden, sondern bereits gut getestete und in der Praxis erprobte Inhalte, die wir nun auch dir als E-Sportler und Gamer erklären und zugänglich machen möchten.

Bewegungsinterventionen sollten nicht nur als Ausgleich gesehen werden, sondern als gezielte, spezifische und ganzheitliche Maßnahmen, um den E-Sportler in seiner Performance zu verbessern. Die einzelnen Fähigkeiten, die du als E-Sportler und Gamer tagtäglich benötigst, können und müssen gesondert trainiert werden. Das Thema der Bewegung wird zwar häufig erwähnt, aber von spezifischem Training sind viele E-Sportler und Gamer noch weit entfernt.

Wir haben mit professionellen E-Sportlern, aber auch mit Hobby-Gamern gesprochen und haben die benötigten Fähigkeiten gezielt analysiert. Auf dieser Basis und unserer Expertise in der Sport- und Trainingswissenschaft haben wir ein innovatives Trainingskonzept entwickelt, das auf die verschiedenen Anforderungen von E-Sportlern und Gamern eingeht und diese out-game trainiert. Da uns insbesondere die Ganzheitlichkeit sehr wichtig ist, ist unser Konzept auf insgesamt drei Hauptsäulen aufgebaut:

- Leistungssteigerung
- Regeneration und Ausgleich
- Ernährung

Nach dem Erstellen der ersten Trainingspläne wurden diese von E-Sportlern getestet und Feinheiten noch angepasst, sodass das Trainingskonzept auch für E-Sportler umsetzbar ist. Erste Erfolge zeichneten sich sowohl in der Leistungssteigerung, aber auch in der Verletzungsprävention ab. So konnte durch unser Training eine Sehnenscheidenentzündung – und eine damit einhergehende unerwünschte Spielpause – abgewendet werden. Spätestens da wussten wir, dass genau das dem E-Sport fehlte, um noch professioneller und nachhaltiger zu werden und die Athleten von morgen noch leistungsfähiger zu machen.

Das Fundament für dieses neue Konzept bildet unsere Expertise im Bereich der Trainingsplanung und Sportwissenschaft im Allgemeinen. Wir können auf jahrelange praktische Trainingserfahrung in unterschiedlichen Zielgruppen und Leistungsniveaus zurückgreifen. Unser Know-how ist somit nicht nur auf eine Zielgruppe anwendbar und daher ist für jeden etwas dabei. Es ist deshalb egal, ob du bereits supersportlich oder noch Anfänger im Bereich Sport und Bewegung bist.

Was dieses Buch ist

Eine Einführung in die Welt der Bereiche Training und E-Sport und zudem eine Trainingsanleitung für E-Sportler und Gamer, aber auch für Coaches von Clans und Vereinen, in der erklärt wird, wie körperliche Aktivität in den Trainingsalltag integriert werden kann, was die richtigen Inhalte für ein spezifisches Training sind und warum das sinnvoll und im Zuge der Professionalisierung des E-Sports wichtig ist. Dabei haben wir die Aussagen in diesem Buch auf Erkenntnisse der Sportwissenschaft gestützt und den Transfer zwischen Methoden der traditionellen Trainingswissenschaft und dem E-Sport hergestellt.

Was dieses Buch nicht ist

Durch die Ausführung der beschriebenen Übungen wirst du nicht automatisch zum Pro-Gamer. Sie helfen dir aber dabei, deine Leistung nachhaltig zu steigern und dabei verletzungsfrei zu bleiben. Sie ersetzen jedoch kein In-Game-Training. Wie du aber In-Game- und Out-Game-Training sinnvoll und zielgerichtet miteinander kombinieren kannst, erklären wir dir in diesem Buch.

Wir beginnen mit einem kurzen Blick in die E-Sport-Vergangenheit, um dann die unterschiedlichen motorischen Anforderungen an die Spieler verschiedener Spielgenres zu erklären. Wir gehen darauf ein, welche positiven Auswirkungen »Zocken« haben kann, zeigen aber auch die Risiken für den Körper und wie ihnen vorgebeugt werden kann. Wir geben dir einen Einblick in die Trainingswissenschaft, worauf im Training zu achten ist und wie du dein Training steuerst, immer mit Bezug zum E-Sport und wie es für dich nutzbar ist. Praktische Übungen zur Leistungssteigerung und zum präventiven Training bilden einen Hauptteil des Buches. Die Übungen sind so gewählt, dass sie auch für Einsteiger umsetzbar und anwendbar sind. Im Schlussteil gehen wir auf ergänzende Maßnahmen ein, geben dir vorformulierte Trainingspläne an die Hand und zeigen dir, was du aus sportwissenschaftlicher Sicht tun kannst, um deine Gaming-Performance noch weiter zu steigern.

Viel Spaß beim Lesen und Trainieren!
Stefanie und Felix

1

E-SPORT UND GAMING

Er ist zwar in aller Munde, aber was ist E-Sport eigentlich? Wo hat er seinen Ursprung und wie hat er sich entwickelt? In diesem ersten Kapitel möchten wir dich auf eine kurze Zeitreise mitnehmen und dir zeigen, dass es E-Sport und Gaming nicht erst seit zehn Jahren gibt und dass viel passiert ist, bevor der E-Sport so viele Menschen weltweit begeistern konnte.

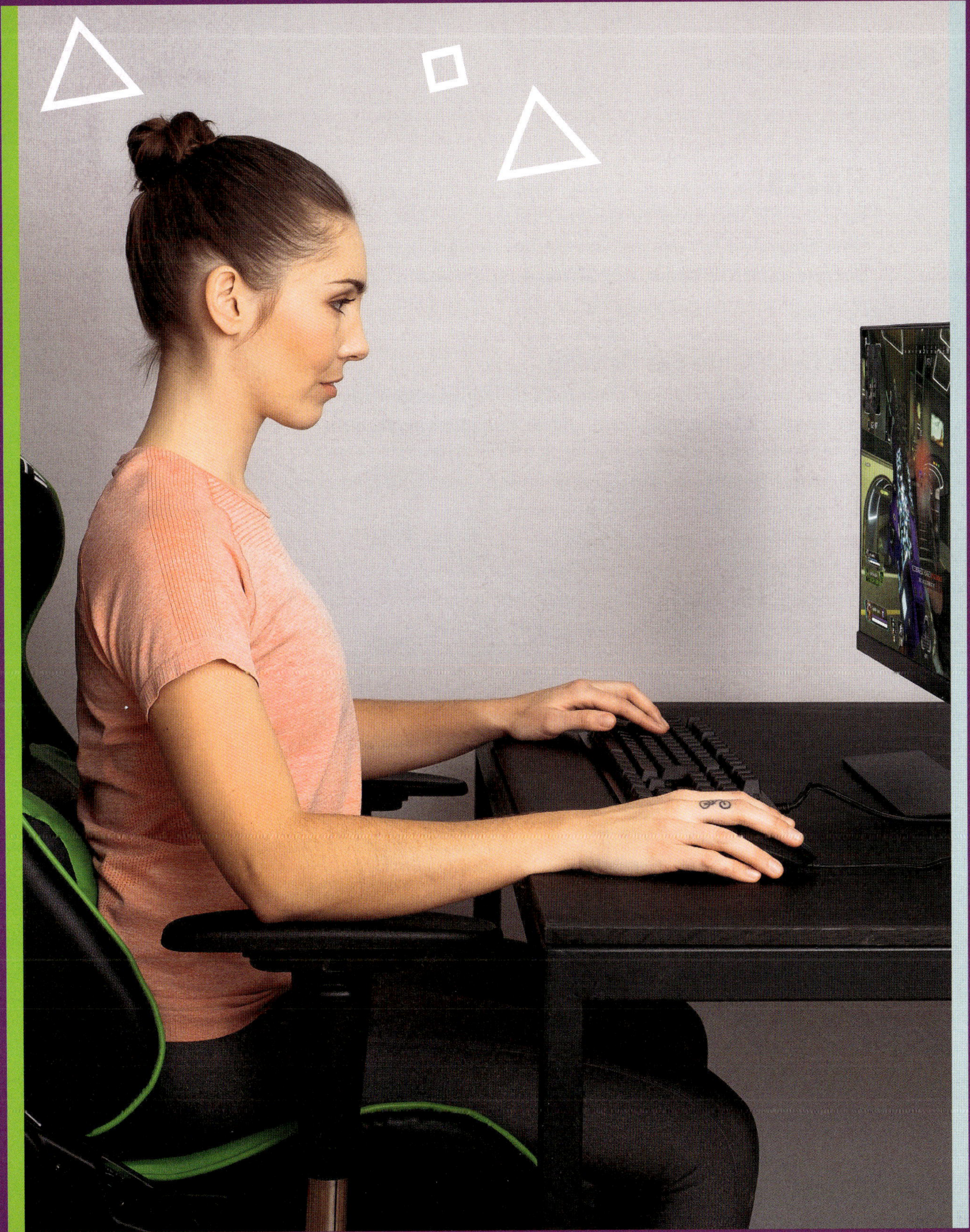

Das Internet brachte aber nicht nur Segen, sondern teilweise auch Probleme mit sich. Ein häufiger Kritikpunkt bei der Austragung von Onlinewettkämpfen an PCs und Konsolen sind die Latenzzeiten der Server, aber auch der sogenannte Ping. Dieser stellt die Zeit dar, die ein Datenpaket von beispielsweise einem PC zu einem Spielserver über das Internet und zurück benötigt. Bei Spielen, bei denen es teilweise um Bruchteile einer Sekunde geht, kann das natürlich Auswirkungen auf das Spiel haben, wenn einer der Kontrahenten einen wesentlich höheren (langsameren) Ping hat als seine Kontrahenten. Durch die immer besser werdende Infrastruktur und zunehmende Geschwindigkeit des Internets werden diese Probleme jedoch eventuell schon bald der Vergangenheit angehören.

Nicht zu schmälern ist darüber hinaus der Einfluss von Streamingplattformen wie Twitch.tv oder Mixer.com auf die Verbreitung des E-Sports. Die Streamer sind die neuen TV-Stars. Viele von ihnen sind E-Sportler und/oder Gamer und sorgen durch ihre Liveübertragungen dafür, dass Gaming, aber auch E-Sport für jedermann zugänglich wird, und haben sie so salonfähig gemacht.

Neben den technologischen Verbesserungen und der zunehmenden Professionalisierung des E-Sports hat sich der kompetitive Kerngedanke bis heute nicht verändert. Egal ob auf einer privaten LAN-Party unter Freunden oder beim Finale von *League of Legends* vor Millionen von Livezuschauern: Es geht, wie auch im traditionellen Sport, immer darum, besser in dem jeweiligen Spiel zu sein als der Kontrahent beziehungsweise als die konkurrierende Mannschaft.

Was kommt als Nächstes?

Die Professionalisierung im E-Sport findet auf verschiedensten Ebenen statt und schreitet stetig voran. Dabei geht es um Verbesserungen in den Verbandsstrukturen gleichermaßen wie um den Einsatz von Schiedsrichtern, die dafür sorgen, dass die Spieler keine unerlaubte Hardware oder verbotene Hilfsprogramme während der Wettkämpfe verwenden. Auch die Nationale Anti-Doping Agentur (NADA) ist mittlerweile mit dem E-Sport in Verbindung und sorgt bei den Turnieren der Electronic Sports League (ESL) für Dopingkontrollen. Flächendeckend werden zum jetzigen Zeitpunkt allerdings noch keine Dopingtests durchgeführt, hier ist noch Luft nach oben. Es ist jedoch anzunehmen, dass mit den immer größeren und bekannteren Sponsoren sowie den stetig steigenden Preissummen auch der Druck zunehmen und für saubere E-Sport-Wettkämpfe plädiert werden wird. Firmen wie Mercedes-Benz oder Intel, die im E-Sport als Sponsoren tätig sind, profitieren von der Reichweite und besonders von der Beliebtheit des E-Sports bei den jüngeren Generationen. Sie sind aber auch um ein positives Image bemüht, weswegen eine Aussprache gegen Doping – auch im E-Sport – für sie als Sponsoren in Zukunft wichtig sein wird.

Eine spannende Entwicklung ist auch in Bezug zum traditionellen Sport festzustellen. Im Jahr 2018 gab McDonald's Deutschland bekannt, dass sie ihre seit 2004 bestehende Sponsoringtätigkeit für den deutschen Fußballbund einstellen werde. Stattdessen ist sie heute Sponsor der ESL, was ein Zeichen dafür ist, wie groß der Stellenwert des E-Sports bereits geworden ist. Diese Entwicklung ist wichtig für den E-Sport, da ein Großteil des erwirtschafteten Umsatzes auf die Investitionen von Sponsoringgebern zurückzuführen ist. Die als Unternehmensberater tätige Firma PwC spricht in ihrem »Global Entertainment und Media Outlook 2018« von einem prognostizierten Umsatz von 1,5 Milliarden Euro im Jahr 2023. Die Marktanalysten von Newzoo gehen von einer jährlichen Wachstumsrate von neun Prozent aus, was eine Steigerung von 865 Millionen US-Dollar 2018 zu 1,7 Milliarden US-Dollar im Jahr 2022 bedeuten würde.[1] Laut PwC werden rund 40 Prozent davon auf Sponsorengelder zurückzuführen sein.[2]

Dass durch solche Geldeinsätze im E-Sport, ähnlich wie in anderen Sportarten, teils sehr hohe Gewinnsummen im Spiel sind, zeigen auch die Preispools bei den Final-Events. So lag im Jahr 2019 der höchstdotierte Preispool mit 34,33 Millionen US-Dollar beim Team-Titel *Dota 2*. Für Individualspieler war die *Fortnite*-Weltmeisterschaft 2019 mit einem Gesamtpreispool von 15,29 Millionen US-Dollar sehr lukrativ. Kyle »Bugha« Giersdorf, der Gewinner des Soloturniers, erhielt für seinen Erfolg davon rund drei Millionen US-Dollar.

Wie trainieren die Pros?

Solch hohe Gewinnsummen haben viele E-Sport-Teams dazu veranlasst, Teamhäuser zu bilden, um besser gemeinsam trainieren zu können und sich vollends auf den Beruf als Pro-Gamer fokussieren zu können. Die Vorteile der Teamhäuser sind, neben der kürzeren Kommunikationswege, die Möglichkeit für das Management, die E-Sportler greifbarer zu haben und Teamgespräche persönlich zu führen. In Asien sind Teamhäuser bereits sehr stark verbreitet, in Europa gewinnen sie zunehmend an Beliebtheit. In Deutschland hatte das Team ALTERNATE aTTaX das erste Teamhaus, in dem es regelmäßig trainiert und betreut wird. In den Teamhäusern wird eine Rundumbetreuung der E-Sportler angestrebt, damit sie sich voll auf das In-Game-Training konzentrieren können. Bei vielen gibt es nicht nur Schlafmöglichkeiten. Es sind auch Köche angestellt, die für eine gute und ausgewogene Ernährung sorgen, die im professionellen Sport eine immer wichtigere Rolle einnimmt (siehe Seite 216). Mental-Coaches und Sportpsychologen sind ebenfalls oft in die Arbeit in den Teamhäusern eingebunden, um die E-Sportler auf wichtige Matches vorzubereiten oder Streitigkeiten innerhalb der Teams zu lösen.

Trotz der voranschreitenden Professionalisierung ist das Thema körperliches Training zwar oftmals formal integriert, aber nicht auf die Anforderungen der E-Sportler spezifiziert. In einigen Teamhäusern wie bei Astralis oder SK Gaming wird den E-Sportlern die Möglichkeit gegeben, sich mit Ausgleichssportarten oder Kraft- und Fitnesstraining in Form zu halten. Gezieltes, leistungssteigerndes Training wird aber in den seltensten Fällen betrieben. In den nächsten Jahren wird die Professionalisierung auch hier Einzug halten und der E-Sport wird die Trainingslehre aus dem traditionellen Sport mehr und mehr in das Training einbinden. Solche Prozesse dauern aber erfahrungsgemäß ein paar Jahre. Im Fußball wurde zu Beginn der Professionalisierung auch kein Athletiktraining betrieben, eine Maßnahme, die bei professionellen Fußballteams mittlerweile zum Standard gehört. So wird es sich mit hoher Wahrscheinlichkeit auch beim E-Sport verhalten und die Professionalisierung wird sich in allen Facetten niederschlagen – unabhängig vom Genre des Spiels, davon, ob es Einzel- oder Teamspiel ist oder welches Endgerät genutzt wird.

Von PC, Konsole und Smartphone

Angefangen haben virtuelle Spiele auf dafür ausgelegten Konsolen, dann kam der PC und mittlerweile wird sogar auf Smartphones E-Sport betrieben. Wie aber unterscheiden sich die verschiedenen Endgeräte voneinander? Und wie wirken sich diese Unterschiede auf die Art und Weise des Trainings aus?

Personal Computer (PC)

Bei den in vielen Haushalten zu findenden PCs wird zwischen der verbauten Hardware und der Peripherie unterschieden. Die Hardware sorgt dafür, dass der PC überhaupt funktionstüchtig ist, dazu zählen das Mainboard inklusive des Prozessors, die Grafikkarte, Arbeitsspeicher, Festplatte, Netzteil, Kühlung und Gehäuse, um nur die relevantesten Komponenten zu nennen. Die Peripheriegeräte dienen zur Benutzung des PCs und umfassen im einfachsten Fall die Maus, die Tastatur, das Headset, aber auch den Bildschirm. Für die Wahl der Hardware ist es wichtig, dass sie in der Lage ist, die Spiele auch spielbar darstellen zu können, sodass diese flüssig und ruckelfrei laufen. Ansonsten wirkt sie sich eher weniger auf die Leistung des E-Sportlers aus.

Computermaus

Sehr wohl relevant und häufig unterschätzt ist die Wahl der Peripheriegeräte, da hier häufig Performancemöglichkeiten verschenkt werden. Computermäuse können mit unterschiedlichen Griffarten genutzt werden, wobei es sehr individuell ist, welche Griffart am besten zu dir passt. Es kann – oder zumindest sollte – nicht mit jeder Maus jede Griffart gespielt werden.

- Der Palm Grip eignet sich vor allem für große Mäuse, da die gesamte Handinnenfläche auf der Maus aufliegt. Ein Vorteil dieser Griffart ist die sehr präzise Kontrolle der Mausbewegungen, was allerdings die Schnelligkeit der Bewegungen beeinträchtigen kann.
- Ein anderer Griff ist der sogenannte Claw Grip, bei dem der Handballen die Maus zwar berührt, aber von den Fingern lediglich die Fingerspitzen Kontakt zur Maus haben. Die aufgestellten Finger ermöglichen sehr schnelle Klickbewegungen, Präzision mit dieser Methode muss aber trainiert werden.
- Eine weitere Möglichkeit ist der Fingertip Grip, der, wie der Name schon sagt, nur Berührungen der Fingerspitzen auf der Maus vorsieht. Diese Griffmethode ist bei kleinen und kurzen Mäusen anzuwenden und ist zwar meist sehr schnell, aber auch sehr belastend für das Handgelenk, da es unter ständiger Spannung gehalten werden muss.

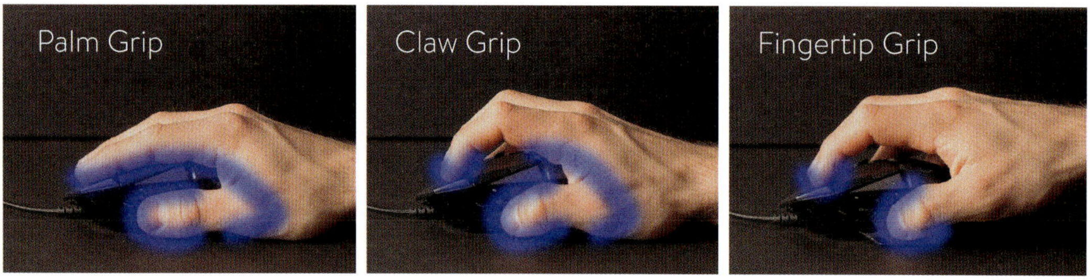

Verschiedene Griffarten bei der Benutzung einer Computermaus. Jede Griffart führt zu unterschiedlichen Kontaktflächen zwischen Hand und Maus, wie im Bild zu erkennen. Die Griffarten haben je nach Spieltyp Vor- und Nachteile. Bedenke zudem, dass du die für dich richtige Griffart finden musst, was auch von der Anatomie deiner Hand abhängig ist.

Bei Mäusen ebenfalls zu beachten sind die Dots-per-Inch-Werte (DPI), da diese darüber entscheiden, wie schnell sich der Output der Maus, beispielsweise das Fadenkreuz, auf dem Bildschirm bewegt. Man spricht hier auch von der Mausempfindlichkeit. Viele Spiele, aber auch die Mäuse selbst ermöglichen mittlerweile zwar eine Anpassung, dennoch sollte man sich damit auseinandersetzen, insbesondere wenn bestimmte Trainingsformen außerhalb des In-Game-Trainings umgesetzt werden sollen. Eine Methode, einen perfekten DPI für sich zu finden, ist, Genauigkeitsspiele wie *AimBooster*[3] oder *KovaaK* mit verschiedenen DPI-Werten zu spielen und so herauszufinden, welcher Wert am besten funktioniert. Auch das Gewichts-Balancing, das Beschweren der Mäuse durch kleine Gewichte, kann bei den sehr feinmotorischen Bewegungen einen Unterschied machen und sollte unbedingt ausgetestet werden.

Tastatur

Bei der Tastatur zu berücksichtigen sind die Druckpunkte der Tasten und der Tastenhub. Der Druckpunkt sagt etwas darüber aus, wie klar erkennbar der Tastendruck ist, und kann sich negativ auf die Anschlags- und Reaktionszeit auswirken, wenn er zu weich gewählt ist. Der Tastenhub entscheidet darüber, wie schnell sich die Taste aus der gedrückten Position wieder in die neutrale Stellung bewegt. Im E-Sport haben sich die mechanischen Tastaturen durchgesetzt, da sie zum einen ein besseres Feedback als Tastaturen mit Membran- beziehungsweise Gumminoppentechnologie geben und zum anderen weniger verschleißen und robuster sind. Ob die genannten Peripheriegeräte kabellos oder kabelgebunden sein sollten, ist mehr eine subjektive Entscheidung als ein leistungsentscheidendes Kriterium. Auch kabellose Mäuse und Tatstaturen bieten mittlerweile nahezu identische Leistungen, wobei gesagt werden muss, dass diese dafür auch wesentlich teurer sind. Zudem gibt es im kabelgebundenen Segment (noch) mehr Auswahl. Bevor du zwischen kabellos oder kabelgebunden wählst, solltest du erst einmal darauf achten, dass sich die Geräte von dir gut bedienen lassen.

Bildschirm

Beim Thema Bildschirme gibt es seit Jahren eine kontroverse Diskussion darüber, wie viel Hertz ein Bildschirm leisten sollte, also wie viele Bilder pro Sekunde dargestellt werden. Hierbei ist auch die verbaute Grafikkarte mitentscheidend, da sie die Bilder letztlich auf den Bildschirm bringt, oder – anders gesagt – wie viele Frames per Second du angezeigt bekommst.

Aus Kreisen der Wissenschaft heißt es, dass unser Gehirn bei der Verarbeitung von visuellen Informationen beim Erkennen von Objekten zwischen 20 und 24 Hertz an seine Grenzen stößt. Manche Studien lassen sogar auf noch geringere Werte schließen.[4] In Gamer-Kreisen wird dagegen häufig protestiert und die Meinung vertreten, dass für manche selbst zwischen 100 und 140 Hertz noch Unterschiede erkennbar seien. Einige reden sogar von noch höheren Werten und sichtbaren Unterschieden und versuchen, das über ein besseres Kill-Death-Ratio in Tests zu untermauern.[5]

Fakt ist aber, dass es bis dato noch keine wissenschaftlichen Beweise gibt, dass höhere Hertz-Werte aus dir einen besseren E-Sportler oder Gamer machen. Wichtiger als die dargestellten Hertz und Frames per second ist aus unserer Sicht das Training des visuellen Systems (siehe Seite 119) und dass du das Spiel beherrschst und dich mit deinem Rig generell wohlfühlst. Stell es dir wie mit einem Instrument vor: Wenn du noch nicht Gitarre spielen kannst, bringt dir das teure High-End-Modell auch nichts, zuerst musst du lernen zu spielen und die Skills dafür haben.

Konsole

Bei Konsolen wie Playstation oder Xbox hast du nur wenig Einfluss auf die verbaute Hardware, für den E-Sport generell gar nicht. Die Konsolen sind darauf ausgelegt, dass die für die jeweilige Plattform veröffentlichten Spiele funktionieren. Auch hat man keine Möglichkeit, die ausgegebenen Hertz, die aktuell meist bei 60 Hertz (Playstation) oder 120 Hertz (Xbox) liegen, zu beeinflussen.

Controller

Vom PC unterscheidet sich auch die Eingabeperipherie, die bei Konsolen meist vorgegeben ist und durch Controller gehandhabt wird. Dadurch spielen die Daumen eine wesentlich höhere Rolle als bei PC-Spielen und auch die motorische Steuerung der Daumen ist anders, da sie nicht nur über Druck, sondern auch über die Bewegung des Joysticks bewerkstelligt wird.

Die Controller der Systeme PlayStation und Xbox ähneln sich in ihrer Grundbauweise und auch die Bedienung folgt ähnlichen Prinzipien. Controller anderer Hersteller, wie zum Beispiel von Nintendo, gleichen diesem grundsätzlichen Aufbau ebenfalls. Die Daumen erledigen hier die meiste Arbeit und befinden sich je nach Spiel oft im Wechsel zwischen Druckarbeit und feinmotorischer Joystick-Bewegung, was eine besondere Herausforderung für die Feinmotorik darstellt. Die Zeige- und Mittelfinger an den stirnseitigen Tasten sind ebenfalls häufig in Verwendung, führen aber reine Druckaktionen aus. Der Ringfinger und auch der kleine Finger haben eher weniger Arbeitsanteil, dienen aber mitunter dazu, den Controller zu halten.

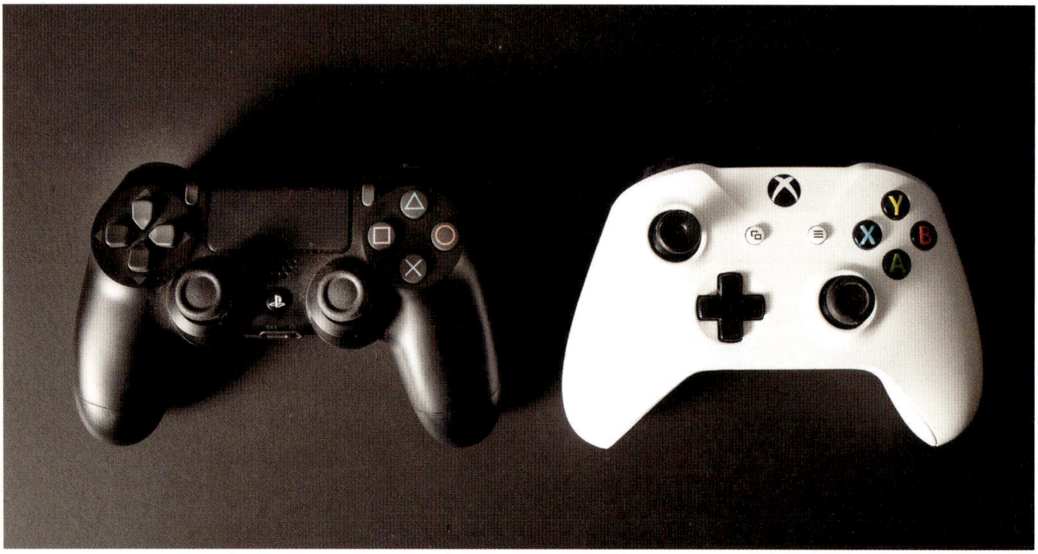

Zwei Beispiele von Controllern: Playstation-Controller (links) und Xbox-Controller (rechts). Die grundsätzliche Handhabung von Controllern ist meist recht ähnlich, trotzdem gibt es Unterschiede. Besonders auch die Haptik, wie der Controller in deiner Hand liegt, kann sich unterscheiden. Mache dir klar, welcher Controller der für dich bessere ist, und wähle daraus resultierend deine Plattform.

HAPTIK

Haptik bezeichnet, wie sich etwas anfühlt, wenn du es berührst. Der glatte Bildschirm deines Smartphones fühlt sich anders an als der Controller deiner Playstation. Manche Controller fühlen sich in deiner Hand angenehmer an als andere. Das Empfinden der Haptik ist oftmals etwas sehr Individuelles.

Ob die Controller kabelgebunden oder kabellos mit der Konsole verbunden sein sollten, ist wieder eher eine persönliche Entscheidung. Mache E-Sportler befürchten auftretende Lags durch kabelloses Spielen, andere stört das Kabel in ihren Bewegungen. Die meisten E-Sportler tendieren aber zu kabelgebundenen Controllern.

Smartphone und Tablet

Durch die stetige Verbesserung und Weiterentwicklung der modernen Smartphones und Tablets werden auch diese immer beliebter bei E-Sportlern. Im Casual Gaming haben sie den PC und auch die Konsole bereits abgelöst.[6] Spiele wie *Clash Royale* oder *Vainglory* erfreuen sich großer Beliebtheit und bringen wieder andere Anforderungen an das Training mit sich. Interessant ist, dass manche E-Sportler ihr Smartphone während eines Matches mit ihren Daumen, ähnlich wie einen Controller, bedienen, andere wiederum mehrere Finger benutzen, weil sie beispielsweise auf einem Tablet spielen, während es auf einem Tisch liegt.

Die Haptik auf den Displays der Smartphones ist zudem eine andere. Deswegen muss man sich im Training weniger mit Druckpunktunterschieden auseinandersetzen als mit Tippgenauigkeit (Geschicklichkeit) und Finger-Augen-Koordination. Auch spielen bei Smartphone-Titeln sehr oft die Taktik und Strategie eine entscheidende Rolle. Da manche Spiele über mehrere Stunden gehen können, ist hier eine lange Konzentrationsfähigkeit besonders wichtig, was durch körperliches Training ebenfalls positiv beeinflusst wird.[7]

Spielgenres

In den folgenden Abschnitten erklären wir dir die typischsten Belastungsunterschiede der am meisten gespielten Spiele der unterschiedlichen Genres. Wir gehen dabei nicht auf alle Spiele ein, weswegen du dich als Spieler mancher Titel eventuell nicht direkt angesprochen fühlen könntest. Du kannst aber trotzdem viele Informationen mitnehmen und ein Verständnis dafür erlangen, warum es wichtig ist, sich mit gezielter Trainingsplanung zu befassen, wenn du in deinem Spiel besser werden möchtest.

Ability	Beschreibung	Übungen	Ego-Shooter	Echtzeitstrategie	(Sport-) Simulationen	Fighting Games
Reaktionsfähigkeit	Seite 47	Seite 144	X	X	X	X
Differenzierungsfähigkeit	Seite 48	Seite 155	X		X	
Kopplungsfähigkeit	Seite 48	Seite 172		X	X	X
Orientierungsfähigkeit	Seite 49	Seite 161	X	X		X
Antizipationsfähigkeit	Seite 49	Seite 152	X		X	X
Visuelle Fähigkeiten	Seite 36	Seite 196	X	X	X	X

In der Tabelle siehst du, welche koordinativen Fähigkeiten für dein Game besonders wichtig sind. Zudem wird verdeutlicht, dass gute visuelle Fähigkeiten in allen Spieletiteln eine wichtige Rolle spielen.

Ego-Shooter

First-Person Shooter (FPS) oder Third-Person Shooter (TPS) sind ein sehr beliebtes und auch im Amateur-Gaming weitverbreitetes Genre. Spiele wie *CS:GO* oder *Overwatch* werden millionenfach gespielt und verfolgt und erfreuen sich einer großen Anhängerschaft. Das Spielprinzip ist seit Jahren ähnlich: Der Spieler bewegt sich durch eine virtuelle Spielwelt und sieht in der Mitte seines Sichtfeldes ein Fadenkreuz, das durch Mausbewegungen gesteuert wird. Durch Aktionen mit der Maus, wie beispielsweise einem Linksklick mit dem Zeigefinger, wird versucht, Dinge in der Spielwelt zu treffen und dadurch Schaden bei gegnerischen Figuren zu verursachen. Ebenfalls häufig Teil dieses Genres sind Wurfgegenstände wie Granaten, die durch Explosionen in der Nähe eines Spielers zu Schaden führen sollen.

Das Ziel der Spiele ist abhängig von der Ausrichtung: So ist eine Möglichkeit, den Sieg, ob allein oder als Team, zu erringen, indem alle gegnerischen Einheiten besiegt werden. Bei Titeln des Battle-Royale-Prinzips wie *Fortnite* ist das sogar die einzige Möglichkeit, das Spiel zu gewinnen. Bei Titeln des Taktik-Shooter-Prinzips, wie beispielsweise *CS:GO oder Valorant*, kann zusätzlich durch das Erfüllen bestimmter Aufgaben gewonnen werden.

Die Spielfiguren können meist in eine Hockposition gehen, sich hinlegen oder um Ecken lehnen (engl. *to peek)*, was taktische Bewegungsmanöver zulässt, die über die Tastatur gesteuert werden. Bei diesem Genre sind neben einer lang anhaltenden Konzentration auch motorische Fähigkeiten wie Reaktion, Differenzierung, Visuomotorik (Hand-Augen-Koordination), peripheres Sehen, Orientierung und Geschicklichkeit von großer Bedeutung. Besonders deine visuellen Fähigkeiten werden stark beansprucht und dadurch verbessert.[8]

Unterschiede zwischen verschiedenen Titeln in diesem Genre zeichnen sich häufig durch anderes »Movement« und unterschiedlich aufgebaute Hit-Boxen aus. Ebenfalls abweichen kann das Design des Fadenkreuzes und die programmierte Physik der von den benutzten Waffen abgefeuerten Projektile. Die Physik der Flugbahn unterscheidet sich meist auch innerhalb eines Spieles zwischen verschiedenen Waffen, was sich im sogenannten Bullet Drop niederschlägt, was du durch eine gute Antizipationsfähigkeit kompensieren kannst.

Immer wieder gibt es auch Shooter, die neue Elemente in das sonst klare Spielprinzip mitbringen. So können die Spieler in den Titeln *Overwatch* oder *Apex Legends* vor Spielbeginn zwischen unterschiedlichen Charakteren wählen, welche eigene Spezialfähigkeiten besitzen. Das führt dazu, dass sich taktische Vorgehen verändern, um auf bestimmte Charaktere günstig reagieren zu können. Der Titel *Fortnite* brachte durch die Möglichkeit, Wände und Rampen zu bauen, ein neues Spielelement in das Shooter-Genre, das eine besonders gute Orientierungsfähigkeit voraussetzt.

Echtzeit-Strategiespiele

Das Genre der Echtzeit-Strategiespiele oder auch MOBAs (Multiplayer Online Battle Arena) erfreut sich großer Beliebtheit und liefert mit *Dota 2* das Spiel mit dem höchsten Preispool im E-Sport. Bei den MOBAs spielen meistens Teams mit mehreren Spielern gegeneinander. Die Teammitglieder spielen dabei oftmals unterschiedliche Charaktere, die unterschiedliche Spezialfähigkeiten haben, wie beispielsweise in den Titeln *League of Legend*s oder *Dota 2*. Das Ziel ist, die Basis des gegnerischen Teams zu zerstören beziehungsweise einzunehmen, was erst funktioniert, wenn vorherige Teilziele erreicht wurden. Das sorgt dafür, dass du bei MOBAs ein hohes Maß an taktischem Denken benötigst. Eine andere Möglichkeit, das Spiel zu gewinnen, ist, alle Einheiten des gegnerischen Teams zu besiegen.

Du blickst als Spieler oft von oben auf eine Spielwelt und richtest deinen Blick mit Mausbewegungen über die Karte. Es gibt aber auch Titel wie *Smite*, bei denen du, ähnlich wie im Shooter-Genre, deinen Charakter von hinten siehst. Die für den Sieg wichtigen Karten der Spielwelt sind trotzdem permanent ersichtlich, um Veränderungen sofort wahrzunehmen. Die Steuerung der Sicht erfolgt wie erwähnt über Mausbewegungen, die Tastatur dient zur Eingabe deiner Ausführungsbefehle, beispielsweise die Bewegung des Charakters auf der Karte oder die Aktivierung einer Spezialfähigkeit.

Damit du auf den besonders im End-Game oft chaotischen Karten nicht die Übersicht verlierst, sind für dich in diesem Genre die visuellen Fähigkeiten, wie das periphere Sehen und die Visuomotorik, von hoher Relevanz. Aber auch die Orientierungs-, die Kombinations-, oder die Reaktionsfähigkeit können sehr wichtig werden. Neben deinen motorischen Fähigkeiten sind auch ein gutes Arbeitsgedächtnis und eine lang anhaltende Konzentrationsfähigkeit entscheidend. Hier kann sportliche Aktivität besonders durch die Ausschüttung von BDNF (siehe Seite 81) zu einem wichtigen Baustein in der Trainingsgestaltung werden.

Sportsimulationen

Sportsimulationen sind digitale Ableger von physischen Sportarten wie Fußball, Basketball oder auch Rennsport und Golf, die den Wettkampfprinzipien der analogen Sportarten folgen, aber digital etwas anders umgesetzt werden. So steuerst du bei *FIFA* oder *PES* als Fußballsimulationen beispielsweise nicht nur einen einzelnen Spieler, sondern im Single Player alle Spieler der eigenen Mannschaft. Dennoch richten sich die Regeln größtenteils nach den originalen Sportarten. Sie werden allerdings von Algorithmen im Spiel bewertet, wodurch es wie im analogen Sport zu Fehlentscheidungen kommen kann. Weitere Titel dieses Genres wie etwa *Rocket League* oder *TrackMania* basieren zwar auf bekannten Sportarten, beispielsweise Renn- und Ballsport, haben aber durch den Einfluss eigener physikalischer Gesetze im Spiel und abgeänderter Regeln eine andere Spieldynamik.

Sportsimulationen werden zum Großteil an Konsolen beziehungsweise mit Controllern gespielt und folgen dort einer ähnlichen Steuerung. Der linke Joystick wird mit dem linken Daumen bedient und als Richtungsgeber benutzt, die rechten Tasten werden mit dem rechten Daumen bedient, dienen aber für Aktionen wie Gasgeben und Bremsen oder Schießen und Passen.

Rennsimulationen

Es gibt mittlerweile auch Rennsimulationen wie beispielsweise rFactor 2, die sehr nahe an die Anforderungen des analogen Rennsports herankommen und teilweise sogar für die Vorbereitung von Rennfahrern genutzt werden.[9] Die E-Sportler sitzen beim Spielen in Schalensitzen, haben ein Lenkrad vor sich, bedienen das virtuelle Fahrzeug durch Gas- und Bremspedal und müssen teilweise schalten. Sogar Erschütterungen und eventuelle Kollisionen werden durch ein Rütteln der Sitze simuliert und deutlich gemacht. Für diese Art des E-Sports gestaltet sich das Training wieder anders als für Gamer am Controller, kann aber auch auf die benötigten Fähigkeiten angepasst werden.

Neben dem, wie in allen Titeln wichtigen, taktischen Verständnis kommt bei Sportsimulationen das Regelverständnis des jeweiligen Titels als Anforderung hinzu. Motorisch fordern die sehr schnellen Simulationen Reaktions-, Differenzierungs- und Antizipationsfähigkeiten. Bei vielen Titeln kommt zudem die Geschicklichkeit dazu, die in Verbindung mit Kombinationsfähigkeit den Skill bei Spielen wie beispielsweise *FIFA* ausmacht. Es hat sich gezeigt, dass gute E-Sportler von Sportsimulationen oft auch gute Sportler im gleichen analogen Sport sind, da sie ein besseres Spielverständnis haben und Aktionen von Kontrahenten besser einschätzen können.

Fighting Games

Fighting Games orientieren sich in ihrem Spielprinzip am klassischen Kampfsport. Zwei ebenbürtige digitale Kontrahenten versuchen in einer virtuellen Arena, durch gezielte Treffer den jeweils anderen zu besiegen. Die Spielfiguren können sich nach links und rechts bewegen und tiefe sowie hohe Schläge und Tritte ausführen. Ein zentrales Spielelement ist darüber hinaus das Blocken der gegnerischen Schläge. Die Charaktere haben oft, wie beispielsweise in den Titeln *Mortal Kombat* oder *Super Smash Bros.*, Spezialfähigkeiten, die sie von anderen unterscheiden und die für taktische Spielzüge genutzt werden können.

In vielen Titeln läuft zudem ein Timer herunter, und sollte nach dem Ablaufen der vorgegebenen Zeit kein eindeutiger Sieger feststehen, ist derjenige der Gewinner, der weniger Schaden genommen hat – ähnlich dem Punktesystem im traditionellen Kampfsport. Die Spielsätze gehen mindestens über zwei Runden. Sollte es nach zwei Runden keinen Satzsieger geben, gibt es eine Entscheidungsrunde. Bei E-Sport-Turnieren wird üblicherweise auf mehrere Satzsiege gespielt, was eine erhöhte Anforderung an die Konzentration und mentale Ausdauer stellt.

Fighting Games werden zum Großteil an Konsolen und somit mit Controllern gespielt, wobei die Steuerung über den linken Daumen als Richtungsgeber und den rechten Daumen als Befehlsgeber abläuft. Die sehr schnell animierten Kämpfe und Bewegungen erfordern sehr gut trainierte visuelle Fähigkeiten. Aber auch eine sehr schnelle Verarbeitungsgeschwindigkeit vom visuellen Input zum motorischen Output ist von großer Bedeutung. Bei den koordinativen Fähigkeiten geht es bei Fighting Games hauptsächlich um eine schnelle Reaktionsfähigkeit und eine breit aufgestellte Kopplungsfähigkeit für die Ausübung von Spezialfähigkeiten. Eine gut ausgebildete Orientierungs- und Antizipationsfähigkeit können darüber hinaus dabei helfen, die Bewegungen des Gegenübers besser einzuschätzen und gegebenenfalls zu kontern.

Kartenspiele

Die digitale Version des Kartenspiels *Magic* ebnete den Weg für viele weitere Kartenspiele, die online ausgetragen werden und Millionen von Menschen gegeneinander antreten lassen. Dabei hat sich das Spielprinzip der eigentlichen Kartenspiele kaum verändert. Die Plattform, auf der die Spiele gespielt werden, reicht vom PC, wie bei *Hearthstone*, bis hin zum Smartphone, auf dem der Titel *Clash Royale* vom Großteil der E-Sportler gespielt wird. Das Kartenspielgenre verlangt weniger koordinative Fähigkeiten als ein hohes Spielverständnis und die Fähigkeit, sich über Stunden konzentrieren zu können. Zudem sollte man eine Strategie verfolgen können und in der Lage sein, diese gegebenenfalls anzupassen. Für Spieler dieses Genres kann sportliches Training vor allem genutzt werden, um die mentalen Aspekte und die Konzentrationsfähigkeit zu verbessern, ähnlich wie es bei Sportarten wie Schach der Fall ist.

2

KÖRPERLICHES TRAINING UND E-SPORT

Um Trainingsabläufe im E-Sport optimieren und perfektionieren zu können, benötigt es eine ganzheitliche Herangehensweise. In-Game-Training wird immer professioneller organisiert und die Anzahl an spezialisierten Coaches steigt laufend. Clans und Vereine im E-Sport investieren viel Zeit und Geld in diesen Bereich des Trainings, um das Maximum herauszuholen. Das Training muss allerdings von unterschiedlichen Perspektiven betrachtet werden. Für einen professionellen E-Sportler ist daher ein strukturiertes und zielgerichtetes Out-Game-Training genauso wichtig wie das Taktik- und In-Game-Training. Da insbesondere im Out-Game-Training die Trainings- und Sportwissenschaft eine wesentliche Rolle spielt, werden in diesem Kapitel Begrifflichkeiten und Grundlagen der Trainingslehre und Sportbiologie aufgezeigt. Außerdem erklären wir dir die Zusammenhänge zwischen traditionellem Sport und E-Sport.

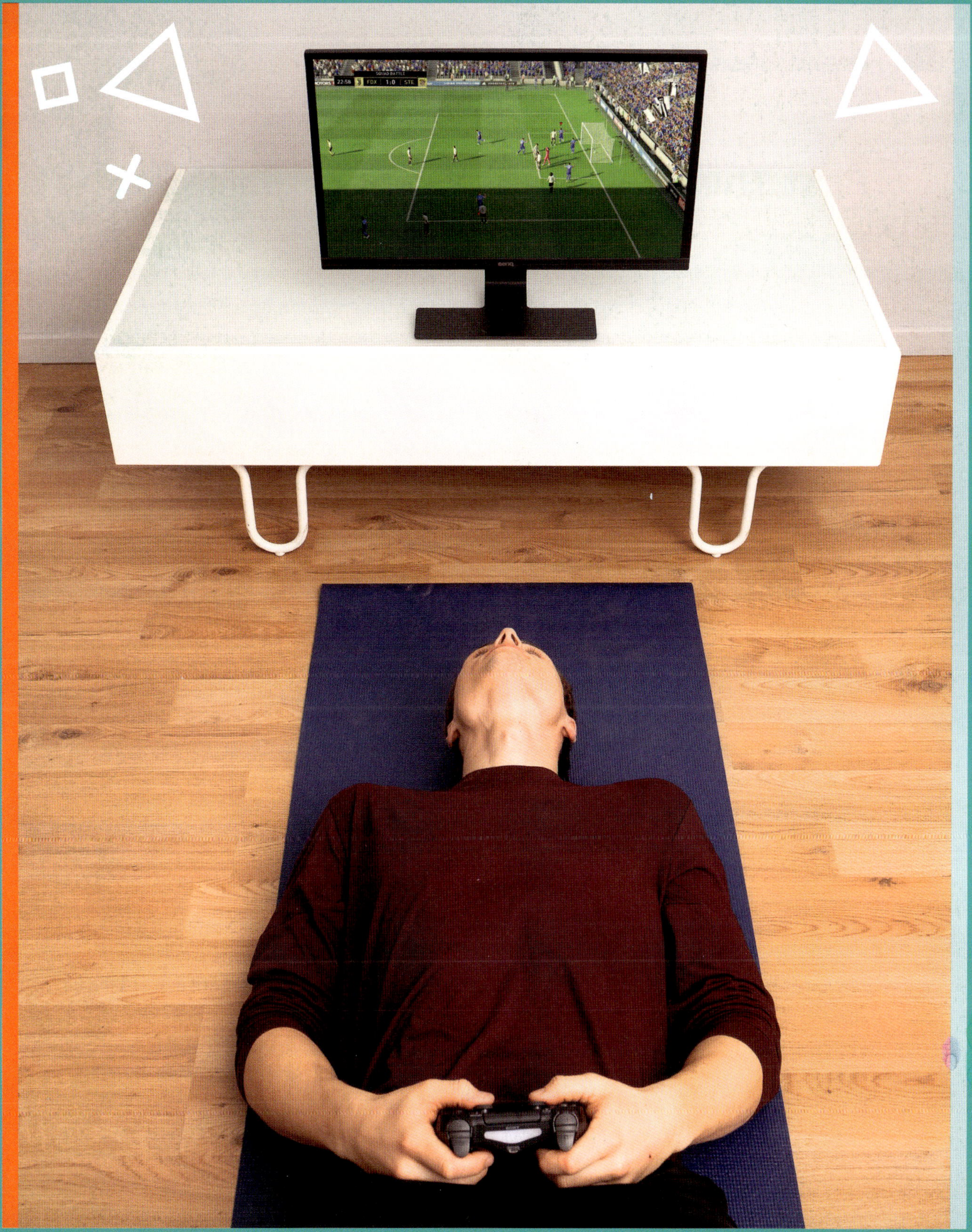
SQUAD BATTLE
22:58 FDX 1:0 STE

Elektronischer Sport

Betrachtet man den E-Sport rein sportwissenschaftlich, wird ersichtlich, dass ein E-Sportler viele unterschiedliche Fähigkeiten und Fertigkeiten benötigt: 500 bis 600 Klicks pro Minute (*Actions per Minute*, kurz: APM),[5] dabei immer äußerst präzise Bewegungen mit Maus oder Controller im Millimeterbereich und höchste Konzentration über mehrere Stunden.

Solche Leistungen sind nur möglich, wenn die physischen (motorischen) und psychischen (mentalen) Fähigkeiten und Voraussetzungen gegeben sind. Um diese Höchstleistungen erbringen zu können, benötigt der E-Sportler Schnelligkeit und einen perfekt kontrollierten, wenn auch geringen, Kraftaufwand in der beanspruchten Muskulatur, um diese genau ansteuern zu können. Ein weiterer Faktor, neben der Schnelligkeit und Kraft, ist die sportmotorische Fähigkeit der Koordination, beispielsweise der Reaktionsfähigkeit. Lässt deine Konzentration nach einer gewissen Zeit nach oder wirst du bei stressigen Situationen zu schnell nervös, wirst du das Game nicht für dich entscheiden, was die mentale Komponente des E-Sports und Gamings ebenfalls ersichtlich macht.

Zudem gibt es, wie bereits erwähnt, viele Sportarten, in denen die Bewegungen sehr minimalistisch sind und die trotzdem als vollwertige Sportarten anerkannt werden. Genau wie im E-Sport führt in diesen Sportarten das Beherrschen spezieller Fähigkeiten zum Erfolg, auch wenn die Fähigkeiten auf die mentale Ebene beschränkt sind.

Ob E-Sport als Sport gewertet wird oder nicht, bestimmen letztlich Entscheidungsträger wir der DOSB in Deutschland oder Sport Austria, die Bundes-Sportorganisation in Österreich. Es hätte viele Vorteile für die E-Sportler, wenn E-Sport-Vereine und Clans wie Sportvereine behandelt würden. Für unser Konzept und das dieses Buches ist es allerdings nicht von Relevanz, ob E-Sport als Sport gesehen wird oder nicht. Wir verbinden Trainingsinhalte aus dem traditionellen Sport mit der Welt des E-Sports und wollen aufzeigen, wie beide voneinander profitieren können. Oder anders gesagt: wie die bewährten Trainingsmethoden aus dem klassischen Sport in den elektronischen übertragen werden können. Wir bauen zwischen dem traditionellen und dem elektronischen Sport die Brücke, die schon da ist, aber noch nicht von allen erkannt wird.

Warum und wie trainieren?

Sportler traditioneller Sportarten erzielen von Jahr zu Jahr immer bessere Leistungen, sie werden schneller, springen höher und erreichen neue Weltrekorde. Dieser laufenden Steigerung liegt eine jahrzehntelange Forschung und Erprobung unterschiedlicher Trainingsmethoden zugrunde. Mittlerweile ist das gezielte Training einzelner Fähig- und Fertigkeiten gut erforscht und fundierte Ergebnisse erleichtern eine optimale Trainingsplanung, um Leistungen zu verbessern.

Zerlegt man die Bewegungen während eines Games in alle Teilbewegungen, so werden die Parallelen zum klassischen Sport ersichtlich. Ein E-Sportler braucht, genau wie ein Handballer, eine gute Antizipation und Reaktion. Schnelligkeit und Präzision spielen im Badminton ebenso eine große Rolle wie im E-Sport. Die Verbesserung dieser speziellen Fähigkeiten führt zu In-Game-Leistungssteigerungen, da schneller und präziser reagiert werden kann. Um neue Bestleistungen erzielen zu können, sollte der E-Sport die seit Jahren gut erforschten Methoden der Sportwissenschaft für sich nutzen und die benötigten Fähigkeiten gezielt, isoliert und effizient trainieren. Methoden des klassischen Sports, richtig eingesetzt, führen unmittelbar zu In-Game-Verbesserungen.

Im traditionellen Sport gibt es, genauso wie im E-Sport, wichtige Wettkämpfe, bei denen die Leistung »on point« sein muss. Große Sportereignisse, wie zum Beispiel Welt- und Europameisterschaften im Fußball oder die Olympischen Spiele, finden nur alle vier Jahre statt. Die Vorbereitung und das Training müssen so periodisiert sein, dass der Sportler am Tag X seine beste Leistung abrufen kann, sowohl körperlich als auch mental. In der langen Geschichte des Sports wurden gut erprobte Methoden entwickelt, die für den einzelnen Sportler nur ein individuelles Feintuning benötigen. Insbesondere die mentale Vorbereitung zeigt, dass sich E-Sportler bei Turnieren ähnlichen Herausforderungen stellen müssen wie Athleten traditioneller Sportarten. Die Tatsache, dass es im E-Sport auch darum geht, sich im Wettkampf zu messen, zeigt eine weitere Parallele.

Eine weitere Schnittstelle kann bei den Analysemethoden entdeckt werden. Egal, ob ein Fußballspiel gut oder schlecht gelaufen ist, ob ein Skirennläufer mit einer Sekunde Vorsprung gewonnen oder verloren hat, jede Wettkampfleistung wird im Detail analysiert. Zum einen werden vom Trainer sowohl positive als auch negative Punkte analysiert und mit dem Sportler besprochen. Zum anderen haben aber auch der Spieler und das Team die Möglichkeit, die eigene Wahrnehmung (die Innensicht) mit der tatsächlichen Leistung (der Außensicht) zu vergleichen und Anpassungen für die Zukunft vorzunehmen. Die Schnittstelle zum E-Sport ist hier offensichtlich, denn auch ein E-Sportler muss seine Leistung laufend analysieren und Maßnahmen setzen.

Hinsichtlich des Gesundheitsaspekts wird E-Sportlern und Gamern unterstellt, nur zu sitzen und nichts für ihre Gesundheit zu tun, was zu einem gewissen Grad auf manche auch zutreffen mag. Dennoch kann eine Parallele zum Hochleistungssport gezogen werden, denn auch wenn die Bewegungen der meisten traditionellen Sportarten ausladender sind und das Sitzen nur eine Nebenrolle darstellt: Gesundheitsfördernd ist Hochleistungssport ab einem gewissen Level nur sehr selten. Zudem gibt es viele Sportarten, in denen die Bewegungen sehr minimalistisch sind und die trotzdem als vollwertige Sportarten anerkannt werden. Es muss klar zwischen gesundheitsfördernder Bewegung und Hochleistungssport unterschieden werden.

Egal ob Sportler einer klassischen oder elektronischen Disziplin, neben dem spezifischen Training ist eine allgemeine gute Fitness klar von Vorteil. So braucht der Skifahrer neben seinen technischen Skills und einer starken Beinmuskulatur auch eine gute Kondition, um die gesamte Wettkampfsaison durchhalten zu können. E-Sportlern kann eine gute körperliche und mentale Verfassung helfen, die Konzentration und den Fokus bei langen Sessions besser aufrechtzuerhalten. Im E-Sport ist, genau wie im klassischen Sport, ein ganzheitliches Training wichtig. Darunter versteht man, dass es dir beim Training neben der Leistungssteigerung auch um die Anpassung deiner Strukturen gehen sollte. Du solltest ein gezieltes Training anwenden, das darauf abzielt, dass die immer wiederkehrenden Beanspruchungen ausgehalten werden können, du Ausgleich schaffst, dir Regenerationszeiten gönnst und auf deine Ernährung achtest.

Die Schnittstellen zwischen dem Training für Sportler eines traditionellen und eines elektronischen Sports sind folglich durchaus offensichtlich. Um Höchstleistungen erzielen zu können, muss der E-Sport Trainingsmethoden von der Sportwissenschaft übernehmen. Im folgenden Kapitel werden daher sportwissenschaftliche Grundlagen erklärt und es wird aufgezeigt, wie sich der E-Sport dieses erforschte Wissen zunutze machen kann.

Die Wissenschaft des E-Sports

E-Sport und Gaming stehen häufig in Verruf, nur von übergewichtigen und wenig sozialen Personen betrieben zu werden. Dem gegenüber stehen die oft unglaublichen Fähigkeiten, wenn es um Reaktionszeiten oder APMs geht. Aber was ist davon wahr und was ist nur ein Klischee? Was wird im Zuge der emotionalen Debatte, die virtuelle Spiele immer wieder auslösen, nur benutzt und was stimmt wirklich?

Warum Gaming gut sein kann

Wie kann man bei all der Kritik, die immer wieder über den E-Sport als ungesunder und sinnloser Zeitvertreib laut wird, positiv über das Thema sprechen? Es gibt glücklicherweise eine ganze Reihe an wissenschaftlichen Arbeiten, die objektiv an die Thematik E-Sport und Gaming herangegangen sind und positive, aber auch negative Eigenschaften von Gaming und E-Sport herausgearbeitet haben.[6] Die für viele vermutlich am wenigsten überraschende Erkenntnis ist, dass E-Sportler und Gamer eine sehr gute Hand-Augen-Koordination vorzuweisen haben.[7] Die Visuomotorik, was der Fachbegriff für die Hand-Augen-Koordination ist, wird demnach durch das Spielen von Computer- und Konsolenspielen deutlich verbessert, wahrscheinlich, weil diese Fähigkeit permanent genutzt wird. Zudem sind die Reaktionszeiten von Gamern auf visuelle Reize besser als die von Nicht-Gamern, was sogar gleich von zwei unterschiedlichen Studien gezeigt werden konnte.[8]

Motorische Skills

Damit die Reaktionszeiten kürzer sind, benötigt es neben der schnellen Aufnahme einer Information und deren Verarbeitung auch eine schnelle Umsetzung in eine Bewegung. Dass vor allem feinmotorische Bewegungen durch Gaming positiv beeinflusst werden können, wurde sogar schon im medizinischen Umfeld getestet. In einer Studie wurden angehende Ärzte nach ihrer Erfahrung mit Videospielen gefragt und wie oft sie in ihrer Vergangenheit gespielt haben. Im Vergleich zu ihren Kollegen, die angaben, noch nie gespielt zu haben, waren die computeraffinen Medizinanwärter signifikant schneller, präziser und hatten generell einen höheren Score bei einem analogen Lernprogramm für Chirurgen.[9] Die Spielerfahrung schien sich positiv auf feinmotorische Bewegungen unter Stress auszuwirken.

Lang anhaltender Stress ist im E-Sport und Gaming sehr präsent und konnte auch mit physiologischen Parametern bereits bei E-Sportlern festgestellt werden. In einer auf einer Konferenz vorgestellten Arbeit der Deutschen Sporthochschule Köln wurde unter anderem die Herzfrequenz von professionellen *CS:GO*-Spielern vor, unmittelbar nach und 20 Minuten nach einem Wettkampf gemessen. Direkt nach dem Wettkampf lagen die Schläge pro Minute im Mittel bei 108, im Training lagen diese Werte noch bei unter 80 Schlägen pro Minute.[10] Ohne ausladende körperliche Aktivität auf solche Werte zu kommen, deutet auf akuten Stress hin, wobei die Ergebnisse mit Vorsicht interpretiert werden müssen, da die Stichprobe nicht sehr groß war.

Eine weitere Studie aus Großbritannien bestätigt allerdings die Aussage, dass das Stresslevel von professionellen E-Sportlern dem von traditionellen Sportarten sehr ähnlich ist.[11] Es ist daher nicht verwunderlich, dass Stressresistenz für E-Sportler und Gamer nicht unwichtig ist. Im Gaming spricht man in diesem Zusammenhang auch vom Panicen, also panischem Reagieren, wenn in einer stressigen und schnellen Situation überhastet und nicht überlegt gehandelt wird. Die genannten Beispiele beschreiben Fertigkeiten, die einen verbesserten motorischen Output zur Folge haben. Das Argument von Kritikern, dass im E-Sport keine Bewegung beziehungsweise Körperlichkeit stattfindet, kann auf dieser Grundlage zumindest diskutiert werden.

Visuelle Skills

Gaming wirkt sich aber nicht nur positiv auf motorische, sondern auch auf visuelle Fertigkeiten aus. Auch hierzu finden sich einige Studien mit erstaunlichen Ergebnissen. So verbessert Gaming das räumliche Vorstellungsvermögen.[12] Bei Kindern hat das Spiel *Tetris* die Fähigkeit der »mentalen Rotation« verbessert.[13] Sie konnten sich dreidimensionale Objekte besser vorstellen und sie in Gedanken bewegen, ohne dass die Darstellung der Objekte im Nachhinein falsch war. Das sind Fertigkeiten, die im späteren Leben eine nicht unwesentliche Rolle einnehmen können, zum Beispiel wenn man als Architekt oder Raumplaner arbeiten möchte.

Bei Shooter-Spielern wird vermutet, dass sie aufgrund der spezifischen Anforderungen von FPS in Bezug auf die Aufmerksamkeit eine erhöhte Kapazität besitzen.

Außerdem haben sie ein größeres Sichtfeld und blinzeln weniger.[14] Sie nehmen vereinfacht gesagt mehr wahr als Personen, die keine Shooter-Erfahrung haben, was unter Umständen auch mit einem verbesserten peripheren Sehen zusammenhängt. Spieler von Ego-Shootern wie *CS:GO* oder *Call of Duty* können Objekte darüber hinaus genauer verfolgen und haben einen geringeren Leistungseinbruch, wenn sie sich neben dem Verfolgen auch noch die Merkmale der Objekte merken sollen.[15] Auch können sie ihre Ressourcen in Bezug auf ihre Aufmerksamkeit besser nutzen und teilen ihre visuelle Aufmerksamkeit besser zu. Diese Fähigkeiten werden durch das Spielen von *Unreal Tournament 2004*, einem Shooter, besser trainiert als durch *Tetris*,[16] was aufzeigt, dass unterschiedliche Spielgenres unterschiedliche Anforderungen an die Spieler stellen.

Auch Kinder profitieren bereits von Videospielerfahrungen. So zeigte eine Studie, dass durch Gaming die Antizipationsfähigkeit, das Vorausahnen von Bewegungen, gesteigert wurde. Grund war, dass sich die visuellen Strategien verbessert haben und die Kinder wiederholbare Bewegungen genauer erahnen konnten.[17] Allerdings konnte noch nicht eindeutig gezeigt werden, inwiefern die Fähigkeit auf den visuellen Strategien beruht oder nicht. Manche Studien sprechen sich dagegen aus und argumentieren eher, dass Gamer von den schnelleren Reaktionszeiten profitieren und dadurch auch visuelle Reize besser verarbeiten. Neuere Studien hingegen zeigen, dass erfahrene Gamer Bereiche visuell sehr wohl schneller absuchen können[18] und durch angepasste Suchstrategien und breitere Suchmuster schneller agieren als Nicht-Gamer.[19]

Neben den sehr gut ausgebildeten visuellen Fähigkeiten scheinen E-Sportler und Gamer auch von einer verbesserten kognitiven Leistungsfähigkeit zu profitieren. Diese Vorteile scheinen sogar abhängig davon zu sein, wie gut ein E-Sportler in einem bestimmten Spiel ist. Eine Studie untersuchte professionelle *League of Legends*-Spieler mittels fMRT und verglich sie mit erfahrenen, aber nicht auf Pro-Level spielenden Gamern. Das erstaunliche Ergebnis: Die Pro-Gamer wiesen eine bessere Dichte von Verbindungen im Gehirn in Bereichen auf, die mit dem Gedächtnis und der Planung von Aktionen in Verbindung gebracht werden. Zudem war die neuronale Plastizität, die Fähigkeit des Gehirns, sich an neue Reize anzupassen und Verbindungen zu schaffen, bei den Pro-Gamern ausgeprägter.[20]

Funktionelle Magnet-Resonanztomografie (fMRT)

MRT ist ein Messverfahren in der Medizin, um die Aktivität von Hirnarealen zu bestimmen. Dabei werden durch bildgebende Messsysteme Areale beispielsweise im Gehirn sichtbar, die stärker oder weniger stark durchblutet sind. Auf der Basis der Veränderung der Durchblutung werden Rückschlüsse darauf gezogen, ob in diesen Bereichen eine erhöhte neuronale Aktivität stattfindet – ob die Verbindungen der Neuronen in diesem Bereich aktiv sind, was für eine stärkere Vernetzung und Kommunikation zwischen den Neuronen spricht.

Diese Ergebnisse verdeutlichen, wie anspruchsvoll Videospiele ab einem bestimmten Level sind, da sie sogar die Arbeit und Vernetzung unseres Gehirns beeinflussen. Aber nicht nur Strategiespiele wie *League of Legends* wirken sich auf unser Gehirn aus. Ein Ziel- und Lokalisierungstest zeigte, dass Spieler des Shooters *Unreal Tournament* schneller, aber dafür weniger genau als Spieler des Puzzle-Spiels *Portal* waren. Die Aufgabe dabei bestand darin, die Maus in die Mitte eines Bildschirms zu bewegen, dann erschien zufällig auf dem Bildschirm für 200 Millisekunden ein kleines Rechteck mit einem Kreuz in der Mitte. Die Aufgabe der Probanden war, so schnell und so genau wie möglich dorthin zu klicken, wo sie glaubten, dass das Rechteck erschienen sei.[21] Andere Studien stützen diese Erkenntnisse und sprechen davon, dass Personen mit Gaming-Erfahrung eine bessere kognitive Flexibilität besitzen als Personen ohne Erfahrung von Videospielen.[22]

Allgemein kann davon gesprochen werden, dass sich Gaming und E-Sport positiv auf kognitive Leistungen, aber auch visuelle und bestimmte motorische Fähigkeiten auswirken. Trotz der vielen Studien, die in diese Richtung deuten, wird der genaue Einfluss von Gaming stellenweise noch sehr kontrovers diskutiert. Es bedarf weiterer Studien, vornehmlich mit kontrolliertem Interventionsdesign, um den genauen Effekt vom Gaming und E-Sport detaillierter beurteilen und verstehen zu können.

Studien zum physischen Training im E-Sport stehen ebenfalls noch aus. In einer finnischen Studie wurden 115 High-Level-E-Sportler zu ihrem Training befragt. Über die Hälfte (64,2 Prozent) betrieb neben dem In-Game-Training mindestens eine Stunde körperliches Training pro Tag, was sich aber meist nur in einem Fitnesscenter und ohne spezifische Out-Game-Reize abspielte. Mehr als 50 Prozent der Befragten waren überzeugt davon, dass sich das körperliche Training positiv auf ihre In-Game-Performance auswirkt.[23] Und das, obwohl das Training lediglich aus allgemein gehaltener körperlicher Aktivität bestand.

Warum Gaming schlecht sein kann

Viele Argumente, die die Aussage unterstreichen wollen, dass E-Sport ungesund sei und E-Sportler und Gamer in keiner Weise einen gesunden Lebensstil betreiben können, basieren auf stereotypischen Vorstellungen. Der Irrglaube, dass E-Sportler und Gamer nur in abgedunkelten Räumen bei Pizza und Softdrink sitzen, trifft heutzutage schlicht nicht mehr zu.

Dafür ist besonders der E-Sport auf hohem Niveau viel zu professionell geworden. Das weitverbreitete Vorurteil, dass alle Gamer übergewichtig seien, wurde sogar in einer im Jahr 2019 veröffentlichten Studie widerlegt. Diese Studie erkannte jedoch auch den Trend, dass Personen, die viel Zeit mit Spielen verbringen, auch dazu neigen, über dem Normalgewicht zu liegen. Allerdings wurde diese Verbindung eher bei Erwachsenen gefunden. Bei Kindern und Jugendlichen war dieser Zusammenhang, trotz der oft langen Sitzzeiten, weniger ausgeprägt.[24]

Die Vielsitzer-Problematik

Das Thema Sitzen ist einer der Gründe, wieso viele Menschen keine sportliche Aktivität im Gaming sehen, weil die Protagonisten »nur« sitzen. Und es stimmt: Gamer und E-Sportler sitzen häufig zu viel! Doch das ist kein spezifisches Problem von E-Sportlern oder von Menschen, die gerne am Computer oder an der Konsole spielen, sondern ein gesamtgesellschaftliches Thema. Auch der arbeitende Mensch sitzt sehr viel, zu viel – morgens am Frühstückstisch, auf dem Weg zur Arbeit im Auto, am Arbeitsplatz, auf dem Weg nach Hause im Auto, abends beim Essen und dann vor dem Fernseher. Dass das viele Sitzen für unseren Bewegungsapparat nicht optimal ist, ist keine neue Erkenntnis und soll daher auch nicht weiter behandelt werden, da es hierzu bereits ganze Bücher gibt.[25] Warum es aber für dich als E-Sportler und Gamer besonders ungünstig ist, wollen wir trotzdem kurz herausarbeiten.

Dass die Gruppe von Menschen, die gerne virtuell spielt, viel Zeit im Sitzen verbringt, ist naheliegend, da leider nur die wenigstens an Stehtischen oder generell stehend spielen. Von den 115 befragten High-Level- und Pro-Gamern gaben mehr als 50 Prozent an, mindestens fünf Stunden am Tag zu trainieren und damit zu sitzen.[26] Durch Teambesprechungen, Mahlzeiten und weitere Tätigkeiten im Sitzen kommt einiges an Sitzzeit zusammen.

Das Problem am Sitzen für E-Sportler und Gamer ist, dass es genau das Organ im Körper negativ beeinflusst, das sie eigentlich am meisten brauchen: ein gut arbeitendes Gehirn. So zeigte sich bei einer Studie mit mehr als 10 000 Probanden, dass diejenigen, die mehr Arbeitszeit im Sitzen verbrachten, meist eine schlechtere kognitive Leistungsfähigkeit aufwiesen. Auch schnitten sie beim logischen Denken weniger gut ab und waren in neuen Situationen nicht so gut darin, sich schnell und effektiv anzupassen.[27]

Körperliche Bewegung ist wichtig für unser Gehirn, damit es wachsen und sich neu vernetzen kann. Es macht daher keinen Sinn, sich nur damit zu beschäftigen, Dinge zu lernen, sondern du solltest dein Gehirn durch Bewegungspausen leistungsfähiger machen und ihm zudem Ruhepausen gönnen. Das passiert unter anderem durch Bewegung, auch wenn du es nicht direkt bemerkst. Der Grund hierfür ist ein durch Bewegung ausgeschütteter Wachstumsfaktor namens BDNF, der deinem Körper hilft, Nerven miteinander zu verbinden.[28]

Verbreitete körperliche Beschwerden

Neben der Schädlichkeit von übermäßigem Sitzen für die allgemeine Gesundheit wirkt es sich auch negativ auf eine der wichtigsten Leistungsfaktoren im E-Sport und Gaming aus: die Denkleistung. Der Vorteil: Dem kannst du dich durch bewusste und zielgerichtete Interventionen sehr leicht entziehen. Regelmäßige Bewegung hilft dir auf lange Sicht dabei, negative Effekte im Bereich deiner kognitiven Leistungsfähigkeit zu vermeiden. Zusätzlich verbessert sie deine In-Game-Performance und ganz nebenbei erhöhst du die Wahrscheinlichkeit, keine Beschwerden wie Rückenschmerzen oder andere durch Sitzen hervorgerufene Probleme zu erleiden.

Haltungsprobleme und Beschwerden im Nackenbereich oder im unteren Rücken sind häufig auf übermäßiges Sitzen zurückzuführen. Grund dafür ist, dass unsere Muskulatur während des Sitzens abschaltet und nicht mehr richtig arbeitet, was zu Verhärtungen und Disbalancen führt. Die dabei entstehenden Schmerzen sind zum einen oft sehr unangenehm, führen aber auch dazu, dass dein Körper in sogenannte Schonhaltungen geht. Darüber hinaus konzentriert er sich im Heilungsprozess stark auf die letztlich entzündeten Stellen. Das führt dazu, dass du dich nicht mehr voll auf dein Game fokussieren kannst. Häufig verstehst du dann gar nicht, warum du deine Leistung nicht abrufen kannst, spielst noch mehr, um die Fehler auszubessern, sitzt noch mehr und verschlimmerst dadurch die Situation. Das ist ein Teufelskreis, aus dem es schwer ist, ohne Spielpause auszubrechen. Doch auch hier die gute Nachricht: Durch regelmäßige Bewegungsinterventionen kannst du vorbeugend arbeiten und es gar nicht erst so weit kommen lassen.

Auch das bei E-Sportlern häufig im Handgelenk auftretende Repetitive-Strain-Injury-Syndrom (RSI-Syndrom) wird mitunter übermäßigem Sitzen zugeschrieben. Letztlich spielen hierbei zwar verschiedene Aspekte eine Rolle und Sitzen allein löst kein RSI-Syndrom aus, aber im Sitzen werden oft Tätigkeiten ausgeübt, die zu solchen Verletzungen führen können. Das RSI-Syndrom kann überall dort im Körper entstehen, wo durch leichte, aber immer wiederkehrende Bewegungen Überlastungen auftreten können. In der Umgangssprache wird es auch als Sekretärinnenkrankheit bezeichnet, weil bekannt ist, dass dieses Krankheitsbild durch viel Schreibarbeit am Computer entstehen kann.

Als E-Sportler oder Gamer am PC hast du ebenfalls viel Workload am Rechner, besonders, wenn du nebenbei noch streamst und Content produzierst. Auch Musiker haben oft mit dieser Verletzung zu kämpfen, da sie viel Zeit in gleichen Positionen verbringen, damit sie lernen, ihr Instrument perfekt zu beherrschen. Konsolenspieler sind vom RSI-Syndrom ebenso betroffen wie PC-Spieler, da auch sie lange in einer ähnlichen Position verharren und kleine, immer wieder auftretende Bewegungen durchführen. Musiker nutzen Ausgleichstraining wie Stretching und leichte Kräftigungsübungen, um das Risiko zu reduzieren, diese Überbelastungsverletzung zu erleiden.[29] Als E-Sportler kannst du dir das ebenfalls zunutze machen und durch bestimmte Übungen dieser Verletzung vorbeugen.

Auf die gleiche Weise kann auch dem Karpaltunnelsyndrom vorgebeugt werden, das noch mal einen Schritt schwerwiegender als das RSI-Syndrom ist. In manchen Fällen ist eine Operation nach Erleiden dieser Verletzung unumgehbar. Auch hier gibt es viele mögliche Ursachen, häufig wiederkehrende Belastungen in der gleichen Position beispielsweise. Durch regelmäßige Bewegungspausen zwischen deinen Game-Sessions kannst du das Risiko solcher Verletzungen aber deutlich minimieren.

Neben deinen Händen sind deine Augen für dich als E-Sportler und Gamer von großer Wichtigkeit. Immerhin nehmen sie die Informationen auf. Wie bereits erwähnt, sind Personen mit Gaming-Background visuell besser als Nicht-Gamer. Problematisch ist jedoch, dass durch den Blick auf den Bildschirm keine unterschiedlichen Distanzen fokussiert werden müssen beziehungsweise können. Dadurch kann die Muskulatur im Auge, die für das Fokussieren verantwortlich ist, verkümmern und Kurzsichtigkeit entstehen. Das bedeutet, dass man in der Ferne ohne Sehhilfe, wie beispielsweise einer Brille, nicht mehr scharf sehen kann. In Asien zum Beispiel sind 80 bis 90 Prozent der Schulabgänger kurzsichtig, was mitunter darauf zurückgeführt wird, dass sich der Lebensstil vieler junger Asiaten durch die Digitalisierung verändert hat und weniger Zeit draußen verbracht wird, wo die Augen permanent und vor allem in der Ferne fokussieren müssen.[30] Die Augen werden von Muskeln bewegt, die benutzt werden wollen, damit sie ordnungsgemäß funktionieren. Als E-Sportler und Gamer solltest du dich nicht auf deiner sehr guten visuellen Aufmerksamkeit ausruhen, sondern auch die Muskeln arbeiten lassen. Im Kapitel »Augentraining« (siehe ab Seite 196) findest du Übungen, mit denen du deinen Augen zum einen Ausgleich gewährst und sie zum anderen leistungsfähiger machst.

Auswirkungen auf die Psyche

Die Auswirkungen von Gaming beschränken sich aber nicht nur auf den Körper. Gaming kann unter gewissen Umständen auch einen negativen Einfluss auf die Psyche haben. Unter dem Begriff »Gaming Disorder« hat die Weltgesundheitsorganisation (WHO) die Spielsucht, die durch manche Spieltypen und den Aufbau mancher Games gefördert wird, in ihren Krankheitenkatalog aufgenommen. Die Betroffenen können oft wenig für ihre Abhängigkeit, da die Spiele meist darauf ausgelegt sind, eine Sucht zu erzeugen, was ihnen sehr gut gelingt. Dieses Phänomen wird von den

Medien gerne auch dem E-Sport zugeschrieben, wobei hier klar zwischen professionellen Teams und Casual Gamern ohne Profiambitionen unterschieden werden muss.

Auch E-Sportler werden nur besser in einem Spiel, wenn sie viel Zeit damit verbringen[31] – so wie ein Fußballer nur besser wird, wenn er auch viel Fußball spielt. Die Ausübung von Fußball hat aber nicht denselben Suchtfaktor und ist gleichzeitig – von Verletzungen und Überlastungen im Hochleistungssport mal abgesehen – im Vergleich zum Spielen von Videospielen gesundheitsfördernder. Um eine »Gaming Disorder« zu umgehen, sind – wie auch bei anderen Süchten – klare Regeln wie feste Spielzeiten, soziale Kontakte im »Real Life« und Bewegung wichtig.[32] Auch dann, wenn das nächste Level zum Greifen nahe ist!

Abschließend muss eine Sache klar gesagt werden: Die Ausübung von E-Sport hat keinen gesundheitlichen Benefit für deinen Körper. Daher ist es für dich als E-Sportler, aber auch als Casual Gamer von besonderer Bedeutung, dass du dich neben der Ausübung von E-Sport und dem wichtigen In-Game-Training ausreichend bewegst – im besten Fall nach einem Trainingsplan, der dich in deinem Game noch besser werden lässt. Und genau da setzt unser E-Sport-Fitness-Programm an.

Ability versus Skill

Wie bereits erwähnt, benötigst du als E-Sportler und Gamer ganz spezielle motorische Fähigkeiten (engl. *abilities*) und Fertigkeiten (engl. *skills*). Was aber ist der Unterschied zwischen diesen beiden doch sehr ähnlich klingenden Begriffen?

Motorische Fähigkeiten (Abilities)

In der Sportwissenschaft wird zwischen fünf allgemeinen Fähigkeiten unterschieden: der Kraft, der Ausdauer, der Beweglichkeit, der Schnelligkeit und der Koordination.[33] Auf diesen Fähigkeiten bauen alle Bewegungen, die du als Mensch durchführen kannst, auf und an jeder Bewegung ist immer zumindest eine dieser Fähigkeiten beteiligt.

Koordination ist eine Fähigkeit mit vielen Facetten. Zu ihr zählen weitere »Unterfähigkeiten«:

- Reaktionsfähigkeit beschreibt, wie schnell du auf bestimmte Situationen mit einer motorischen Bewegung reagieren kannst.
- Differenzierungsfähigkeit ist die Eigenschaft, den Krafteinsatz für deine Bewegung so zu steuern, dass er weder zu stark noch zu schwach ist.
- Umstellungsfähigkeit gibt an, wie schnell und präzise du dich sowohl an physische als auch an psychische Situationen anpassen kannst.
- Kopplungsfähigkeit beschreibt die Fähigkeit, ob du Teilbewegungen flüssig miteinander verbinden kannst, um sie zu einer Gesamtbewegung werden zu lassen.
- Orientierungsfähigkeit ist die Fähigkeit, dich gut orientieren zu können, auch wenn für dich unvorhersehbare oder ungewohnte Situationen auftreten.
- Rhythmisierungsfähigkeit stellt dar, wie effizient und ökonomisch du Bewegungen ausführst und wie harmonisch sie sind.
- Gleichgewichtsfähigkeit oder auch Balancefähigkeit beschreibt, wie gut du dein Gleichgewicht in unterschiedlichen Zuständen halten kannst.
- Antizipationsfähigkeit ist eine umstrittene, weil nicht allgemein akzeptierte Fähigkeit. Sie erklärt, wie gut du Bewegungen vorausahnen kannst, bevor sie tatsächlich passieren.

Schnelligkeit gibt an, wie schnell du Bewegungen ausführen kannst. Es gibt die elementare und die komplexe Schnelligkeit. Die elementare ist sehr stark genetisch bestimmt und macht sich bei »einfachen« Bewegungen bemerkbar, zum Beispiel wenn du auf Kommando in die Hände klatschen sollst. Die komplexe Schnelligkeit kommt dann zum Ausdruck, wenn man mehrere unabhängige Bewegungen miteinander kombiniert oder sensorische Einflüsse eine Rolle spielen.

Kraft definiert die Fähigkeit, die dir mithilfe deiner Muskulatur ermöglicht, gegen einen Widerstand zu arbeiten, ihm standzuhalten oder ihn zu überwinden. Es ist wichtig zu verstehen, dass nicht nur eine optisch gut ausgebildete Muskulatur »stark« ist, sondern dass auch die Ansteuerung der Muskulatur durch Krafttraining verbessert werden kann und soll. Je besser deine Muskeln trainiert sind, desto schneller kannst du diese auch ansteuern.

SENSORISCHE EINFLÜSSE

Wenn es um Informationen geht, die du durch deine sensorischen Systeme aufnimmst, spricht man von sensorischen Einflüssen. Darunter fallen beispielsweise akustische Informationen, die du über den »Teamspeak« erhältst. Aber auch visuelle Reize, die eine bestimmte Reaktion verlangen, zählen dazu. Der Umgang mit sensorischen Informationen kann verbessert werden, indem du dich diesen Reizen in unterschiedlichen Situationen aussetzt und so deinem Körper die Möglichkeit gibst, das Reagieren auf diese Einflüsse zu erlernen und zu automatisieren.

Ausdauer ist die physiologische Fähigkeit deines Körpers, gegen einen Widerstand über einen langen Zeitraum arbeiten zu können, also deine Widerstandsfähigkeit. Dieser kann physischer Natur sein wie ein Gewicht oder mentaler, wenn es beispielsweise um lange Konzentrationsphasen geht. Ausdauer wird außerdem darüber definiert, wie schnell sich ein Sportler nach einer Anstrengung regenerieren kann.

Beweglichkeit gibt an, wie beweglich du bist. Dabei legt deine Anatomie durch dein Skelett einen Rahmen fest und deine Muskulatur entscheidet darüber, in welchem Bewegungsbereich (engl. *range of motion*) du dich bewegen kannst. Beim Dehnen versuchst du, die Grenzen dieses Bewegungsbereiches zu erreichen und gegebenenfalls zu verschieben.

Alle Fähigkeiten können und sollten gezielt trainiert werden, wenn eine Leistungssteigerung – egal in welchem Sport – das Ziel ist. Auch als E-Sportler profitierst du von einem gezielten Training dieser Fähigkeiten, besonders im Bereich der Koordination.

Motorische Fertigkeiten (Skills)

Fertigkeiten beschreiben im Vergleich zu Fähigkeiten die sichtbaren Bewegungen, die auf den Fähigkeiten aufbauen. Bei ihrem Erlernen sollte immer folgender Grundsatz gelten: vom Einfachen zum Schweren und vom Bekannten zum Unbekannten. Das bedeutet, dass du erst die Grundlagen können solltest, um dann Bewegungen zu perfektionieren. Denn wenn du die Grundlagen nicht beherrschst, macht es keinen Sinn, direkt die Endbewegung zu trainieren. Lerne in *FIFA* erst den normalen Abschluss, bevor du dich an Finesse-Schüsse oder Lupfer wagst.

Um dir ein Beispiel aus der Motorik zu geben: Stell dir vor, wie du Treppen hinaufgehst. Treppensteigen ist eine Fertigkeit, für die mehrere Fähigkeiten benötigt werden: Du brauchst zuallererst einmal Kraft, um ein Bein vor das andere zu bewegen und dich die Stufen hochzudrücken, aber auch, um überhaupt aufrecht zu stehen. Denn auch beim Stehen müssen Muskeln aktiv sein, damit du nicht umfällst. Um zu stehen, benötigst du darüber hinaus deine Gleichgewichtsfähigkeit, die dir auf der Basis von sensorischen Einflüssen zeigt, wann du welche Muskeln aktivieren musst. Das passiert unterbewusst, weil dein Körper diesen Vorgang mit der Zeit automatisiert. Des Weiteren brauchst du die Differenzierungsfähigkeit, denn wenn du deinen Fuß nicht hoch genug hebst, bleibst du an der Stufe hängen und fällst um. Außerdem solltest du die Bewegungen mithilfe der Kopplungsfähigkeit ökonomisch miteinander verbinden, damit du nicht nach jeder Stufe stehen bleiben musst. Wenn du zudem deine Rhythmisierungsfähigkeit nutzt, sparst du Kraft durch einen flüssigen Bewegungsablauf. Sogar Beweglichkeit ist gefragt, oder hast du schon mal versucht, eine Treppe hochzugehen, ohne deine Knie anzuwinkeln? Je nachdem, wie lang die Treppe ist, wirst du auch Ausdauer brauchen, und wenn du schnell sein willst, benötigst du Schnelligkeit. Jetzt erinnere dich noch daran zurück, wie das Treppensteigen für dich war, als du noch etwas kleiner warst. Wahrscheinlich hat es sich damals schwieriger angefühlt, als es jetzt der Fall ist, oder?

Das ist natürlich ein sehr theoretisches Konstrukt, aber du siehst, dass selbst bei so einer »einfachen« Fertigkeit wie Treppensteigen viele Fähigkeiten eine Rolle spielen. Für dich ist sie mittlerweile übrigens nur einfach, weil du vermutlich schon sehr oft, in unterschiedlichen Ausführungen, Treppenformen und Stufenabständen, Treppen hochgestiegen bist und dadurch letztlich – wenn auch unbewusst – trainiert hast.

Abilities und Skills im E-Sport

Beim Treppensteigen würden Sportwissenschaftler von einer allgemeinen Fertigkeit sprechen, da sie nicht sportartspezifisch ist. Eine sportartspezifische Fertigkeit wäre beispielsweise im Fußball ein Schuss auf das Tor, im E-Sport viele Hundert Klicks pro Minute. Als E-Sportler und Gamer hast du, wie jeder andere Sportler auch, ein motorisches Profil. Das bedeutet, dass im E-Sport ganz bestimmte Bewegungsmuster von dir abverlangt werden. Diese Bewegungsmuster können in gleicher Weise leistungsentscheidend sein wie beispielsweise das In-Game-Taktiktraining. Stell dir vor, du hast zusammen mit deinem Team eine perfekte Taktik herausgearbeitet, aber alle Spieler des anderen Teams haben ein besseres »Aim« als ihr. Eure Taktik müsste dann so gut sein, dass sie diesen Leistungsunterscheid komplett kompensiert, was oftmals sehr schwierig ist. Gehen wir auf die Fähigkeiten und Fertigkeiten etwas spezifischer ein und überlegen uns, welche Fähigkeiten für dich als E-Sportler und Gamer von besonderer Relevanz sind.

Koordination

Im E-Sport nimmt die Koordination die Position der wichtigsten Fähigkeit ein. Sie spiegelt wider, wie gut Gehirn und Muskeln zusammenarbeiten. Unterschiedliche Spielgenres verlangen nach unterschiedlichen Fähigkeiten. Verschiedene Titel innerhalb eines Genres können ebenso voneinander abweichen. Selbst ein Update eines Spiels kann eine Anpassung der sehr fein abgestimmten koordinativen Fähigkeiten erfordern. Daher ist es äußerst wichtig, dass du als E-Sportler und Gamer in der Koordination »breit aufgestellt« bist. Das bedeutet, dass du in der Lage sein solltest, dich an neue Anforderungen schnell anzupassen. Durch eine gut trainierte Koordination mit vielen gesetzten Reizen ist deine neuromuskuläre Steuerung dazu besser in der Lage, weil sie auf mehr Erfahrung zurückgreifen kann. Wie wirken sich die verschiedenen Aspekte der Koordination nun spezifisch im E-Sport aus?

Reaktionsfähigkeit

Die Reaktion spielt in nahezu allen E-Sport-Titeln eine wesentliche Rolle, Kartenspiele mal ausgenommen. Besonders in Shootern oder Simulationen sind eine schnelle Auffassung und eine direkte und passende Gegenaktion wichtig. Die Fähigkeit wird im E-Sport aber anders und öfter gefordert als beispielsweise beim Sprintstart. Bei einem Sprintstart musst du nur einmal maximal reagieren, um aus dem Startblock zu kommen. Im E-Sport und Gaming musst du diese Fähigkeit über einen oft sehr langen Zeitraum aufrechterhalten. Um das zu schaffen, muss die Reaktionsfähigkeit gut ausgebildet sein und darauf trainiert werden, lange auf einem hohen Level gehalten werden zu können. Das kannst du schaffen, indem du die Reaktion auf verschiedene Arten in-game und out-game trainierst. So ermöglichst du deinem neuronalen System zu reagieren, ohne zu viele Ressourcen dafür zu verwenden.

Differenzierungsfähigkeit

Kraft unterschiedlich stark einzusetzen ist eine wichtige Fähigkeit, die besonders E-Sportler und Gamer von Shootern beherrschen müssen. Sie entscheidet darüber, ob du deine Maus feinmotorisch genug bewegst, um dein Fadenkreuz genau dorthin zu bewegen, wo du es brauchst. Die Fähigkeit gibt an, wie gut du deinen Krafteinsatz kontrollieren kannst. Auch in Simulationen wie zum Beispiel *FIFA* ist sie wichtig. Stell dir vor, du befindest dich in der Verteidigung und siehst, dass sich dein Gegner etwas nach links bewegt. Du bewegst deinen Joystick in die richtige Richtung, aber zu stark. Dadurch ergibt sich freier Raum und dein Gegner kann entweder den Pass an dir vorbeispielen oder selbst an deinem Verteidiger vorbeigehen. Der richtige Krafteinsatz auf höchst feinmotorischem Level ist für E-Sportler und Gamer daher sehr wichtig und sollte durch spezifisches Training gut geschult werden.

Umstellungsfähigkeit

Die Umstellungsfähigkeit ist die Fähigkeit, die dich im E-Sport und Gaming auf ungeplante oder unvorhergesehene Situationen eine Antwort finden lässt. Das kann dir bei so ziemlich jedem Spiel passieren. Je besser deine Umstellungsfähigkeit ist, desto besser kannst du dich physisch auf eine neue Situation einstellen. Aber auch deine psychische (mentale) Flexibilität kann im E-Sport häufig gefordert sein. Stell dir zum Beispiel vor, du bist bereits mitten in einem Match und merkst, dass die von dir gewählte Taktik einfach nicht funktioniert. In dieser Situation macht es wenig Sinn, krampfhaft die Taktik weiterzuverfolgen. Du solltest dann in der Lage sein, deine Taktik anzupassen, was gegebenenfalls mit einer Änderung deiner Spielweise und dadurch anderen motorischen Aktionen einhergeht. Die Umstellungsfähigkeit lebt von Erfahrungen und wird durch bereits erlebte Reize gefördert.

Kopplungsfähigkeit

Bewegungen koppeln zu können ist immer dann gefragt, wenn du mit der linken Hand etwas anderes machst als mit der rechten – und umgekehrt. Wenn du bei einem Shooter in die Hocke gehst und gleichzeitig einen Schuss abfeuerst, musst du die Aktionen beider Hände miteinander koordinieren können. Oder du machst einen Übersteiger in *FIFA* und spielst direkt danach einen Steilpass. Auch das erfordert, dass du die beiden Aktionen einzeln beherrschst und miteinander kombinieren kannst, ohne dich dabei zu verklicken. Bei Fighting Games wie *Tekken* oder *Mortal Kombat* sind lange Combos ebenfalls eine Form der Kopplungsfähigkeit. Im Training für E-Sport und Gaming solltest du darauf achten, dass du beiden Händen beibringst, gleichzeitig unterschiedliche Dinge zu tun.

Orientierungsfähigkeit

Der Orientierung kommt im E-Sport eine besondere Rolle zu, denn sie geschieht in einer virtuellen Welt. Das erfordert, dass die Orientierung in-game gut ausgeprägt ist. Diese Fähigkeit ist vom Movement des jeweiligen Spieltitels abhängig und kann durch Updates beeinflusst werden. Als E-Sportler und Gamer solltest du dich anpassen können und flexibel bleiben. Out-Game-Training hilft dir in diesem Fall, dass dein neuronales System anpassbar ist und bleibt.

Antizipationsfähigkeit

Diese Fähigkeit wird kontrovers diskutiert, da keine Einigung herrscht, ob es eine koordinative Fähigkeit ist oder nicht. Ungeachtet dessen ist es für dich als E-Sportler und Gamer oft wichtig, die virtuellen Bewegungen deiner Gegner vorausahnen zu können. Egal ob bei Shootern, Simulationen oder Fighting Games: Wenn du erahnen kannst, was dein Kontrahent als Nächstes vorhat, hast du ihm gegenüber einen Vorteil. Antizipation out-game zu trainieren hat zudem den Vorteil, dass es ein sehr abwechslungsreiches und lustiges Training sein kann. Je besser du out-game antizipieren kannst, desto leichter fällt es dir auch in-game.

Rhythmisierungsfähigkeit

Diese Fähigkeit kommt im E-Sport eher selten eine Bedeutung zu (außer beispielsweise bei *Beat Saber* oder *Guitar Hero*) und ist nur dann gefragt, wenn zyklische Bewegungen möglichst schnell ausgeführt werden müssen. Dabei geht es im E-Sport weniger darum, einen bestimmten Rhythmus zu erhalten, sondern darum, die Aktionen durch den Rhythmus effizienter zu machen. In manchen Spieletiteln kommt es darüber hinaus auf ein sehr gutes Timing an, wo die Rhythmisierungsfähigkeit ebenfalls helfen kann, beispielsweise auch bei Quick-Time-Events.

Gleichgewichtsfähigkeit

Das Gleichgewicht spielt für den E-Sport keine besondere Rolle, kann aber dennoch in den Trainingsalltag integriert werden, um die Koordination als Ganzes zu festigen.

Schnelligkeit

Die Schnelligkeit ist wichtig, um schnelle Bewegungen ausführen zu können. Sie kommt bei Titeln des Shooter-Genres ebenso zur Geltung wie in schnellen Simulationen oder Strategiespielen. Neben der elementaren Schnelligkeit ist im E-Sport vor allem die komplexe Schnelligkeit gefordert. Besonders der sogenannten Handlungsschnelligkeit kommt eine wichtige Rolle zuteil. Die Handlungsschnelligkeit verbindet die motorischen, sportartspezifischen Fertigkeiten im E-Sport und Gaming mit taktischen Überlegungen. Sie ermöglicht dadurch auch in wechselnden Bedingungen ein schnelles und richtiges Agieren.

Bei der Ausführung von Schnelligkeit unterscheidet man zwischen zyklischer und azyklischer Schnelligkeit. Wenn Bewegungen in einer immer wiederkehrenden Folge ablaufen, spricht man von »zyklisch«. Wenn zum Beispiel über einen bestimmten Zeitraum schnell immer wieder die gleiche Taste gedrückt werden muss, wie in einem Quick-Time-Event, ist das zyklische Schnelligkeit. Wenn Bewegungsabläufe einmalig sind oder ein eindeutiges Ende haben, spricht man von azyklischen Bewegungen. Im E-Sport und Gaming kommen beide Formen vor und sollten daher auch gemeinsam in das Training einfließen. Schnelligkeit ist von vielen Faktoren, wie beispielsweise Genetik, Erfahrung, Motivation und Muskelspannung, abhängig. Sie profitiert daher davon, auf unterschiedlichste Weise trainiert zu werden, da so eine gute Basis entstehen kann. Gerade im E-Sport darf aber auch das spezifische, das auf das jeweilige Spiel ausgelegte Schnelligkeitstraining nicht aus den Augen gelassen und vernachlässigt werden.

Kraft

Vermutlich kommt dir Krafttraining nicht als Erstes in den Sinn, wenn du an E-Sport oder Gaming denkst. Es ist aber aus mehreren Gründen sinnvoll, Krafttraining in deinen Trainingsplan einzubauen. Kraft wird in verschiedene Bereiche wie Maximalkraft, Reaktivkraft oder Kraftausdauer untergliedert. Für den E-Sport interessant ist aus leistungssteigernder Sicht besonders das Maximalkrafttraining. Maximalkrafttraining beschreibt das Training unter maximaler Last und wird auch intramuskuläres Koordinationstraining genannt.

Der Effekt dieses Trainings ist neben einer Steigerung der Kraft eine Verbesserung der Muskelaktivierung. Das bedeutet, dass es dir hilft, deine Muskeln schneller und effektiver anzusteuern. Im E-Sport kann ein Maximalkrafttraining der Finger eine verbesserte Ansteuerung der Finger zur Folge haben. Das Maximalkrafttraining verbessert die neuronale Rekrutierung der einzelnen Muskelfasern. Stell dir zur Veranschaulichung deine Muskeln als ein Seil vor, welches aus 1000 Fäden (den Muskelfasern) besteht. Ohne Maximalkrafttraining nutzt du von den 1000 Fäden nur 500, wenn du aber richtig trainierst, schaffst du es, 900 von den 1000 Fäden zu benutzen. Dadurch bist du in der Lage, Bewegungen schneller durchzuführen.

Aus präventiver Sicht macht für dich Krafttraining im Bereich der Hypertrophie Sinn. Hypertrophietraining hat Einfluss auf deinen Muskelquerschnitt – deine Muskeln verändern sich in ihrer Größe. Diese Veränderung der Muskulatur schützt deine Gelenke vor Verletzungen, da sich die Muskeln wie ein Gelenkschutz verhalten. Durch das Training bewegst du dich und deine Gelenke und wirkst dadurch Überlastungen durch eine immer gleichbleibende Position vor.

KOOP-MODUS DER MUSKELN

Muskeln funktionieren nur im Verbund richtig gut. Denn wenn du dein Bein nur beugen, aber nicht strecken könntest, würde dir simples Gehen bereits sehr schwerfallen. Und wenn nur eine Muskelfaser aktiv werden würde, wäre das nicht genug Kraft, um dein Körpergewicht zu tragen. Es gibt zwei Arten, wie Muskeln miteinander arbeiten können. Von intramuskulärer Koordination spricht man, wenn vom Zusammenspiel von Muskelfasern innerhalb eines Muskels die Rede ist. Wenn du deinen Arm beugst und dafür deinen Bizeps verwendest, hilft dir eine gute intramuskuläre Koordination, damit der Muskel viel Kraft erzeugen kann.

Wenn es nun darum geht, den Arm schnell zu beugen und wieder zu strecken, benötigst du eine gute Abstimmung zwischen deinem Armbeuger, dem Bizeps, und deinem Armstrecker, dem Trizeps. Wenn diese Abstimmung gut funktioniert, spricht man von einer guten intermuskulären Koordination, also der Abstimmung zwischen zwei Muskeln, die unterschiedliche Aufgaben haben. Das Gleiche gilt für deine Fingermuskeln: Wenn du eine hohe APM erreichen willst, musst du deinen Finger schnell nach unten und anschließend wieder nach oben bewegen können.

Im Krafttraining ist es wichtig, dass du einen konkreten Plan verfolgst und nicht einfach drauflostrainierst. Als Anfänger solltest du zunächst mit Kraftausdauer, dann mit Hypertrophietraining beginnen und eine Grundlagenmuskulatur aufbauen. Maximalkrafttraining findet dann im Leistungssport viel Anwendung, sollte am Anfang allerdings nur unter Aufsicht und mit Trainingspartnern durchgeführt werden, da durch hohe Intensitäten ein gewisses Verletzungsrisiko gegeben ist.

Ausdauer

Die Definition von Ausdauer ist »Widerstandsfähigkeit gegen externe Belastung«. Wenn allgemein von Ausdauer gesprochen wird, denken viele zunächst an lang anhaltende, körperliche Belastungen wie beispielsweise bei einem Marathon. Bei der Ausdauer im E-Sport und Gaming geht es aber vornehmlich um die Fähigkeit, lange konzentriert bleiben zu können. Sie beschreibt die Widerstandsfähigkeit gegen kognitive Ermüdung. Als E-Sportler und Gamer musst du manchmal über Stunden hinweg maximal konzentriert sein können. Das ist eine riesige Herausforderung für das Gehirn und manchmal spielentscheidend. Denn wenn du im End-Game immer noch »frisch im Kopf« bist, fällt es dir leichter, die richtigen Aktionen zu planen und durchzuführen.

Warum spielt die körperliche Ausdauer für dich auch eine Rolle? Um mental lange Topleistung bringen zu können, ist eine physische Ausdauerleistungsfähigkeit von Vorteil. Grund hierfür ist, dass sich physische Aktivität zum einen akut,[34] aber auch generell positiv auf die Konzentration und die kognitive Performance auswirkt.[35] Ein weiterer Benefit, den das körperliche Ausdauertraining für E-Sportler und Gamer mit sich bringt, ist die allgemeine Bewegung. Ähnlich wie bei den meisten Ganzkörpertrainingsformen wird bei diesem Training meist der gesamte Körper bewegt. Das sorgt für eine Mobilisation der Gelenke, was vor Überlastungsverletzungen durch übermäßiges Sitzen schützt.

Beweglichkeit

Als E-Sportler und Gamer musst du keinen Spagat können und auch sonst spielt die Beweglichkeit im E-Sport eine eher kleine Rolle. Besonders im Bereich der Finger und Unterarme kann es jedoch Sinn machen, Dehn- und vor allem Mobilisationseinheiten in das Training einzubauen. Denn die Informationen in unserem Körper werden vom zentralen Nervensystem über das periphere Nervensystem verteilt. Die Leitfähigkeit der peripheren Nervenbahnen kann sich mit der Zeit, zum Beispiel durch zu wenig Bewegung, verschlechtern. Durch leichtes Dehnen und Mobilisieren kann die Leitfähigkeit wieder verbessert werden. Für E-Sportler und Gamer ist das interessant, weil sie durch eine solch simple Maßnahme ihre Reaktion positiv beeinflussen können. Zudem eignet sich ein Beweglichkeitstraining für dich auch sehr gut als Ausgleichsbewegung. Du solltest es jedoch nie kurz vor Wettkämpfen oder wichtigen Spielen ausführen, da Dehnen die Kontraktionsgeschwindigkeit der Muskulatur verlangsamt und sich negativ auf die Reaktion auswirken kann.[36]

Skills

Eine der ausgeprägtesten Fertigkeiten von E-Sportlern und Gamern sind die »schnellen Finger«. Um die hohe Anzahl an APMs (Actions per Minute) zu schaffen, benötigen sie die Abilities (Fähigkeiten) Schnelligkeit ebenso wie Kraft und Ausdauer.

Die Visuomotorik (Hand-Augen-Koordination) ist bei E-Sportlern ebenfalls überdurchschnittlich gut entwickelt. Für diese Fertigkeit spielt die Ability der Koordination mit all ihren Facetten eine große Rolle. Gepaart mit der Ability Schnelligkeit entsteht schließlich die Visuomotorik, die für dich als E-Sportler einen sehr wichtigen motorischen Aspekt darstellt.

Die hohe Präzision in sehr feinmotorischen Bewegungsabläufen ist ebenfalls ein motorischer Skill (Fertigkeit) von E-Sportlern. Durch das Zusammenspiel der koordinativen Fähigkeiten, der Kraft und teilweise der Schnelligkeit kennzeichnet diese Fertigkeit das Zusammenspiel von Bewegungsplanung und Ausführung.

Zu weiteren Fertigkeiten, die nicht unbedingt zu den motorischen Fertigkeiten gehören, aber dennoch trainiert werden können, zählen das lange Halten der Konzentration und die Fertigkeit, Stress zu bewältigen. Die Konzentration profitiert wie erwähnt von einer guten allgemeinen Fitness. Um als E-Sportler stressresistent zu sein, solltest du alle Fähigkeiten, die du für dein Spiel benötigst, festigen und auf möglichen Stress vorbereiten.

Diese Beispiele zeigen, dass motorische und mentale Fähigkeiten im E-Sport eine große Rolle spielen und nicht vernachlässigt werden dürfen.

MUSCLE MEMORY

In Bezug auf E-Sport und Gaming fällt sehr oft der Begriff »Muscle Memory« und wie wichtig es ist. Aber was ist das und was hat es damit auf sich?

Von Muscle Memory wird häufig gesprochen, wenn Aktionen sehr schnell ausgeführt werden, meistens sogar ohne, dass aktiv darüber nachgedacht werden muss. Dazu sind wir in der Lage, wenn wir eine Bewegung bereits sehr oft erfolgreich ausgeführt haben, sodass sie zu einem Automatismus geworden ist. Stell dir als Beispiel vor, du gehst und telefonierst gleichzeitig. Du kannst dich voll und ganz auf das Telefonat konzentrieren, weil du nicht aktiv über das Gehen nachdenken musst. Genau hier kommt das Muskelgedächtnis ins Spiel.

Im E-Sport können dir diese »gespeicherten motorischen Aufgaben« oder »automatisierten neuronalen Pfade«, wie Muscle Memory ebenfalls genannt wird, helfen, Bewegungen schnell auszuführen. Um es gezielt zu trainieren, solltest du bestimmte Bewegungen immer und immer wieder ausführen. Aber Achtung: Muscle Memory allein macht dich nicht zu einem guten E-Sportler, denn du solltest auch in ungewohnten Situationen souverän reagieren können.

Anatomie für E-Sportler

Der Körper besteht aus einer Vielzahl an Gelenken und Muskeln. Ein Grundverständnis der menschlichen Anatomie ist wichtig, um das Training und vor allem dessen Ziele besser nachvollziehen zu können. Deswegen geben wir als Nächstes einen Überblick über die für E-Sportler und Gamer wichtigen anatomischen Strukturen. Denn wenn du nicht weißt, wofür Gelenke und Strukturen zuständig sind, kannst du auch nur schwer ein darauf abgestimmtes Training umsetzen.

Basics der menschlichen Biologie

Wer verstanden hat, wie Bewegungen überhaupt entstehen, kann Übungen und Training zielgerichteter und besser ausführen. Deswegen geben wir dir zunächst einen kurzen Einblick in die menschliche Biologie.

Unser Körper besteht grob unterteilt aus einem passiven und einem aktiven Bewegungsapparat. Die passiven Strukturen sind unsere Knochen, Bänder und Knorpel. Passiv deshalb, weil sie ohne unsere aktiven Strukturen zu keinerlei Bewegung in der Lage wären. Erst durch unsere Muskeln und Sehnen, den aktiven Bewegungsapparat, können wir Bewegungen ausführen. Der Unterschied zwischen Sehnen und Bändern ist, dass Sehnen die Verbindung zwischen Muskeln und Knochen sind, Bänder hingegen verbinden zwei oder mehrere Knochen miteinander. Genau genommen fehlt aber noch ein entscheidender Teil: unser Gehirn. Ohne diese »Ansammlung von Nervengewebe«, das von unserem Schädelknochen geschützt wird, wäre nicht eine Bewegung – und sei sie noch so klein – denkbar. Die Befehle, die unser Gehirn in Form von elektrischen Signalen aussendet, werden über unser zentrales Nervensystem (ZNS) an die Muskeln weitergegeben.

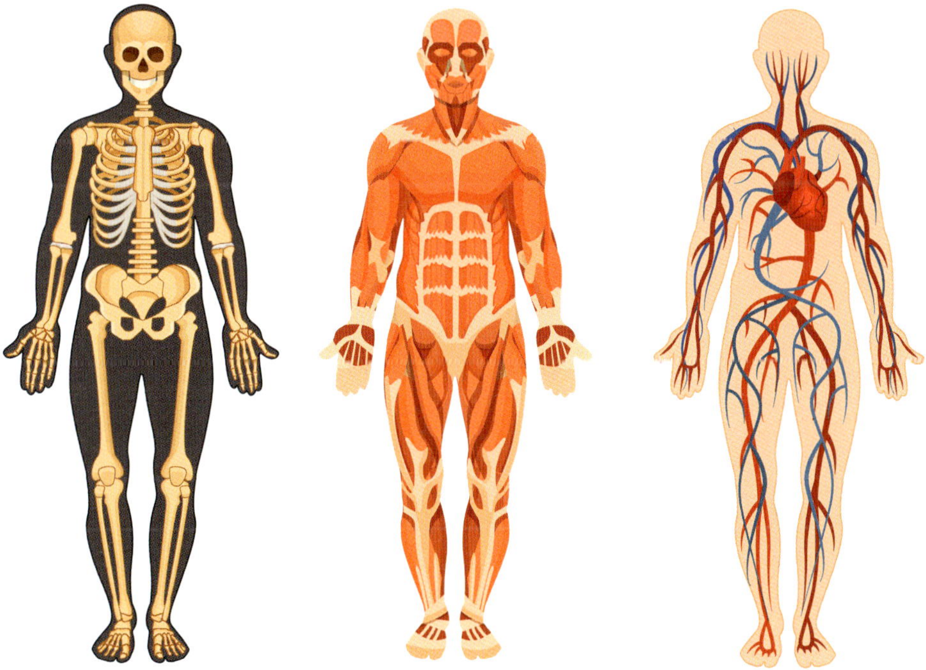

In der Abbildung sind die passiven Strukturen, der aktive Bewegungsapparat und unser Gefäßsystem (von links nach rechts) grob skizziert. Die Knochen sind die stabilen Pfeiler in deinem Körper, ohne die aktive Arbeit deiner Muskulatur würden sie jedoch einfach in sich zusammenfallen. Deine Muskeln halten deinen Körper zusammen. Dafür benötigen sie eine funktionierende Blutzufuhr durch das Gefäßsystem. Über dieses wird beispielsweise der Sauerstoff in deine Muskulatur transportiert, ohne den sie nicht arbeiten könnte.

Für dich als E-Sportler und Gamer bedeutet das, dass du beispielsweise etwas mit deinen Augen aufnimmst, diese »gesehene« Information an das Gehirn übermittelt wird und das Gehirn analysiert, was gesehen wurde. Auf dieser Basis entwickelt das Gehirn eine entsprechende Bewegung als Antwort, wie zum Beispiel den Klick der Maustaste. Diese Information muss dann aber noch über das zentrale und periphere Nervensystem an die notwendigen Muskeln geschickt werden. Erst dann wird die Bewegung letztlich ausgeführt. Du siehst, dass das Gehirn eine wichtige Rolle spielt, aber auch die Nerven und die Muskeln. Dieses gesamte System muss perfekt aufeinander abgestimmt sein, damit du deine im Spiel relevanten Aktionen in einem schnellen Tempo durchführen kannst. Damit das schnell ablaufen kann, muss das Zusammenspiel in diesem System auf Erfahrungen zurückgreifen können. Durch viele unterschiedliche Reize lernt das System, noch gefestigter zu sein, und ist auch für stressige Situationen bestens gewappnet. Dadurch hat es mehr Ressourcen und kann den beschriebenen Ablauf zum einen länger, zum anderen effizienter umsetzen. Körperliches Training hat den positiven Effekt, dass unser Gehirn, unsere Nerven und natürlich auch unsere Muskeln und Knochen leistungsfähig bleiben.

Egal ob der passive oder der aktive Bewegungsapparat oder unser Gehirn: Alles in unserem Körper ist ein Zellverbund. Das bedeutet, dass wir aus Billionen von Zellen bestehen. Auch wenn die Zellen teilweise unterschiedliche Aufgaben haben, eines haben sie alle gemeinsam: Sie alle reagieren auf Reize und passen sich an, wenn Reize öfter auftreten. Genau das erreichst du durch In-Game-, aber auch durch Out-Game-Training. Und genauso verkümmern sie, wenn sie nicht benutzt und keinen Reizen ausgesetzt werden. In diesem Zusammenhang hast du vielleicht schon einmal den Satz »Use it or lose it« (auf Deutsch: »Wer rastet, der rostet!«) gehört. Du musst deine Strukturen und Funktionsmöglichkeiten im Körper nutzen, damit du sie auf lange Sicht nicht verlierst. Um beispielsweise muskuläre Disbalancen zu verhindern und Schmerzen vorzubeugen, ist es wichtig, sich als Ausgleich zum Sitzen zu bewegen.

Für dich als E-Sportler und Gamer ist das zudem wissenswert, weil du mit deinen Fingern sehr viele Bewegungen ausführst. Allerdings geschieht dies oft nur in einem sehr kleinen Bewegungsbereich und ohne viele Gedanken daran, beispielsweise deinen Fingerstrecker zu verwenden. Was meinen wir damit? Kurz erklärt: Wenn du eine Taste, egal ob auf der Tastatur oder am Controller, drückst, benutzt du deine Fingerbeuge muskulatur. Um deinen Finger aber wieder von der Taste nach oben zu bewegen, benötigst du deinen Fingerstrecker, damit du den nächsten Anschlag setzen kannst. Damit deine Finger leistungsfähig sind, solltest du beide Muskeln im Kopf behalten. In diesem Fall spricht man in der Sportwissenschaft von Agonisten- (was im Fall des Tastendrückens der Fingerbeuger ist) und Antagonisten-Training (der Fingerstrecker).

Aber auch im Ausgleich kommt der Satz »Use it or lose it« zur Geltung. Um auch hier ein Beispiel zu bringen, denke einmal an die Position, die du im Sitzen einnimmst. Unser Hüftbeugemuskel, der *Iliopsoas*, ist dabei angespannt und verkürzt. Sitzen wir nun viele Stunden am Tag, fängt dieser Muskel an, sich zu »verkürzen« und diesen Zustand als »normal« anzusehen. Schließlich ist das der Reiz, den wir durch das Sitzen auf den Muskel ausüben. Das führt dann dazu, dass der Muskel auch im Stehen verkürzt bleibt und die Lendenwirbel in eine Hohlkreuzposition zieht. Das kann zu Rückenschmerzen führen, was sowohl im Alltag als auch beim Gamen störend ist. Durch richtiges Training und ausgleichende Bewegungen kann dem vorgebeugt werden.

Unser Körper ist ein sich ständig veränderndes System aus vielen kleinen Bausteinen. Wenn dieses System perfekt funktionieren soll, müssen wir ihm die Möglichkeit geben, »funktionsfähig« zu sein. Richtiges und vor allem für dich als E-Sportler und Gamer spezifisches körperliches Training ist eine wirksame Methode, das zu erreichen.

Die wichtigsten Knochen

Die knöchernen Strukturen, die für E-Sportler und Gamer besonders wichtig sind, befinden sich zum Großteil im oberen Teil des Körpers, vornehmlich sprechen wir hier von den oberen Extremitäten, also den Armen und Händen.

Finger

Die Finger sind im E-Sport mitunter das wichtigste willentlich ansteuerbare Körperteil. Immerhin übermittelst du nahezu jeden motorischen Input, also jede Bewegung, über deine Finger. Achte darauf, dass deine Finger aufgewärmt sind, bevor du spielst. Zum einen sind sie dann leistungsfähiger, zum anderen beugst du so Verletzungen vor.

Die Finger sind recht einfach aufgebaut und bestehen aus vier länglichen Knochen, die als Gelenke miteinander verbunden sind. Nur der Daumen besteht lediglich aus drei Knochen, hat somit ein Gelenk weniger. Wenn du dir deine Fingergelenke ansiehst, wirst du feststellen, dass sie vor allem für Beugung, also um eine Faust zu machen, und Streckung ausgelegt sind. In den Gelenken befinden sich zudem die sogenannten Ringbänder, die die Sehnen der Fingermuskeln an Ort und Stelle halten. Je nachdem, welche Art von Mausgriff (Seite 17) du spielst, werden Gelenke allerdings unterschiedlich stark beansprucht. Wenn du den Claw Grip spielst, werden alle Gelenke recht stark gefordert, im Palm Grip mehr das Grundgelenk, welches zur Handwurzel anschließt.

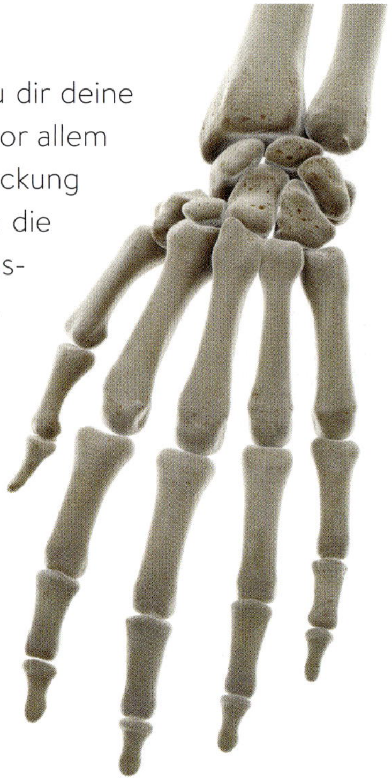

Deine Hand ist ein sehr komplexes und vielseitig einsetzbares Greifinstrument. Sie ermöglicht dir äußerst feinmotorische und exakte Bewegungen. Damit diese Präzision möglich ist, arbeiten viele kleine Knochen zusammen. Fördere die schützenden Bereiche (deine Muskulatur) um dieses Konstrukt, damit es seine Leistungsfähigkeit uneingeschränkt und lange beibehält.

Handwurzel

Insgesamt acht Knochen bilden zusammen die etwas komplexere Handwurzel. Am Ende deiner Finger befinden sich – noch zwischen den Fingerknochen und den großen Knochen von Unterarm, Elle und Speiche – acht kleine Knochen. Diese Knochen mit den sehr eingängigen Namen wie Kahn-, Mond- oder Hakenbein sind einer der Gründe für die vielen Sehnen und Bänder in der Hand. Schließlich müssen alle diese Knochen miteinander verbunden werden.

Handgelenke

Das Handgelenk ist das Gelenk zwischen den Handwurzelknochen und den beiden Knochen Elle und Speiche, die den Unterarm bilden. Das Handgelenk ist kein Kugelgelenk, wie viele glauben, sondern ein Eigelenk mit zwei möglichen Bewegungsrichtungen. Es kann zum einen gebeugt und gestreckt werden, zum anderen ist eine Radialabduktion (seitliches Wegführen in Richtung Speiche, sprich zum Daumen) und eine Ulnarabduktion (seitliches Wegführen in Richtung Elle) möglich. Dass du dein Handgelenk dennoch »drehen« kannst, liegt an den fließenden Übergängen zwischen den möglichen Bewegungsrichtungen. In diesem Gelenk befindet sich das dir vielleicht bereits vom Namen her bekannte Karpalband. Manchen E-Sportlern und Gamern

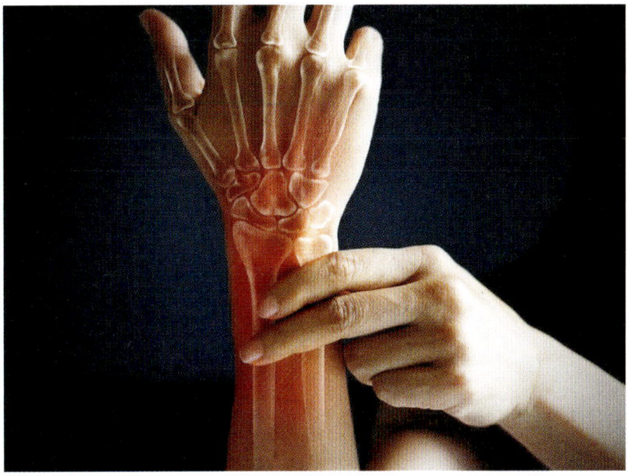

Verletzungen im Bereich der Hand treten im E-Sport besonders durch Überlastungen auf, vor allem im Bereich des Handgelenks. Um das zu verhindern, sind präventive Übungen und ein bewusster Umgang mit den Strukturen in diesem Bereich unumgänglich. Wenn es einmal zu einer Überlastung gekommen ist, ist es meist schon zu spät und du kommst um eine Spielpause nicht herum. Beschäftige dich frühzeitig mit deinem Körper und ergreife rechtzeitig Maßnahmen, damit es gar nicht erst dazu kommt.

ist es ein Begriff, da bereits einige Profis am Karpaltunnelsyndrom erkrankt sind und ihre Karriere frühzeitig beenden mussten.[37] Der Karpaltunnel im Handgelenk ist eine natürliche Engstelle im Körper, durch den viele Nerven, aber auch die Sehnen der Fingermuskeln laufen. Entsteht dort eine Entzündung, zum Beispiel an den Sehnenscheiden, kann die dadurch entstehende Schwellung auf den Medianusnerv drücken, was zu einem Kribbeln in den Fingern oder sogar zu Schmerzen führen kann. Eine Operation ist meistens die einzige Möglichkeit, diese Verletzung zu beseitigen. Das Gemeine: Die Symptome des Karpaltunnelsyndroms können auch weiter oben, beispielsweise in der Schulter, entstehen, was eine Diagnose nicht immer einfach macht. Der Vorteil: Beides kann durch präventive Übungen verhindert werden.

Schultern

Die Schulter ist eines der komplexesten Gelenke in unserem Körper und häufig Ausgangspunkt von Beschwerden. Bestehend aus dem Oberarmknochen, dem Schulterblatt und dem Schlüsselbein bildet es den Startpunkt für die Bewegung unserer Arme. Auch in diesem Gelenk finden sich viele Bänder, die zur Stabilisierung des Gelenkes dienen. Langes Sitzen schadet der Position der Schultern. Die Schultern wandern nach vorn, was auch zu Muskelverspannungen führen kann. Diese Fehlstellung ist zum einen schlecht für deine Körperhaltung, vor allem aber für deine Leistungsfähigkeit, denn die Nerven deiner Finger müssen auch an der Schulter »vorbei«. Wenn dort etwas nicht in Ordnung ist, kann sich das negativ auf die Nervenleitgeschwindigkeit auswirken.

Die drei erwähnten Knochen bilden nur das Konstrukt des Schultergelenkes, halten es aber nicht allein in seiner Form, dafür benötigt es die Muskulatur. Genau das ist der Grund, warum du besonders im Schulterbereich ausgleichende Übungen absolvieren solltest.

Wirbelsäule

Die Wirbelsäule besteht aus insgesamt 24 Wirbeln, wobei die sieben obersten die Halswirbelsäule bilden. Darunter befindet sich die Brustwirbelsäule mit zwölf Wirbeln, gefolgt von der Lendenwirbelsäule bestehend aus fünf Wirbeln. Im Lendenbereich finden sich noch einmal acht bis zehn Wirbel, die zu Kreuz- und Steißbein verwachsen sind. Die Wirbel sind sehr speziell geformte Knochen, zwischen denen die Bandscheiben liegen. Die Bandscheiben arbeiten wie eine Art Stoßdämpfer, da sie nicht fest sind, sondern aus einem weichen Kern bestehen. Du kannst sie dir wie einen Gummi vorstellen, der Stößen nachgeben kann. Zudem ist die Form der Wirbelsäule nicht eine gerade Linie, sondern doppel-s-förmig, damit sie Stöße besser abfedern kann.

Durch falsches Sitzen, zu schwache Muskeln oder auch genetisch bedingt kann die Form der Wirbelsäule ungünstig beeinflusst werden. Wenn die natürlichen Krümmungen folglich zu stark ausgeprägt sind, kann das zu Problemen in den Wirbeln führen.

Die wichtigsten Muskeln

Muskeln bewegen unseren Körper. Ohne sie würden wir nicht aufrecht stehen können. Unsere Muskulatur ist sehr strapazier- und anpassungsfähig, neigt bei falscher Belastung jedoch dazu, sich diesen Fehlbelastungen anzupassen. Welche Muskeln für dich besondere Relevanz haben und wieso sie dich und deine Performance im E-Sport und Gaming beeinflussen, erfährst du in den folgenden Abschnitten.

Finger (Unterarmmuskulatur)

Die Finger sind im knöchernen Aufbau zwar recht überschaubar, was die Muskulatur angeht, wird es aber schnell unübersichtlich, da es sehr viele Muskeln gibt, die für die Finger eine Rolle spielen. Viele der Fingermuskeln liegen nicht im Finger selbst, sondern im Unterarm. Das kannst du nachvollziehen, indem du deinen Arm mit dem

Handrücken auf einen Tisch legst und die Hand locker lässt. Drücke dann mit der Handfläche deiner anderen Hand für zwei Sekunden auf deinen Unterarm. Ein paar deiner Finger sollten sich nun beugen, fast in die Position einer Faust gehen. Das passiert, weil du auf ein paar deiner Fingerbeuger drückst und diese sich dadurch verkürzen. Das Ergebnis ist die Bewegung deiner Finger.

Die Muskulatur für den Daumen hingegen liegt direkt unterhalb des Daumens am Handballen und nicht am Unterarm. An der Ober- und Unterseite deiner Finger laufen die Sehnen für die Streckung (oben) und Beugung (unten) deiner Finger. Diese Sehnen können sich bei Überlastung entzünden, dann spricht man von einer Sehnenscheidenentzündung.

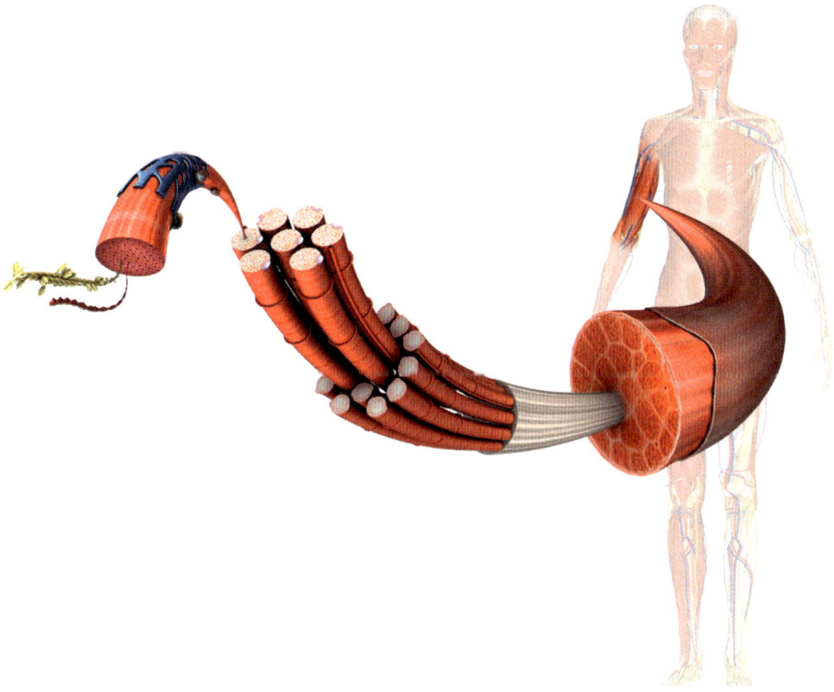

Die Abbildung visualisiert den Aufbau eines Muskels. Dein Muskel ist kein eigenständiger Muskelstrang, sondern besteht immer aus Muskelfaserbündeln, die viele kleine Muskelfasern enthalten. Diese sind nochmals in sogenannte Sarkomere unterteilt, in denen sich Myosin- (gelb) und Aktin-Stränge (violett) befinden, die letztlich für die eigentliche Kontraktion innerhalb eines Muskels verantwortlich sind.

MUSKELKONTRAKTION

Was passiert im Muskel, wenn man ihn anspannt? Durch den über die Nerven in den Muskel vermittelten Reiz wird ein chemischer Prozess in Gang gesetzt. Im Zuge dieses Prozesses beginnen die in den Sarkomeren der Muskelfasern auftretenden Proteine, sich kurzzeitig zu verbinden. Bildlich erklärt »verhaken« sich Myosin- in Aktin-Proteine und verkürzen so die Muskelfasern und dadurch den gesamten Muskel. Der Vorgang ist sehr komplex und von vielen chemischen Prozessen abhängig. Wichtig ist zu verstehen, dass bei einer Kontraktion nicht der Muskel als Ganzes etwas ausführt, sondern dass die vielen kleinen Muskelfasern der Auslöser für die Muskelanspannung sind.

Augenmuskeln

Wenn dich jemand fragen würde, welcher der aktivste Muskel in unserem Körper ist, was würdest du antworten? Wenn du auf unser Auge tippen würdest, hättest du absolut recht. Die Augenmuskeln sind mit einigen Hunderttausend Kontraktionen pro Tag extrem aktiv. Zwischen ein bis drei Mikrosakkaden oder auch Blicksprünge macht unser Auge. Und das pro Sekunde! Zudem ist unser Auge ein sehr komplexes Organ, mit vielen neuromuskulären Vorgängen und ablaufenden Reflexen. Dadurch, dass man die Augenmuskulatur aber kaum bemerkt und sie meist einfach ihren Dienst erfüllt, vergessen wir oft, dass sie eine wichtige Rolle in unserem Körper spielt.

Wie die Augenmuskulatur funktioniert, kannst du leicht selbst prüfen und spüren. Du kannst deine Augen nach links und rechts, oben und unten bewegen oder Kreisbewegungen machen. Diese Bewegungen des Auges werden von der äußeren Augenmuskulatur, zu der beispielsweise auch das Augenlid gehört, ermöglicht. Genau wie die Muskultur deiner Arme oder Beine gehört diese Art der Muskeln zur Skelettmuskulatur. Darüber hinaus befindet sich im Auge aber auch noch die innere Augenmuskulatur, die für Bewegungen innerhalb des Auges zuständig ist. Dazu zählen zum Beispiel das Öffnen und Schließen der Pupille (der kleine schwarze Punkt in der Mitte der Augäpfel) oder das Scharfstellen auf nahe gelegene oder entfernte Objekte. Für die Pupilleneinstellung wird die sogenannte Irismuskulatur verwendet. Das Fokussieren von

Objekten funktioniert über eine Veränderung der Linsenkrümmung und wird vom Ziliarmuskel erledigt.

Im Auge laufen noch viele weitere Prozesse ab, aber diese beiden Muskeln reichen bereits, um dir zu erklären, warum dir deine Augen manchmal nach einer langen Gaming-Session müde vorkommen. Die ständige Aktivität bedeutet nichts anderes als ständige kleine Muskelanspannungen. Wie jeder Muskel wird auch der Augenmuskel irgendwann müde. Es schadet nicht, deine Augenmuskeln ähnlich zu behandeln wie andere Muskeln deines Körpers. Das bedeutet zum einen, sie zu trainieren, zum anderen, ihnen auch Regeneration zu gönnen.

Schulter

Die Schultermuskulatur besteht aus vielen einzelnen Muskeln, die im Verbund den Bereich der Schulter stabilisieren und viele Bewegungen unserer Arme überhaupt erst ermöglichen. Wenn du deinen Arm gestreckt nach vorn hebst, sind andere Muskeln (vordere Schultermuskulatur, *Musculus deltoideus, Pars clavicularis*) in der Schulter aktiv, als wenn du ihn seitlich (seitliche Schultermuskulatur, *Musculus deltoideus, Pars acromialis*) nach oben führst. Aber warum ist dieses Wissen für dich wichtig?

Der hintere Bereich der Schultermuskulatur (*Musculus deltoideus, Pars spinalis* und weitere) ist auch dafür verantwortlich, dass deine Schultern nicht nach vorn gezogen werden. Wenn diese Muskeln zu schwach sind und zusätzlich dein Brustmuskel »verkürzt« ist, kommst du in eine typische Fehlsitzhaltung. Das kann zu Schmerzen und Verspannungen führen, aber vor allem auch deine Performance negativ beeinflussen. Denn wie erwähnt verlaufen in der Schulter viele Nerven, die die Informationen aus deinem Gehirn zu den Fingern leiten. Wenn du Verspannungen in diesem Bereich hast, kann das die Nervenleitgeschwindigkeit beeinträchtigen. Das merkst du selbst in den meisten Fällen nicht, aber es kann der Grund für eine verlangsamte Reaktion sein. Es macht in jedem Fall Sinn, die Schultermuskulatur zu stärken, um eine Fehlhaltung beim Sitzen zu vermeiden. Eine Topübung hierfür ist der »Eagle on the Wall« (siehe Seite 102).

Nacken

Mit der Nackenmuskulatur ist der Muskelbereich gemeint, der oberhalb unserer Schulter sitzt und mitunter für die Bewegungen unseres Kopfes verantwortlich ist.

Wir haben hier die gleiche Problematik wie bei der Schulter, nämlich dass auch der Nackenmuskel Verspannungen aufweisen kann, die zu Schmerzen und Performanceeinbrüchen führen können. Aber wieso verspannen die Nackenmuskeln?

Die Ursache ist auch hier oft langes Sitzen in Kombination mit Arbeit am Bildschirm, weswegen nicht nur E-Sportler und Gamer von Problemen in diesem Bereich betroffen sind. Wie alle Muskeln möchten auch die Nackenmuskeln bewegt werden, passen sich jedoch ebenfalls äußeren Einflüssen und Situationen an. Wenn wir im Sitzen am Computer arbeiten, ist unsere Nackenmuskulatur permanent angespannt, da sie den Kopf ruhig halten muss. Zwar bewegen wir unseren Kopf minimal, wenn wir beispielsweise den Blick zwischen Tastatur und Bildschirm wandern lassen, aber das sind nur sehr kleine Bewegungen. Noch ungünstiger ist, wenn du den Nacken aufgrund einer bereits vorhandenen schlechten Sitzhaltung auch noch überstrecken musst. Denn die Nackenmuskulatur »merkt« sich diesen angespannten Zustand und es entstehen Verspannungen. Du könntest jetzt sagen: »Moment mal, im Stehen oder Gehen halte ich meinen Kopf ja auch ruhig.« Damit hast du zwar recht, allerdings bewegen wir unseren Kopf in diesen Situationen mehr. Denn wir fokussieren im Stehen oder Gehen meist nicht permanent den gleichen Punkt, wodurch wir den Kopf nicht die ganze Zeit ruhig halten müssen.

Relevant ist die Nackenmuskulatur für dich, weil die Verspannungen im Nackenbereich, ähnlich wie in der Schulter, deine Nervenleitgeschwindigkeit negativ beeinflussen können. Neben einer Stärkung der Muskeln im Nacken, was sie als Ganzes widerstandsfähiger macht, ist es auch sinnvoll, während langer Gaming-Sessions immer wieder eine kurze Nackenmobilisation durchzuführen.

Rumpf

Eine weitere wichtige Muskelgruppe, die in Bezug auf E-Sport und Gaming häufig vergessen wird, ist die Rumpfmuskulatur. Das sind all die Muskeln, die deinen Oberkörper aufrecht halten, egal ob im Sitzen oder Stehen. Dazu zählen die vorderen Bauchmuskeln, einige tiefer gelegene Muskelgruppen und die hintere untere Rückenmuskulatur. Besonders die Muskeln am unteren Rücken sind häufig zu schwach. Sie werden allerdings benötigt, um den Oberkörper im Sitzen über eine lange Zeit aufrecht zu halten. Ansonsten kann es wieder zur bereits erwähnten Fehlsitzhaltung kommen. Bei

ERGONOMIE

Dir hat vielleicht schon einmal jemand gesagt, dass du darauf achten sollst, beim Spielen eine ergonomische Sitzhaltung einzunehmen. Aber was bedeutet ergonomisch beziehungsweise Ergonomie? In Bezug auf deine Körperhaltung beim Sitzen bedeutet es, dass du eine Position einnimmst, die deinen Körper möglichst wenig belastet. Wenn du zum Beispiel deinen Oberkörper nach vorn beugst, erhöht das den Druck auf deine Bandscheiben, was zu Problemen führen kann, wenn du zu lange in dieser Position bleibst. Deswegen gibt es Stühle mit einer Stütze für den unteren Rücken, damit die Bandscheiben entlastet werden, oder Schultergurte, die deine Schulter zurückziehen und somit entlasten sollen, und noch viele weitere Hilfsmittel, die versprechen, »Ergonomie« zu fördern.

Ergonomie ist in der Tat wichtig, allerdings hat sie einen Haken: Jede noch so ergonomische Position ist nicht dafür geeignet, eine lange Zeit in ihr zu verbringen. Ganz einfach deshalb, weil unser Körper auf Bewegung ausgelegt ist. Sie kann dir zwar helfen, wenn du lange in einer Position bleiben musst, so wenig Belastung wie möglich zu erzeugen, aber das beste Mittel ist immer noch Bewegung. Stehe zwischen deinen Sessions lieber ab und an auf, bewege dich kurz und kräftige durch Training deine beanspruchten Muskelgruppen, als dich nur auf Ergonomie »auszuruhen«.

Männern ist zudem nicht selten die Bauchmuskulatur im Verhältnis viel stärker, was den Effekt verstärkt. Denn die Bauchmuskeln ziehen den Oberkörper nach vorn, die unteren Rückenmuskeln hingegen strecken ihn wieder. Eine starke und gut ausgeglichene Rumpfmuskulatur ist unabdingbar, wenn man lange eine gute Sitzposition einnehmen möchte.

Hier liegt übrigens auch oft der Ursprung allen Übels: Wenn die Muskeln zu schwach sind und wir im Sitzen nach vorn zusammenklappen, wandern unsere Schultern automatisch nach vorn und wir müssen unseren Nacken überstrecken, um noch nach vorn blicken zu können. Du siehst, alles hängt miteinander zusammen und um lange unbeschwert und auf einem hohen Level spielen zu können, solltest du deine relevante Muskulatur stärken.

Die richtige Trainingsplanung

Training ist ein so oft verwendeter Begriff, aber trotzdem ist vielen nicht klar, was er genau bedeutet. Ist es Training, mit Freunden Fußball zu spielen? Wenn jemand mit Ja antwortet, ist er vielleicht in einem Fußballverein oder Hobbyfußballer und erhofft sich, durch das Spielen besser im Fußball zu werden. Ein Turner hingegen wird die Frage wahrscheinlich mit Nein beantworten, da das Spielen keinen direkten Nutzen in seiner Sportart bringt. Mit Freunden Fußball zu spielen ist zunächst einmal Bewegung. Damit es Training wird, muss die Bewegung strukturiert, organisiert und zielgerichtet ausgeführt werden. Training ist nicht nur auf Bewegung oder Sport begrenzt. Wenn du eine Sprache lernen möchtest, ist es auch eine Form von Training, sobald du anfängst, sie in einem strukturierten, organisierten und zielgerichteten Rahmen zu erlernen. Immer wenn du in etwas besser werden möchtest und strukturiert etwas dafür tust, ist es Training.

Genauso verhält es sich auch im E-Sport und Gaming. Wenn du in unregelmäßigen Abständen hin und wieder mal etwas spielst oder wenn du immer nur das spielst, worauf du gerade Lust hast, ist das kein Training. Klar wirst du zu Beginn besser und machst Fortschritte, das flacht aber irgendwann ab. Machst du dir aber einen Plan und überlegst dir, was du schon gut kannst, wo du noch besser werden willst, und richtest deine Game-Sessions danach aus, ist es Training.

Ziele setzen

Für ein Training benötigt man zunächst ein Ziel, denn ohne Ziel ist kein Training möglich. Ziele können vielseitig sein. Du könntest dir als Ziel setzen, dass du dein Aim bei *CS:GO* oder *Valorant* verbessern, bei *Fortnite* schneller bauen oder bei *FIFA* souveräner im Abschluss werden möchtest. Genauso kannst du dir aber auch vornehmen, durch körperliche Bewegung Rückenschmerzen vorzubeugen und generell fitter zu werden. Wichtig ist, dass dein Ziel realistisch ist und du die Möglichkeit hast, es umzusetzen. Unrealistische Ziele können demotivieren und helfen dann folglich auch nicht weiter. Fang am besten mit kleinen Zielen an, die du mit großer Sicherheit erreichen wirst. Wenn das geklappt hat, kannst du dir neue Ziele setzen. Dafür musst du dann natürlich deine Trainingsmethoden anpassen. Achte darauf, dass dein Training auch wirklich auf das von dir gesetzte Ziel ausgelegt ist.

SUPERKOMPENSATION

Das Prinzip der Superkompensation begründet, stark vereinfacht, warum nach körperlicher Anstrengung eine Phase der Regeneration folgen sollte. Der Körper nutzt diese Ruhephase, um seine Ausgangsleistungsfähigkeit zurückzuerlangen. Zudem steigert er seine Leistungsfähigkeit über das ursprüngliche Niveau hinaus, um bei erneutem Auftreten der Anstrengung besser vorbereitet zu sein. Dieser Vorgang wird als Superkompensation bezeichnet.

Es macht also Sinn, nach einem intensiven Training dem Körper Ruhe zu geben, damit er regenerieren kann. Wer nach einer anstrengenden Einheit zu früh wieder trainiert, riskiert, dass die Leistungsfähigkeit abnimmt, weil sich der Körper nicht ausreichend regenerieren kann. Es sollte aber auch nicht zu lange mit dem nächsten Training gewartet werden, da die überschüssige Leistungsfähigkeit wieder verfällt.

Genau hier kommt die Trainingssteuerung ins Spiel: Sie hilft, Trainingsziele sinnvoll zu verfolgen und zum richtigen Zeitpunkt die richtigen Maßnahmen einzusetzen. Das gilt nicht nur für die Regeneration von Muskeln, sondern auch für die kognitive Leistung. Denn auch wenn die Superkompensation nicht den genauen Ablauf einer Trainingsanpassung erklären kann und teilweise kontrovers diskutiert wird: Pausen sind oft genauso wichtig für deinen Trainingserfolg wie ein intensives und gutes Training.

Das Modell der Superkompensation

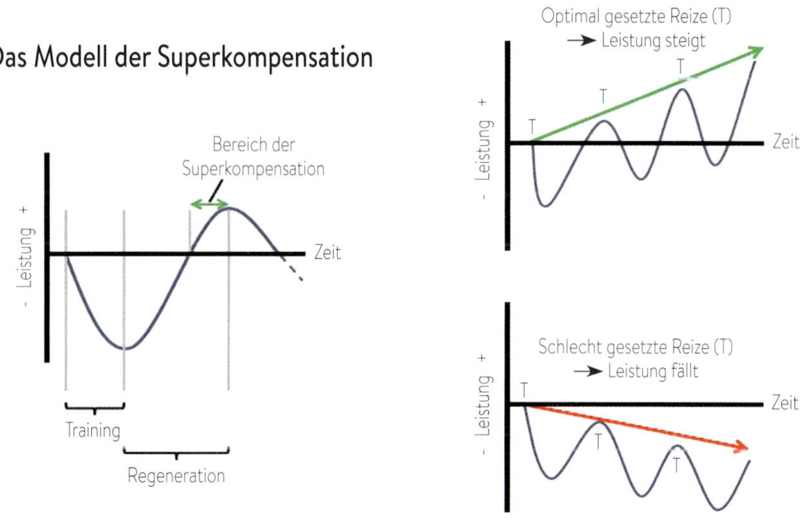

Die Struktur und Organisation spielen dabei eine wichtige Rolle. Wenn dein Ziel ist, innerhalb des nächsten halben Jahres deine Reaktion zu verbessern, reicht es nicht, wenn du nur einmal im Monat etwas dafür tust. Du musst dir einen Plan machen, der mehrmals die Woche Zeit vorsieht, in der die Reaktionsfähigkeit trainiert wird. Hierbei ist es ebenfalls wichtig, realistisch zu bleiben und dich nicht zu übernehmen. Wenn du nach zwei Einheiten schon keine Lust mehr hast, weil eine Einheit 120 Minuten dauert und dich komplett überfordert, wird es dich deinem Ziel nicht näherbringen. Beginne mit kleinen Schritten in einer Struktur, die für dich gut machbar ist. Halte dich an die gewählte Vorgehensweise und wenn du merkst, dass sie gut funktioniert, kannst du sie immer noch steigern.

Training steuern

Damit du dein Training perfekt anpassen kannst und weißt, in welcher Form du es wie verändern kannst, erklären wir dir die vier Steuerungsgrößen Umfang, Intensität, Dauer und Häufigkeit in Bezug auf E-Sport und Gaming.

Art des Krafttrainings	Wiederholungen	Satzpause	Ziel
Kraftausdauer	20–30	30–60 Sekunden	Verbesserung der lokalen Kraftausdauer und der Regenerationsfähigkeit
Hypertrophie	8–12	2–3 Minuten	Stärkung der Strukturen durch Vergrößerung des Muskelquerschnitts
Maximalkraft	1–5	3–5 Minuten	Verbesserung der intramuskulären Koordination

In der Übersichtstabelle siehst du anhand des Beispiels Krafttraining, wo die Unterschiede in der Intensität und folglich auch der Regeneration liegen. Die Belastungsdauer hat ebenso einen Einfluss auf das Training wie die Gestaltung der Pause. Die Wiederholungen beschreiben die maximal mögliche Anzahl. Das bedeutet, dass beispielsweise bei der Kraftausdauer nach den 20 bis 30 Wiederholungen keine weitere mehr möglich ist, da der Muskel erschöpft ist. Das steuerst du wiederum über die Intensität (das Gewicht oder den Widerstand), mit der du trainierst.

Intensität

Eine andere Umschreibung für die Intensität könnte auch der »Grad der Anstrengung« sein. Wenn du ein Gewicht hochhebst und es für dich kaum eine Anstrengung ist, spricht man von geringer Intensität. Wenn es dir sehr schwerfällt, das Gewicht zu bewegen, ist die Intensität hoch, weil es für dich mit großer Anstrengung einhergeht. Genauso kann man das auf die Zeit oder andere Parameter festlegen. Wenn du für eine bestimmte Strecke viel Zeit zur Verfügung hast, musst du dich weniger anstrengen, es in dieser Zeit zu schaffen. Wenn du aber nur wenig Zeit hast, musst du dich mehr anstrengen, damit du es auch innerhalb dieser Zeit schaffst.

Auf E-Sport und Gaming kann man diese Steuerungsgröße ebenfalls anwenden. Wenn du beispielsweise gegen Gegner oder eine KI spielst, die wesentlich schlechter sind als du, musst du dich weniger anstrengen, als wenn dein Gegner gleich gut oder vielleicht sogar besser ist. Manchmal spricht man nach Spielen gegen ähnlich gute Kontrahenten von »intensiven Spielen«. Im Training macht es Sinn, die Intensität unterschiedlich zu wählen und so Reize verschieden zu setzen.

Dauer

Die Dauer beschreibt, wie lange du den Reizen ausgesetzt bist, ob eine Runde oder ein Satz beispielsweise 60 Sekunden dauert oder doch vielleicht fünf Minuten. In manchen Trainingsszenarien machen lange Spielzeiten Sinn, um zum Beispiel die Konzentrationsfähigkeit auf lange Sessions zu trainieren und so widerstandsfähiger zu werden. Manchmal sind aber auch kurze Interventionen, die dafür sehr intensiv oder mit speziellen Technik- und Taktikanweisungen ausgeführt werden, eine sehr effektive Trainingsmethode. Bedenke, dass die Dauer lediglich die Zeitdauer der Belastung berücksichtigt, nicht die der Regeneration.

Häufigkeit

Eine Steuerungsgröße, die gerne mit der Dauer verwechselt wird, ist die Häufigkeit, die manchmal auch als »Dichte« beschrieben wird. Hier geht es um die Zeitdauer zwischen den Belastungen, man könnte auch von der Pausensteuerung sprechen. Es macht einen Unterschied, ob du eine intensive Runde gegen einen starken Gegner spielst und dann eine Stunde Pause hast oder nur eine Minute. Ähnlich wie beim Training deiner Muskulatur: Trainierst du deine Fingermuskeln mit hohen Intensitäten, macht es einen Unterschied, ob du deiner Muskulatur zwischen den Trainingssätzen viel oder wenig Zeit zur Erholung gibst. Je nachdem, wie die Pausen gesteuert werden, passen sich Muskeln oder Vorgänge daran an.

Umfang

Der Umfang ist die Größe, die beschreibt, wie lange ein gesamtes Training mit Pausen, aktiven Arbeiten und Ausführungsanzahl dauert. Hier werden im E-Sport und Gaming am häufigsten Fehler gemacht. Denn viele, besonders unerfahrene E-Sportler, trainieren in viel zu hohen Umfängen, sprich viel zu lange an einem Tag. In manchen Internetforen ist von zehn bis zwölf Stunden am Tag (!) zu lesen, manchmal sogar von noch längeren Zeiten. Dass dies kein effektives Training mehr sein kann, sollte mittlerweile nachvollziehbar sein. Unser Körper benötigt Regeneration, damit er sich erholen und an die im Training gesetzten Reize anpassen kann. Besonders am Anfang ist es wichtiger, eine gute Basis aufzubauen, egal ob in-game oder out-game, um dann mit der Zeit die Umfänge zu erhöhen. Beginnt man damit zu früh, kann sich das negativ auf die Performance auswirken und man befindet sich schnell auf einem Leistungsplateau. Man kann seine Leistung nicht mehr steigern, weiß aber nicht genau, warum. Es ist die Aufgabe einer sinnvollen Trainingsgestaltung, das zu verhindern und die Leistung des Sportlers mit immer neuen und richtig gesetzten Reizen zu verbessern.

Die richtige Trainingsform für dein Ziel finden

Je nach deinem Ziel musst du Trainingsmethode und Übungsauswahl anpassen und Maßnahmen wie Intensitäten oder Umfänge richtig wählen. Wenn dein Ziel eine Leistungssteigerung der Reaktion darstellt, musst du andere Trainingsmethoden wählen, als wenn du Ausgleich zu den langen Sitzzeiten schaffen willst. Eine Kombination von ausgleichenden und präventiven Übungen ist allerdings häufig sinnvoll. Zum einen sind die Maßnahmen sehr ähnlich, zum anderen wird, sobald qualitativ hochwertiger Ausgleich geschaffen wird, automatisch auch präventiv gearbeitet und umgekehrt. Übungen, die dir als Prävention dienen, können auch als Ausgleich nützlich sein.

Die Wahl der richtigen Trainingsform ist essenziell, da jede Trainingsform unterschiedliche Ziele verfolgt. Würde beispielsweise ein Skispringer ein Hypertrophietraining für seine Beinmuskulatur durchführen anstatt eines Maximalkrafttrainings, würde er sehr viel Masse und Gewicht aufbauen und somit gegenüber seinen Gegnern einen großen Nachteil haben, die durch das Maximalkrafttraining den Kraftwert zwar erhöhen, aber kaum Masse und damit einhergehendes Gewicht zulegen. Umgekehrt würde ein Bodybuilder bei Wettkämpfen keine Chance haben, wenn er zwar hohe Kraftwerte aufgrund eines vorhergegangenen Maximalkrafttrainings aufweist, die Muskeln aber weniger schön aussehen. Weist ein Gamer beispielsweise schlechte Reaktionszeiten auf, so hilft es ihm nicht, nur ein Aufbautraining für die Nackenmuskulatur zu absolvieren. Vielmehr muss er seine Koordination sowie seine Fingerkraft verbessern.

Es ist unumgänglich, dass du zuallererst ein Ziel definierst und dann die passende Trainingsmethode wählst und darauf aufbauend einen strukturierten, zielführenden Plan erstellst und diesen konsequent ausführst. Bei wenig Trainingserfahrung lohnt es sich, den Plan mithilfe eines Experten zu erstellen, da Intensitäten, Umfänge, Häufigkeit und Dauer auf das Trainingsniveau abgestimmt werden müssen.

Eine Unterscheidung zwischen leistungssteigernden und ausgleichenden beziehungsweise präventiven Maßnahmen ist zum Erreichen der gesetzten Ziele allerdings sehr wichtig, da die Herangehensweisen und Trainingsmethoden sehr unterschiedlich sind. Am Ende gehen die verschiedenen Trainingsmethoden natürlich Hand in Hand, sie sind voneinander abhängig. Eine maximale Steigerung ist nur möglich, wenn du alle Komponenten gleichermaßen schulst und verbesserst. Es ist daher essenziell, zunächst Fertigkeiten und Fähigkeiten gezielt und spezifisch zu trainieren, um sie dann zu kombinieren und so das Optimum und die maximale Leistungsfähigkeit herauszuholen.

Training für mehr Skills

Willst du deine In-Game-Leistung steigern, musst du Übungen durchführen, die darauf ausgelegt sind. Primäre Ziele im E-Sport könnten beispielsweise die Verbesserungen des Aims, der Reaktion, der Antizipation, des Abschlusses, der Konzentration, der APM oder der Visuomotorik (Hand-Augen-Koordination) sein. Es geht um ganz klare Ziele, auf deren Verbesserung hintrainiert werden soll. Bevor du die richtige Methode und die dazu passenden Übungen auswählst, benötigst du eine genaue Analyse deiner Stärken und Schwächen. Diese Analyse findet im traditionellen Sport genauso statt und ist wichtig für dich, damit du weißt, wo du mit deiner Leistung stehst. Wenn beispielsweise ein Kletterer seine Griffkraft trainieren will, da sie seine Schwäche darstellt, muss er zunächst seine spezifische Kraft erhöhen, damit er sich festhalten kann. Neben der fehlenden Kraft könnte aber auch ein Technikdefizit oder die fehlende Koordination, die vorhandene Kraft optimal zu nutzen, zugrunde liegen. So benötigt der Athlet sowohl ein spezifisches Krafttraining als auch spezifische Technikeinheiten. Auch im E-Sport wird die Leistung durch das Zusammenspiel von unterschiedlichen Fähigkeiten beeinflusst.

Um eine Verbesserung der einzelnen Fähigkeiten und Fertigkeiten im E-Sport zu erreichen, scheint es am naheliegendsten, einfach viel zu spielen, da so alles geschult wird und mit der Zeit die Steigerung der Leistung von allein kommt. Natürlich ist Spielen essenziell, doch wie bereits erwähnt, erreichst du als E-Sportler irgendwann ein Plateau, ab dem eine Verbesserung durch reines Spielen nur noch sehr schwer möglich ist. Daher ist es wichtig, dass du die Bewegungen in Teilbewegungen zerlegst, sie analysierst und anschließend die einzelnen Fähigkeiten gezielt trainierst. Ist eine Fähigkeit schlecht ausgeprägt, musst du zuerst dein Defizit beseitigen, da sonst diese Schwäche deine Gesamtleistung negativ beeinflusst.

Trainingsformen, die im E-Sport für die Leistungssteigerung eine große Rolle spielen, sind die Maximalkraft, Kraftausdauer, Koordination, Schnelligkeit, das Augentraining und das kardiovaskuläre Training in Kombination mit In-Game-Skills. Im folgenden Abschnitt gehen wir auf die einzelnen Trainingsformen ein und erklären, warum sie von großer Wichtigkeit sind. Übungen dazu findest du in Kapitel 3 ab Seite 136.

Maximalkraft

Durch Maximalkrafttraining nimmt der Muskelquerschnitt (= Muskeldicke) nur geringfügig zu, dafür wird die intramuskuläre Koordination verbessert. Dadurch bist du in der Lage, deine Muskulatur willentlich zu einem höheren Prozentsatz anzusteuern.[38]

Durch ein Maximalkrafttraining der Fingermuskulatur beispielsweise wird die neuromuskuläre Funktion verbessert und du kannst deine Finger schneller ansteuern. Das bedeutet unter anderem, dass bei unvorhergesehenen Aktionen der erste Maus- oder Tastaturklick beziehungsweise das Ansteuern des Joysticks schneller erfolgt. Wenn bei einem Shooter der Gegner unerwartet um die Ecke kommt, kannst du folglich schneller die notwendige Aktion einleiten. Eine ausgeprägte Fingerkraft kann zudem einen positiven Einfluss auf die Fingergeschicklichkeit haben.[39] Dies ist vorteilhaft für deine In-Game-Leistung, da du die Bewegungen präziser durchführen kannst.

Fazit: Hohe Maximalkraft in den Fingern → schnellere Ansteuerung der Finger

Kraftausdauer

Maximalkrafttraining ist nicht zuletzt für dich als E-Sportler und Gamer von Relevanz, da ein hoher Maximalkraftwert die Kraftausdauer positiv beeinflusst.[40] Wenn du in deiner Fingermuskulatur eine hohe Kraftausdauer aufweisen kannst, bedeutet das für dein Spiel, dass du über einen langen Zeitraum deine Kraftfähigkeit ohne große Ermüdung aufrechterhalten und somit die Bewegungsausführung wiederholt und andauernd durchführen kannst. Das hat zur Folge, dass du bei einem längeren Match auch am Schluss noch vergleichsweise hohe Kraftwerte an den Tag legen kannst, somit bis zum Schluss eine schnelle, präzise Ansteuerung bewerkstelligst und deinem Gegner in einer sehr wichtigen Phase immer einen Schritt voraus bist.

Fazit: Hohe Kraftausdauer → schnelle und präzise Ansteuerung bis zum Schluss

Koordination

Eine der wichtigsten sportmotorischen Fähigkeiten für dich als E-Sportler und Gamer ist die Koordination. Unter die koordinativen Fähigkeiten fallen wie erwähnt (siehe Seite 44) die Reaktions- oder Differenzierungsfähigkeit sowie die Hand-Augen-Koordination. Eine gute Koordination bedeutet, dass du schneller und zielgenauer reagieren kannst. Außerdem benötigst du weniger Kraft, da die Ausführung automatisierter ablaufen kann und somit kein unnötiger Ressourcenaufwand nötig ist. Dadurch kannst du die vorhandene Kraft länger aufrechterhalten, was wiederum zum End-Game hin ein großer Vorteil für dich sein kann.

Durch eine präzise Ausführung von motorischem Output (Bewegung), die unter anderem durch eine gute Differenzierungsfähigkeit gegeben ist, kannst du wichtige Millisekunden gewinnen, da deine Ausführungen genau auf das Ziel abgestimmt sind. So kannst du dein Aim verbessern, da du nie über das Ziel hinausschießt beziehungsweise die Maus oder den Joystick nicht zu ungenau ansteuerst. Bist du gefühlt zwar sehr schnell in der Ausführung der Bewegung, sprich du hast »schnelle Finger«, und trotzdem ist dir der Gegner immer einen Schritt voraus? Diesem Problem könnte eine mangelnde Reaktion zugrunde liegen. Die Reaktionszeit ist die Zeitspanne vom Moment der Aufnahme des Inputs (du nimmst eine Situation wahr) bis hin zum Generieren des Outputs (du führst die notwendige Bewegung durch). In diesem Zusammenhang spielt auch die Verarbeitungsgeschwindigkeit eine große Rolle, also wie schnell ein Reiz in deinem Gehirn verarbeitet werden kann beziehungsweise wie schnell ein Input zu einem Output wird.

Eine Verbesserung deiner Reaktionszeit ist durch ein spezifisches Training, wenn auch nur langsam, bis zu einem gewissen Punkt möglich. Zum einen stellt die Reaktion eine koordinative Fähigkeit dar, die gesondert trainiert werden kann.[41] Zum anderen kann auf der Basis von Studien, die sich vor allem mit der Auswirkung von koordinativ anspruchsvollen Sportarten auf die exekutiven Funktionen und die kognitive Leistungsfähigkeit auseinandergesetzt haben, angenommen werden, dass durch Koordinationstraining die Verarbeitungsgeschwindigkeit beschleunigt und somit die Reaktionszeit verkürzt wird. [42] Da eine gute In-Game-Leistung sehr oft mit einer guten Reaktionszeit zusammenhängt, ist es sinnvoll, Fähigkeiten gesondert zu trainieren, sofern du eine Leistungssteigerung erzielen möchtest.

Fazit: Gute Koordination → zielgenaueres Reagieren → weniger Kraftverlust

Schnelligkeit

Dass für dich als E-Sportler und Gamer Schnelligkeit wichtig ist, liegt nahe, denn ohne Schnelligkeit kannst du bis zu 600 Klicks in der Minute nicht meistern. Eine schnelle Ansteuerung steht, wie bereits erwähnt, mit einer guten Maximalkraft in Verbindung. Die Kraft stellt die Basis dar, auf die du spezifisch aufbauen musst. Das heißt, du kannst noch so gute Fingerkraftwerte aufweisen, wenn du aber nie trainierst, deine Finger tatsächlich schnell anzusteuern, kennt dein Muskelgedächtnis die Bewegung nicht und eine Ansteuerung in der gewünschten Schnelligkeit ist nicht möglich.

Schnelligkeit ist zum Teil eine vorgegebene Determinante, dennoch kannst du sie durch Training zu einem gewissen Grad verbessern.[43] Es zahlt sich für dich in jedem Fall aus, ein spezifisches Schnelligkeitstraining durchzuführen. Dabei ist enorm wichtig, dass du es motiviert und ausgeruht durchführst. Wenn du bereits eine lange Trainingssession hinter dir hast, wirst du keine Fortschritte mehr durch Schnelligkeitstraining erreichen. Ebenso hat es keinen Effekt, wenn du zwar Schnelligkeit trainieren willst, aber nicht alles gibst. Führe diese Einheiten daher am besten am Anfang des Trainings durch, bestenfalls direkt nach dem Aufwärmen.

Fazit: Allgemeine und spezifische Schnelligkeit → hohes Tempo auch in ungewohnten Situationen

Augentraining

Sehen passiert im Gehirn. Die optischen Informationen werden durch den primären visuellen Kortex, auch das visuelle System genannt, ausgewertet. Das visuelle System hat einen großen Einfluss auf deine In-Game-Leistung, da es dafür verantwortlich ist, dass viele und gute Informationen weitergeleitet werden. Je hochwertiger die Informationen, die an dein Gehirn weitergegeben werden, desto schneller kann dein Gehirn die Informationen auswerten und folglich einen für die Spielsituation passenden Output erzeugen.

Die periphere Wahrnehmung und das foveale Sehen bilden dabei die zwei Arten des Sehens. Die Fovea ist für den Fokus zuständig. Sie liefert die Informationen über das, was sich in deinem unmittelbaren Fokus befindet, was du scharf siehst. Da der Sehbereich beim fovealen Sehen sehr gering ist, spielt das periphere Sehen eine ebenso große Rolle.[44] Je besser deine periphere Wahrnehmung geschult ist, desto besser kannst du auf Spielsituationen reagieren. So kannst du beispielsweise trotz Fokus auf dem Fadenkreuz bereits wahrnehmen, dass ein Gegenspieler am Rand des Bildschirms auftaucht. Aber auch bei Sportsimulationen spielt das periphere Sehen eine große Rolle. Bei *FIFA* oder auch *Rocket League* hast du etwa den Spieler mit Ballbesitz im Fokus, dennoch nimmst du die Formation deiner Mitspieler wahr und kannst bereits richtig agieren und gegebenenfalls reagieren.

Neben dem fovealen und peripheren Sehen solltest du auch das binokulare Sehen trainieren. Binokulares Sehen bedeutet, dass beide Augen die gleiche Information an dein Gehirn liefern. Dafür müssen beide Augen zur gleichen Zeit das gleiche Objekt fokussieren. Das ist wichtig, da bei ungleichem Informationsfluss Unsicherheiten und falsche Einschätzungen von Positionen und Distanzen entstehen können, was zu einem direkten Leistungsabfall führt. Je besser dein binokulares Sehen ausgebildet ist, desto genauer und schneller kannst du auf visuelle Reize reagieren. Dein Gehirn muss nur eine Information verarbeiten und verliert somit keine Zeit dabei, unterschiedlich gesendete Informationen beurteilen zu müssen.

Für dich als E-Sportler und Gamer ist ein perfekt abgestimmtes Zusammenspiel zwischen Auge (Aufnahme der visuellen Reize) und Finger (zielgenaues Ausführen des Outputs) essenziell. Daher stellt die Augenmuskulatur für dich einen der wichtigsten Muskeln dar. Willst du eine Leistungssteigerung erzielen, muss das Training der Augenmuskeln einen fixen Bestandteil in deinem Trainingsalltag einnehmen.

Fazit: Training der Augenmuskeln → besseres visuelles System → schnellere Informationsweiterleitung

Kardiovaskuläres Training in Kombination mit In-Game-Training

Durch eine kardiovaskuläre Belastung (Herz-Kreislauf-Belastung) steigt der Puls, was für deinen Körper eine Stresssituation darstellt. Da du dich als E-Sportler und Gamer oft in angespannten und stressigen Situationen wiederfindest, die deinen Puls steigen lassen, ist es wichtig, solche Situationen in dein Training einzubauen und dich so darauf vorzubereiten. Durch die Herz-Kreislauf-Belastung wird die Stresssituation, in der du Bestleistungen erzielen musst, simuliert. Die Kombination aus körperlicher Belastung und anschließendem In-Game-Training spiegelt die Wettkampfsituation sehr gut wider, da In-Game-Skills mit erhöhtem Puls trainiert werden. Bist du im Training Stresssituationen öfters ausgesetzt, kennt dein Körper den Zustand und kann in Zukunft besser damit umgehen. Missklicks in Stresssituation bei wichtigen Spielen können mit dieser Trainingsmethode in der Theorie reduziert werden.

Fazit: Herz-Kreislauf-Training simuliert Stress → du hast stressige Spielsituationen besser im Griff

Training für längere Sessions

Da beim Zocken über lange Zeit hinweg die gleiche Position eingenommen wird, kommt es oft zu ungünstigen Haltungen für unseren Körper. Das kann Schmerzen im Nacken-, Handgelenk- und Rückenbereich zur Folge haben.

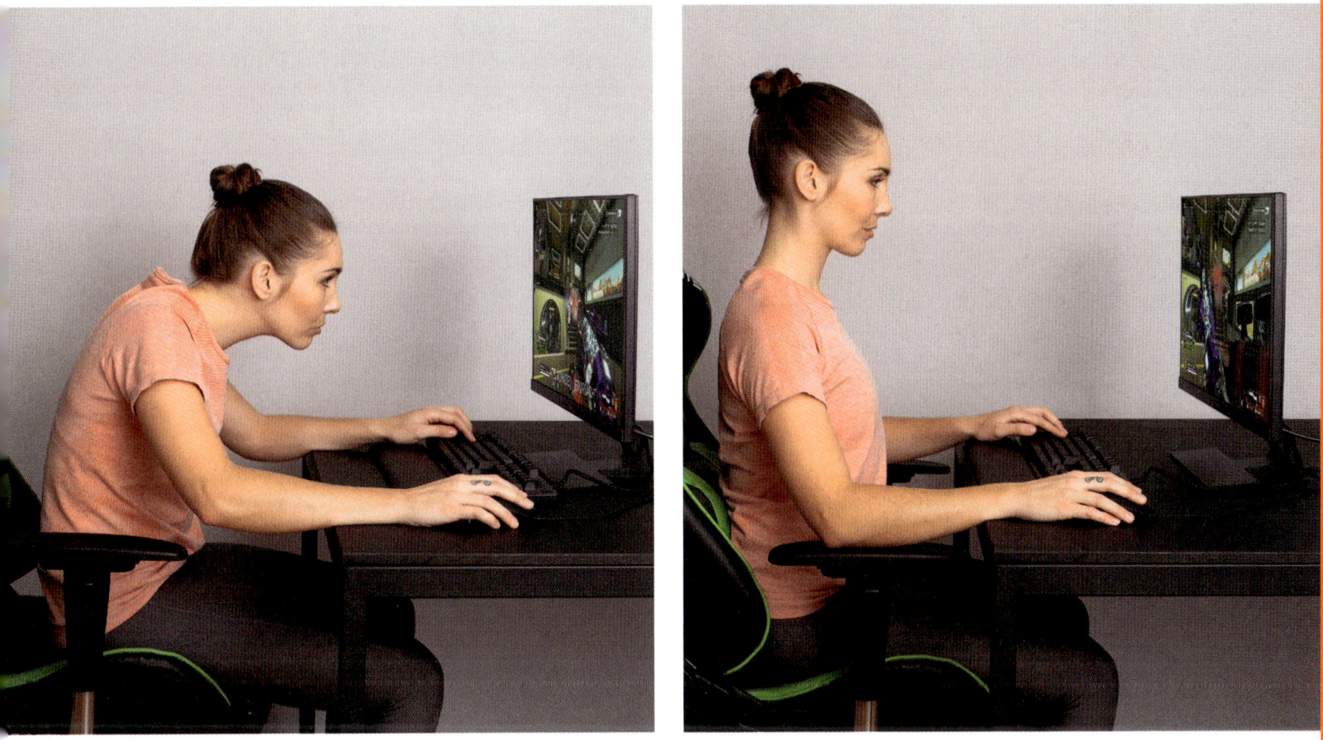

Ein Beispiel für eine schlechte (links) und eine gute (rechts) Sitzhaltung beim Spielen. Durch die schlechte Sitzposition werden der untere Rücken, der Nacken, die Schultern, aber auch die Ellenbogen und Handgelenke unnötig stark belastet. Kurz einmal in so einer Haltung zu spielen ist nicht tragisch, es sollte aber kein Dauerzustand sein. Die rechte Variante ist ergonomischer, da weniger Belastungen auf die einzelnen Strukturen wirken.

Überlastungen des Band- und Sehnenapparates können längere Spielpausen verursachen, was wiederum Trainingsrückstand bedeutet. Um das zu vermeiden, ist es wichtig, dass du präventive Maßnahmen ergreifst und regelmäßig Ausgleich zu den einseitigen Belastungen schaffst. Die Trainingsmethoden für Ausgleich und Prävention sind teilweise sehr ähnlich, die passenden Übungen findest du in Kapitel 3 ab Seite 88.

Ausgleich bedeutet, dass die belasteten Strukturen durch andere Bewegungen entlastet werden, zum Beispiel durch Gegenbewegungen. Wenn du etwa im Sitzen dazu neigst, einen leichten Rundrücken zu machen, solltest du in Zeiten, in denen du nicht zockst, besonders bewusst die Brust öffnen und die Schulterblätter nach hinten ziehen. Um deinem Handgelenk Ausgleich zu verschaffen, solltest du in Pausen bewusst aus der Beugehaltung der Handgelenke herausgehen und die Extensoren (Strecker) ansteuern. Aber auch eine Runde laufen, Basketball oder Badminton spielen dient als Ausgleich zum langen Sitzen.

Das Ausgleichstraining kann so gestaltet werden, dass es auch in-game einen Vorteil bringt. Für *FIFA*-Spieler ist es sinnvoll, als Ausgleich regelmäßig analogen Fußball zu spielen,[45] aber auch Tischtennis, Badminton oder Tanzen sind förderlich. Du setzt bei diesen Sportarten andere Reize als beim Spielen, aktivierst andere Muskelgruppen und dein Herz-Kreislauf-System muss ordentlich arbeiten, was auf die Gesundheit im Generellen einen positiven Einfluss hat.[46] Hinzu kommt, dass bei diesen Sportarten die koordinativen Fähigkeiten geschult werden,[47] die wie bereits erwähnt für eine gute In-Game-Leistung wichtig sind. Wenn du das Ausgleichstraining sinnvoll gestaltest, kann es neben den gesundheitlichen Vorteilen auch einen kleinen Teil zur Leistungssteigerung beitragen.

Verfolgst du das Ziel der Prävention, so muss dein Hauptziel sein, die Strukturen auf die intensiven Belastungen vorzubereiten, denn Schmerzen entstehen oft aufgrund zu schwacher Strukturen.[48] Ein gezieltes Training, das deine belasteten Bereiche kräftigt, hilft dir dabei, länger eine Position einnehmen zu können, ohne Schmerzen zu bekommen, da die Muskeln und Bänder auf die Belastung vorbereitet sind.[49] Im traditionellen Sport wird das genauso gehandhabt.

Ein Kletterer fängt beispielsweise mit großen, guten Griffen an, nähert sich dann langsam den kleinen Leisten und versucht sich erst nach jahrelangem Training in Routen mit ganz kleinen Leisten, die für die Finger eine irrsinnige Belastung darstellen. Durch das langsame Herantasten und gezielte Trainieren der Fingermuskulatur sind die Strukturen dann aber belastbarer und können der Beanspruchung standhalten, ohne dass Verletzungen entstehen. Gamer tasten sich nur selten so langsam an die Belastung heran. Mehrstündige Sessions gehören zum Alltag und in Kombination mit einer sitzenden Computertätigkeit während der Arbeit oder in der Schule werden die Belastungszeiten noch länger und intensiver. Umso wichtiger ist es, Strukturen wie Finger, Handgelenke, Schultern, Nacken und Rücken zu stärken.

Daneben spielt im präventiven Training aber genauso wie im Ausgleichstraining das Trainieren der Antagonisten eine große Rolle. Ein einseitiges Training, das ein ausschließliches Trainieren der Agonisten bedeutet, führt automatisch zu Fehlhaltungen. So musst du beispielsweise, ebenso wie der Kletterer, auf die »Öffnung der Brust« achten. Diese Übungen (siehe zum Beispiel Seite 102) dienen einerseits zur Prävention, da sie Fehlhaltungen entgegenwirken, andererseits aber auch als Ausgleich zu den sportartspezifischen Belastungen.

Hypertrophie

Muskulatur, die sich im Bereich stark belasteter Gelenke, Bänder und Sehnen befindet, durch Hypertrophietraining zu stärken, ist eine wichtige Präventivmaßnahme, da durch die Zunahme des Muskelquerschnitts deine Strukturen geschützt werden.[50] Ein Aufbautraining für die stark belasteten Bereiche kann Verletzungen und Beschwerden vorbeugen. So solltest du deine Muskulatur im Nacken, Rücken und Handgelenkbereich kräftigen, um auf die intensive Beanspruchung, die durch wiederholte lange Sessions entsteht, bestmöglich vorbereitet zu sein.

Neben dem Stärken der unmittelbar verwendeten Muskulatur ist es außerdem wichtig, dass du die beim Gaming weniger oder nicht aktivierte Muskulatur trainierst. Deine Finger sind beispielsweise meistens in einer gebeugten Position, die Muskulatur, die für die Streckung der Finger verantwortlich ist, wird daher nur selten bewusst angesteuert. Es ist essenziell, auch diese Muskeln (Gegenspieler) zu trainieren, da sie ansonsten verkümmern. Das kann zu Fehlhaltungen und Disbalancen führen, die sich negativ auf deine Performance auswirken. Für die Muskulatur stellt das Trainieren der Antagonisten einen guten Ausgleich dar, da der Körper gezwungen wird, die typische Sitzhaltung zu lösen.

Beweglichkeit

Dein Körper ist nicht dafür gemacht, lange in einer Position zu verharren und die Gelenke immer in der gleichen Winkelstellung zu halten. Aus diesem Grund ist es wichtig, die Gelenke regelmäßig endgradig zu bewegen und zu mobilisieren und alle Freiheitsgrade deiner Gelenke zu benutzen. Nehmen wir wieder das Beispiel des Handgelenks. Vor allem bei der Nutzung von Maus und Tastatur nimmt es ständig eine gebeugte Position ein. Dein Handgelenk ist aber neben der offensichtlichen Beugung und Streckung auch für die Radial- und Ulnarabduktion, ein Kippen nach links und rechts, zuständig. Um vor Schonhaltungen und Disbalancen zu schützen, müssen alle Ebenen der Gelenkbewegung gleichermaßen angesteuert werden.

Neben dem Mobilisieren wirkt auch Dehnen ausgleichend und präventiv. Ein leichtes Dehnen erhöht die Durchblutung, was für deinen Körper wie eine leichte Massage ist und somit als regenerative Maßnahme sehr gut geeignet ist. Zudem kannst du durch das Dehnen ganz bewusst die stark belasteten Bereiche in eine andere »Extremstellung« bringen, was einseitige Haltungen ausgleicht.[51]

Wir empfehlen die Kombination aus Mobilisation und Dehnen, um die Beweglichkeit zu verbessern und somit präventiv zu arbeiten und Ausgleich zu schaffen.

Regeneratives Augentraining

Du beanspruchst deine Augen sehr viel. Die Belastungen, denen sie beim Spielen standhalten müssen, sind enorm und daher darf auch der Augenmuskel nicht außer Acht gelassen werden. Zum einen kann das Training der Augenmuskulatur deine In-Game-Leistung steigern, zum anderen ist sie dadurch den Belastungen besser gewachsen. Neben dem Training ist es aber auch wichtig, dass du deinen Augen Zeit gibst, sich aktiv zu erholen. Du solltest regelmäßig Übungen einbauen, die dabei helfen, die Augenmuskulatur zu regenerieren.

Einen aktiven Lebensstil pflegen

Körperliche Aktivität wirkt sich im Allgemeinen positiv auf die Gesundheit aus. Um einen gesunden Lebensstil zu führen, braucht es demnach regelmäßige körperliche Bewegung.[52] Gerade E-Sportler und Gamer profitieren von regelmäßiger Bewegung. Da im E-Sport eine Saison der nächsten folgt und eine Weekend League nach der anderen gespielt werden muss, ist es wichtig, dass du gesund und leistungsfähig bist. Achte daher auf einen generell gesunden Lebensstil mit ausreichend Bewegung, um immer deine volle Leistungsfähigkeit abrufen zu können.

Neben der allgemein positiven Auswirkung auf Psyche und Körper fördert körperliche Aktivität auch die Koordination.[53] Sie hilft dir somit nicht nur dabei, vital und gesund zu bleiben, sondern verbessert auch deine E-Sport- und Gaming-spezifischen Fähig-

KOGNITIVE FUNKTIONEN VERBESSERN DURCH SPORT

Zu den kognitiven Leistungen, die im Verdacht stehen, durch Bewegung verbessert zu werden, zählen die exekutiven Funktionen, die als das Arbeitsgedächtnis verstanden werden können. Sie kennzeichnen, wie gut man in der Lage ist, Informationen während der Durchführung einer Aufgabe abzuspeichern und erst dann abzurufen, wenn sie auch benötigt werden.

Ebenso scheint die Inhibition von Bewegung zu profitieren. Dadurch ist man eher in der Lage, dem Drang zu widerstehen, etwas anderes zu tun als das, was gerade notwendig ist. Um eine schnelle Anpassung an wechselnde Umstände zu besitzen, spielt die kognitive Flexibilität eine große Rolle, die durch Sport und Bewegung ebenfalls gefördert wird.

keiten. Zudem steigert sich durch ein koordinatives Training auch deine Aufmerksamkeitsleistung, unabhängig davon, ob du in diesem Bereich bereits Erfahrung hast oder nicht.[54] Zusätzlich belegen viele Studien eine Verbesserung der kognitiven Leistungsfähigkeit,[55] der exekutiven Funktionen[56] und der Reaktionszeiten[57] durch regelmäßige Bewegung.[58] Ein erhöhtes Fitnesslevel kann außerdem die neuroelektrischen Reaktionen (kürzere Verzögerungszeiten) beschleunigen.[59] Kurze Verzögerungszeiten spielen im E-Sport eine große Rolle, da Bruchteile einer Sekunde über Niederlage oder Sieg entscheiden können.

Gehirnleistung steigern

Neben all diesen bereits sehr positiven Erkenntnissen wird in den letzten Jahren in Bezug auf Bewegung und Verbesserung der Lernfähigkeit immer häufiger das Neurotrophin BDNF (Brain-derived Neurotrophic Factor) erwähnt. Da das BDNF für dich als E-Sportler und Gamer eine wichtige Rolle spielen kann, gehen wir darauf etwas genauer ein.

BDNF ist ein Neurotrophin, das vor allem für das Wachstum, die Differenzierung und die Plastizität der Neuronen (Nervenzellen) zuständig ist.[60] Neurotrophine sind vor allem für die Verbindung zwischen Nervenzellen verantwortlich. Das bedeutet konkret, dass das BDNF für das Wachstum deiner Nervenzellen und deren Verbindung zueinander mitverantwortlich ist. Für dich ist das Neurotrophin BDNF vor allem deshalb relevant, weil es in Gehirnbereichen vorkommt, die vor allem für die Funktionen Lernen, Merken und Abspeichern verantwortlich sind.[61] Die Spiele werden immer komplexer und du als Gamer und E-Sportler musst dir immer mehr Maps und Fertigkeiten der unterschiedlichen Spielcharaktere merken. Da das BDNF für die Speicherung von Gedächtnisinhalten essenziell ist, ist es für dich erstrebenswert, Übungen zu machen, durch die vermehrt BDNF produziert wird. Zudem werden deine kognitive Leistungsfähigkeit (deine Konzentration) sowie deine Lern- und Merkfähigkeit durch eine erhöhte Produktion von BDNF positiv beeinflusst.[62] Ist dein Gehirn leistungsfähiger als das deiner Gegner, hast du ihnen gegenüber einen Vorteil. Denn dann bist du in der Lage, komplexe Sachverhalte schneller zu lösen oder auch auf unerwartete Situationen schneller zu reagieren.

Das Erfreuliche ist, dass du einen Anstieg deines BDNFs ganz einfach erreichen kannst. Durch regelmäßige körperliche Aktivität wird der generelle BDNF-Spiegel erhöht[63] und hat nachhaltig positive Auswirkungen auf deine Leistung. Die höchsten nachhaltigen Anstiege des BDNF-Spiegels werden bei einem langfristigen Training, das vor allem Herz-Kreislauf-Belastungen sowie eine Kombination aus motorischen und kognitiven Übungen beinhaltet, erzielt.[64] Das bedeutet, dass einmalige Trainingsinterventionen zwar positive Auswirkungen haben, es aber besonders wichtig ist, dass du eine Trainingsroutine entwickelst und diese auch regelmäßig durchführst, denn nur so kannst du deinen Kontrahenten immer einen Schritt voraus sein.

TAKE HOME MESSAGE

Regelmäßige Bewegung mit Fokus auf koordinativ anspruchsvollen Übungen fördert deine kognitive Leistungsfähigkeit, deine exekutiven Funktionen, deine Reaktionszeiten und deine Konzentration. Diese Parameter sind für dich besonders wichtig, da sie deine Leistung wesentlich mitbestimmen.

Neben dem Anstieg des BDNFs durch regelmäßige körperliche Aktivität kannst du durch eine kurze intensive Aktivierung, bei der du möglichst viele große Muskelgruppen bewegen solltest, akut und unmittelbar eine verbesserte Konzentration und kognitive Leistungsfähigkeit erzielen. Nimm dir dabei den Parameter »Schwitzen« als ungefähren Richtwert der Intensität. Gelingt es dir, durch deine Aktivierung ins Schwitzen zu kommen, sollte die Ausschüttung von BDNF erhöht sein. Auch vor und zwischen den Games das Herz-Kreislauf-System in Schwung zu bringen, ist förderlich.

Finde für dich eine Routine, die eine körperliche Aktivierung beinhaltet. Im folgenden Kapitel zeigen wir dir verschiedene Übungen, die du diesbezüglich durchführen kannst. Sie sind so gewählt, dass du dich zum einen generell bewegen musst, zum anderen deine In-Game-Performance steigerst.

3

E-SPORT-FITNESS – DIE ÜBUNGEN

Neben dem wichtigen In-Game- und Taktiktraining spielen im E-Sport und Gaming verschiedenste Fähigkeiten und Fertigkeiten eine Rolle. Die folgenden Übungen zielen auf eine Verbesserung dieser geforderten Eigenschaften ab. Sie ersetzen damit nicht das In-Game-Training, sondern ergänzen es und führen so zu einer Performancesteigerung. Ein Übungssatz beschreibt die Durchführung der je nach Trainingsziel verlangten Anzahl von Wiederholungen. Wenn möglich, führe die Übungen zu Beginn vor einem Spiegel aus, damit du kontrollieren kannst, ob die Ausführung passt.

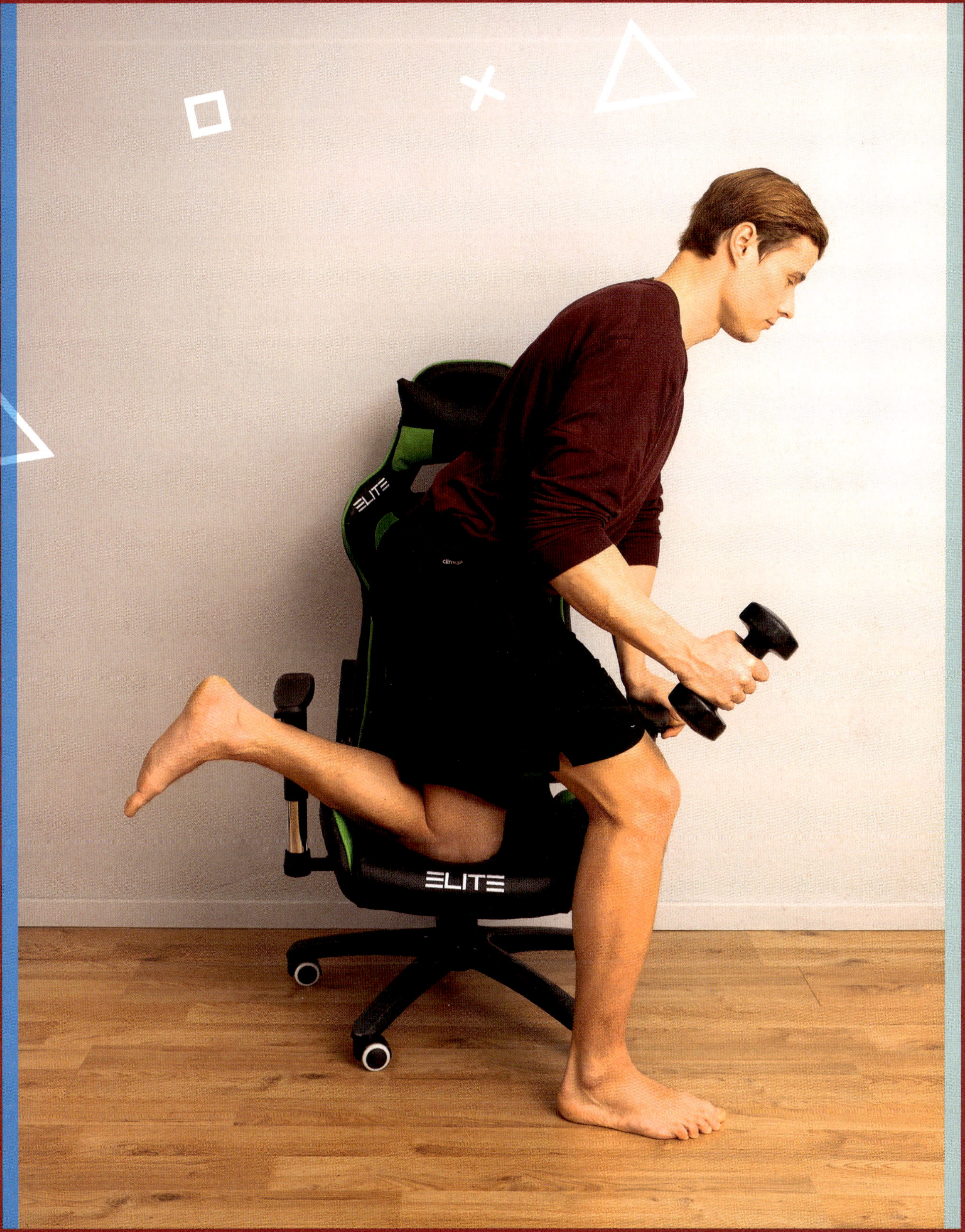
ELITE
ELITE

Trainingsgeräte

Viele der Übungen können ohne spezielle Trainingsgeräte durchgeführt werden oder du kannst Dinge verwenden, die du bereits zu Hause oder in deiner Trainingslocation hast. Ein paar Geräte sind aber doch etwas spezieller.

Gymnastikband

Gymnastikbänder, auch Thera- oder Deuser-Band genannt, sind aus Latex gefertigte Bänder, die im Training als Widerstand genutzt werden können. Die unterschiedlichen Farben geben dabei an, wie stark der Widerstand ist. Meist haben dunklere Bänder einen höheren Widerstand als hellere Farben, was aber von Hersteller zu Hersteller variieren kann. Wenn du das Band doppelt nimmst, verdoppelst du den Widerstand. Auch wenn du enger greifst, erhöht sich die benötigte Kraft, um es auseinanderzuziehen. Bevor du das Training mit diesem Gerät beginnst, überprüfe es auf Beschädigungen, damit es nicht während des Trainings reißt.

Noppenball

Ein Noppenball ist durch Unebenheiten darauf ausgelegt, in möglichst unvorhersehbare Richtungen zu springen. Das zwingt dich dazu, deine Reaktionsfähigkeit zu aktivieren, da er keine Möglichkeit zur Antizipation lässt. Achte darauf, gut aufgewärmt zu sein, bevor du mit diesem Trainingsgerät arbeitest, da es schnelle Bewegungen von dir verlangt, die im nicht aufgewärmten Zustand zu Verletzungen führen können.

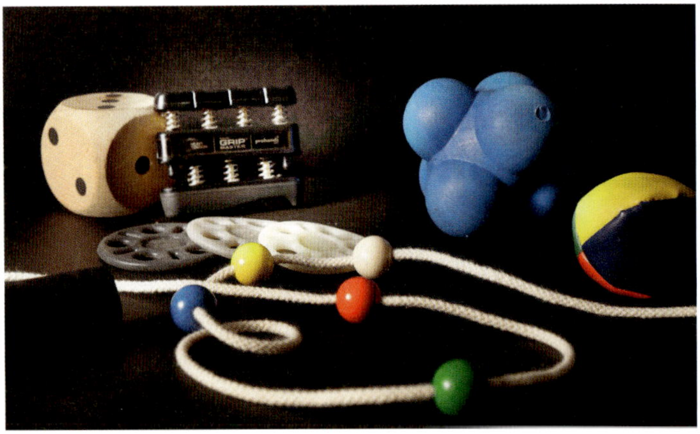

Im E-Sport-Fitnesstraining kommen verschiedenste Kleingeräte zum Einsatz – von Noppenbällen über Brock Strings bis hin zum klassischen Gymnastikband.

Gripmaster

Der Gripmaster ist ein Trainingsgerät, das von Sportlern benutzt wird, die hohe Griffkräfte benötigen, wie beispielsweise Kletterer. Aber auch Musiker, wie Gitarristen oder Klavierspieler, benutzen dieses Device. Es dient dazu, die Fingerbeuger zu trainieren. Dank dieser Muskeln gelingt es dir, eine Faust zu bilden. Es gibt unterschiedliche Farben, die unterschiedliche Stärken beziehungsweise Widerstände repräsentieren. Dabei sind die verbauten Federn in den Druckknöpfen das ausschlaggebende Kriterium dafür, welche Stärke der Gripmaster hat. Je nachdem kann er entweder für Kraftausdauer-, Hypertrophie- oder Maximalkrafttraining benutzt werden.

Powerfinger

Um die Muskelstrecker der Fingermuskulatur zu trainieren, eignen sich die Powerfinger, die durch unterschiedliche Widerstände verschieden hohe Intensitäten erzeugen. Gerade die Streckung der Finger wird häufig etwas vernachlässigt, weswegen dieses Gerät gerade in der Prävention von Überlastungsverletzungen Anwendung finden sollte. Es hat aber auch einen leistungssteigernden Effekt, da die Ansteuerung der Finger verbessert wird.

Brock String

Dieses speziell auf visuelles Training ausgelegte Gerät verdankt seinem Namen dem Optiker Frederick W. Brock, der es entwickelt hat. Der Aufbau ist dabei recht simpel: Mehrere unterschiedlich farbige Kugeln sind auf einer Schnur aufgereiht und können verschoben werden. Die Brock String hilft vor allem, das binokulare Sehen zu verbessern, dass also beide Augen gleichermaßen Informationen liefern können und die Konvergenz der Augen gefördert wird.

TRAININGSKARTEN

Die bei den Übungen verwendeten Trainingskarten wie das Heißer-Draht-Chart, das »Feuer, Wasser, Sturm«-Chart und das Peripheral Chartboard kannst du über unsere Website www.digital-fitness.at beziehen.

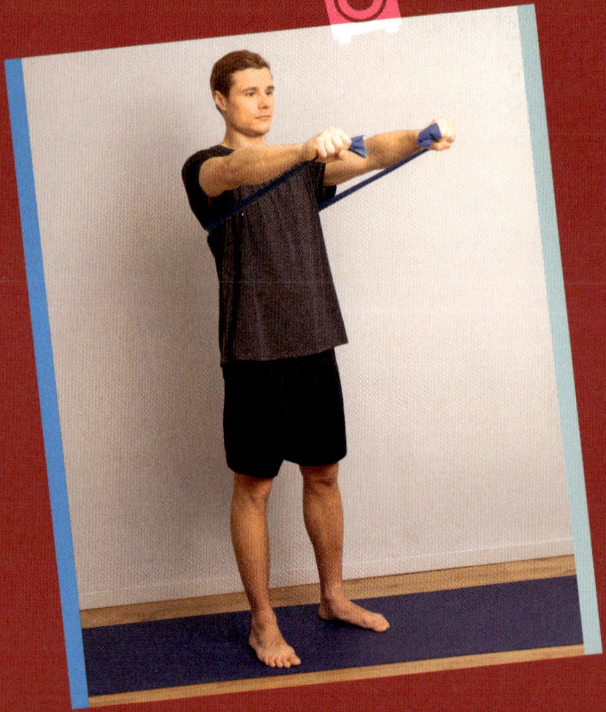

ÜBUNGEN ZUR PRÄVENTION UND ALS AUSGLEICH

Die in diesem Kapitel beschriebenen Übungen zielen darauf ab, dass du als E-Sportler und Gamer lange beschwerde- und verletzungsfrei bleibst. Jede Spielpause kann dich in deiner Leistung und Entwicklung zurückwerfen. Wenn du frühzeitig präventiv, also vorbeugend, dagegen arbeitest, minimierst du das Risiko. Wichtig: Wärme dich auch vor diesem Training gut auf, zum Beispiel durch eine kurze Mobilisationseinheit (siehe Mobility Flow ab Seite 131) oder fünf Minuten Laufen auf der Stelle. Alle Übungen kannst du in deinem Zimmer oder Gaming-Room durchführen und es sind – wenn überhaupt – nur sehr wenige Geräte notwendig.

KRAFTTRAINING

Krafttraining im Hypertrophiebereich lässt deine Muskulatur wachsen, was eine Stärkung der Strukturen mit sich bringt. Besonders beanspruchte Bereiche im E-Sport wie die Handgelenke, der untere Rücken oder die Schultern sollten muskulär gekräftigt werden. So beugst du auf lange Sicht Verletzungen und Überlastungen vor. Die folgenden Übungen zielen auf eine Stärkung oft geforderter Bereiche ab.

Wrist Curl Lvl 1

1. Setze dich aufrecht auf einen Stuhl, ohne dich anzulehnen. Lege deinen Unterarm auf einen Tisch, sodass dein Handgelenk über die Kante des Tisches hinausragt. Halte eine Hantel oder ein Gewicht (zum Beispiel eine volle Plastikflasche) in der Hand und sorge dafür, dass das Gewicht und dein Handrücken parallel zum Boden ausgerichtet sind. Bringe das Gewicht so weit es geht nach unten, indem du deinen Handrücken Richtung Boden führst, halte dabei aber die Spannung.
2. Hebe das Gewicht so weit wie möglich nach oben in Richtung Decke, indem du dein Handgelenk anwinkelst. Achte weiterhin darauf, die Spannung in Rumpf und im Handgelenk zu halten.

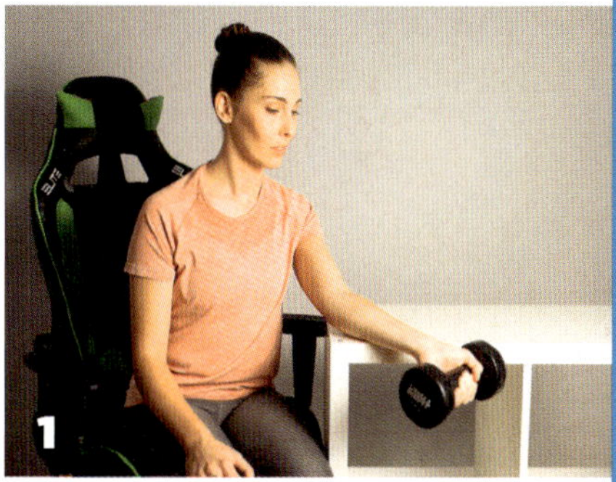

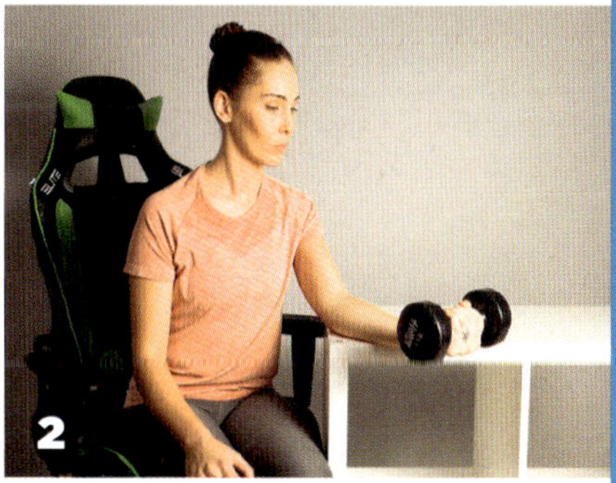

Trainingsziel: Ansteuerung und Kräftigung des Handgelenks durch Flexion und Extension

Ausführung: 10–12 × pro Arm, 3 Übungssätze

Hinweis: Achte darauf, dass du die gesamte Zeit eine aufrechte Sitzposition einhältst und Spannung im Rumpf aufbaust. Du solltest durchgehend die Kontrolle über das Gewicht haben und die Bewegungen zu keiner Zeit unkontrolliert oder hastig ausüben. Beginne mit einem einfachen Gewicht und steigere dich dann mit der Zeit.

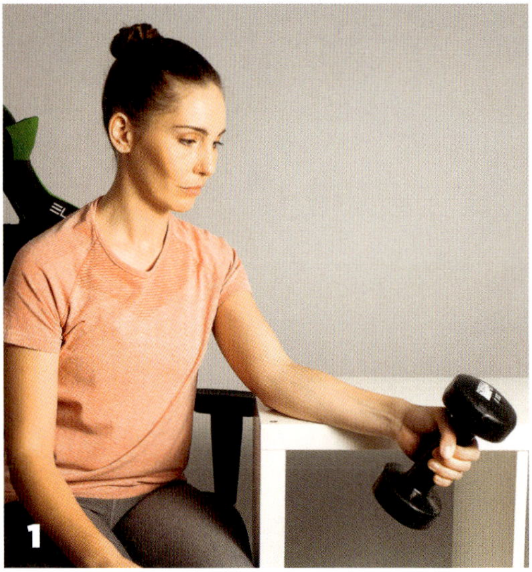

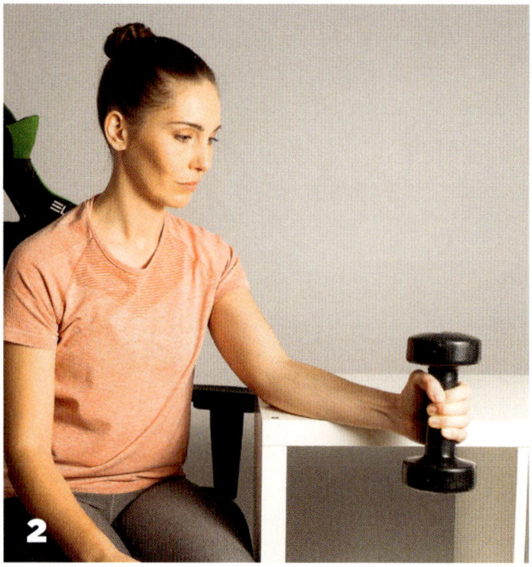

Wrist Curl Lvl 2

1. Setze dich aufrecht auf einen Stuhl, ohne dich anzulehnen. Lege deinen Unterarm auf einen Tisch, sodass dein Handgelenk über die Kante des Tisches hinausragt. Halte eine Hantel oder ein Gewicht (zum Beispiel eine volle Plastikflasche) in der Hand und sorge dafür, dass das Gewicht vertikal zum Boden ausgerichtet ist. Das Handgelenk ist gestreckt, die Handinnenfläche zeigt zur Seite. Bringe das Gewicht nach unten, indem du deinen kleinen Finger in Richtung Boden führst, halte dabei aber die Spannung im Handgelenk.
2. Hebe das Gewicht wieder so weit nach oben wie möglich, indem du deinen Daumen in Richtung Decke führst und dein Handgelenk anwinkelst. Achte weiterhin darauf, die Spannung in Rumpf und Handgelenk zu halten.

Trainingsziel: Ansteuerung und Kräftigung des Handgelenks durch Radial- und Ulnarabduktion

Ausführung: 10–12 × pro Arm, 3 Übungssätze

Hinweis: Lege besonderen Wert darauf, dass du die gesamte Zeit eine aufrechte Sitzposition einhältst und Spannung im Rumpf aufbaust. Du solltest durchgehend die Kontrolle über das Gewicht haben und die Bewegungen zu keiner Zeit unkontrolliert oder hastig ausüben. Beginne mit einem einfachen Gewicht und steigere dich mit der Zeit.

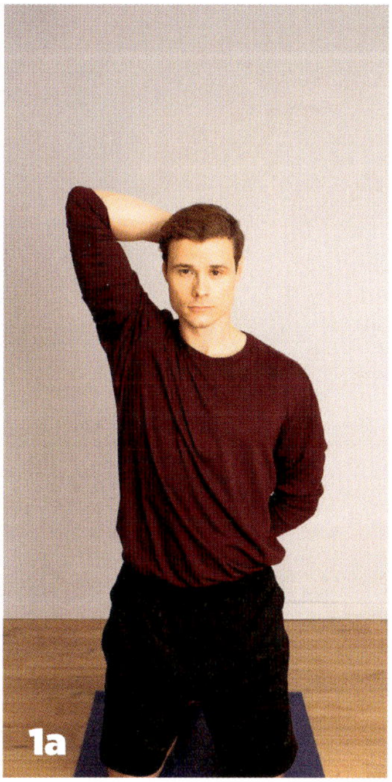

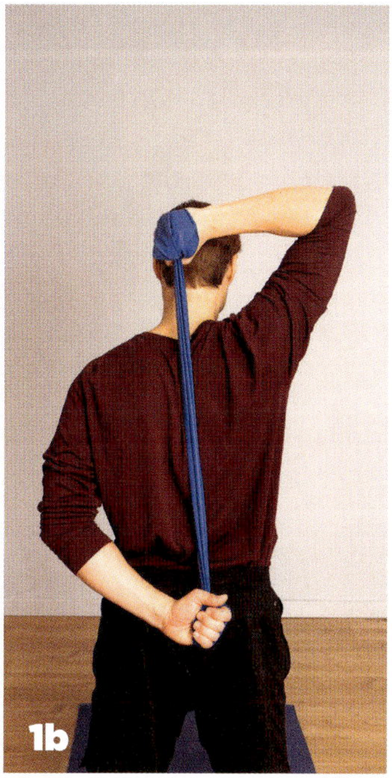

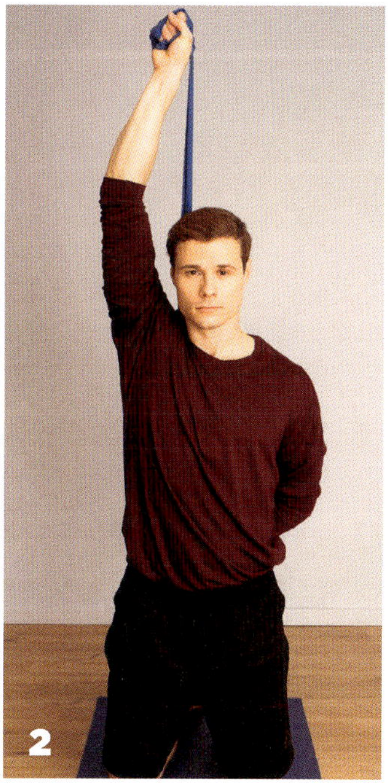

Zelda Move

1. Knie dich auf den Boden, spanne deine Hüfte und deinen Rumpf an, dein Oberkörper ist aufrecht. Führe ein Gymnastikband hinter deinen Rücken und fixiere es mit einer Hand auf Höhe deines Steißbeins. Die andere Hand befindet sich hinter deinem Kopf, der Ellenbogen ist angewinkelt. Das Band ist leicht gespannt.
2. Ziehe das Band auseinander, indem du die obere Hand hinter deinem Kopf in Richtung Decke bewegst. Die andere Hand hält das Band nach wie vor nur fest. Strecke deinen Ellenbogen möglichst komplett durch, halte aber nach wie vor die Spannung im oberen Arm und in der Schulter. Achte auch in der gestreckten Position darauf, deinen Oberkörper aufrecht zu halten.

Trainingsziel: Ansteuerung und Kräftigung der Armstreckmuskulatur

Ausführung: 10–12 × pro Arm, 3 Übungssätze

Hinweis: Das Gymnastikband sorgt dafür, dass hinter deinem Körper Zug entsteht. Lege besonderen Wert darauf, dass du nicht ins Hohlkreuz gehst, spanne deinen Rumpf die ganze Zeit über bewusst an. Du kannst die Übung auch im Stehen ausführen.

Bizepsrotation

1. Stelle dich in eine aufrechte und stabile Position, die Füße etwa hüftbreit auseinander. Halte in einer Hand ein Gewicht in Form einer Hantel oder einer vollen Plastikflasche. Deine Handinnenfläche zeigt zu deiner Körpermitte, der Arm ist gestreckt, du baust aber trotzdem leichte Spannung im Armbeuger auf. Der andere Arm hängt locker nach unten, der Blick ist nach vorn gerichtet.
2. Hebe das Gewicht in Richtung Decke, indem du deinen Ellenbogen beugst. Die Schulter wird bewusst unten gehalten. Während der Bewegung rotierst du deinen Unterarm, sodass deine Handinnenfläche in Richtung Decke wandert.
3. Wenn das Gewicht den höchsten Punkt erreicht, zeigt deine Handinnenfläche in Richtung Decke und dein Ellenbogen ist maximal gebeugt. Versuche, den Winkel zwischen Ober- und Unterarm so klein wie möglich zu halten, ohne dass du in der Endposition eine lange Pause machst. Halte über die ganze Zeit die Spannung in deinem Oberarmmuskel aufrecht und achte darauf, dass die Bewegung flüssig durchgeführt wird.

Trainingsziel: Ansteuerung der Armbeugemuskulatur in der vollen Bewegungsamplitude

Ausführung: 10–12 × pro Arm, 3 Übungssätze

Hinweis: Vermeide, dass du das Gewicht mit Schwung aus deinem Oberkörper nach oben bewegst. Zum einen bringst du dich so um das Training der angezielten Muskulatur, zum anderen ist es für deine Wirbelsäule nicht förderlich. Der Oberkörper sollte während der Übung so ruhig wie möglich gehalten werden. Die Unterarmrotation verläuft am Anfang vielleicht etwas »unrund«. Beginne daher am Anfang mit einem leichten Gewicht und finde dich in der Bewegung zurecht. Wenn sie gut funktioniert, kannst du das Gewicht steigern.

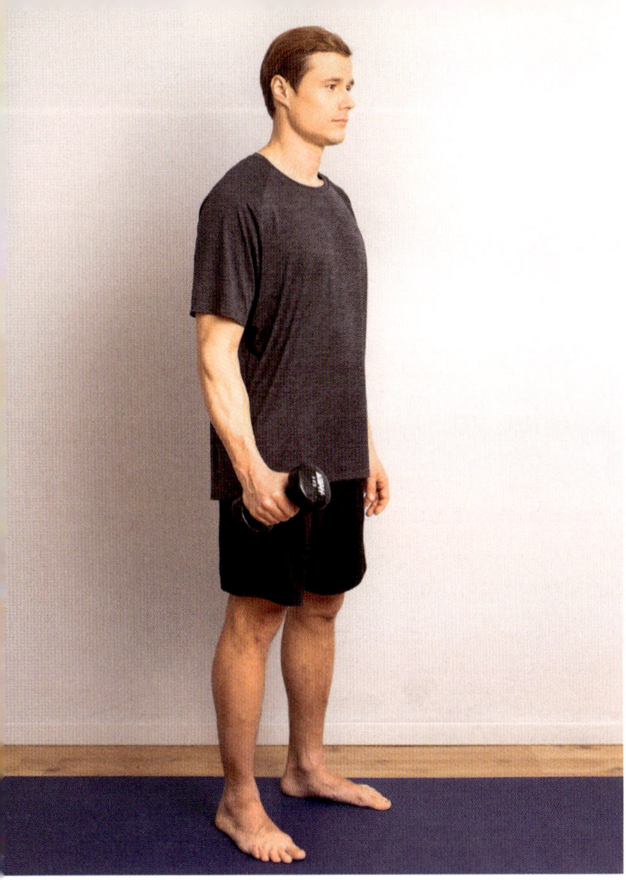

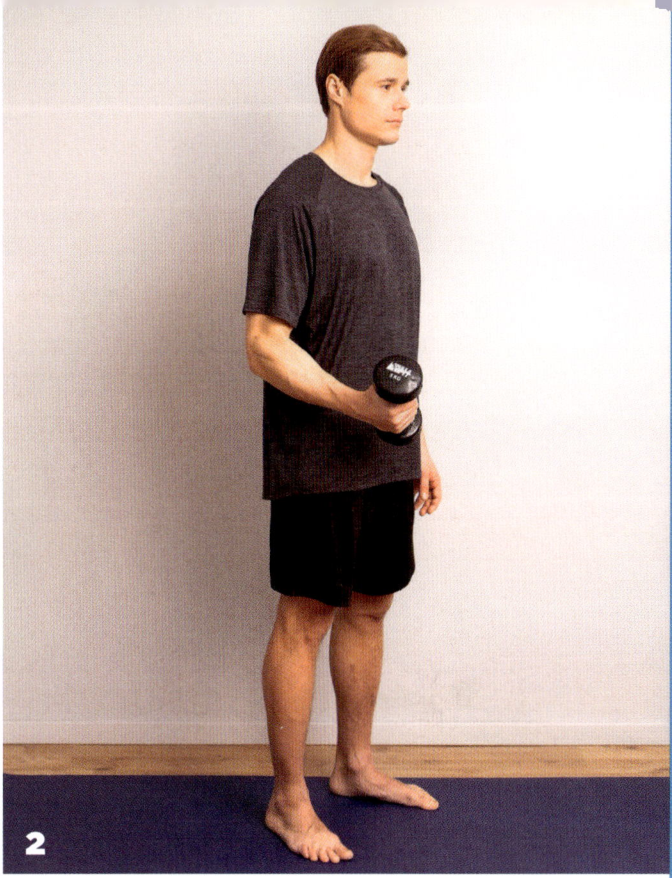

2

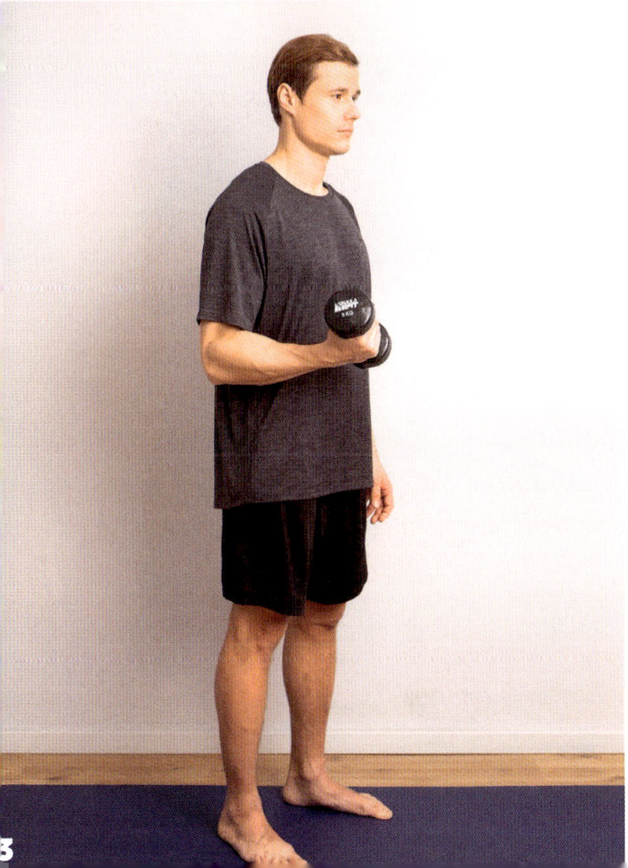

3

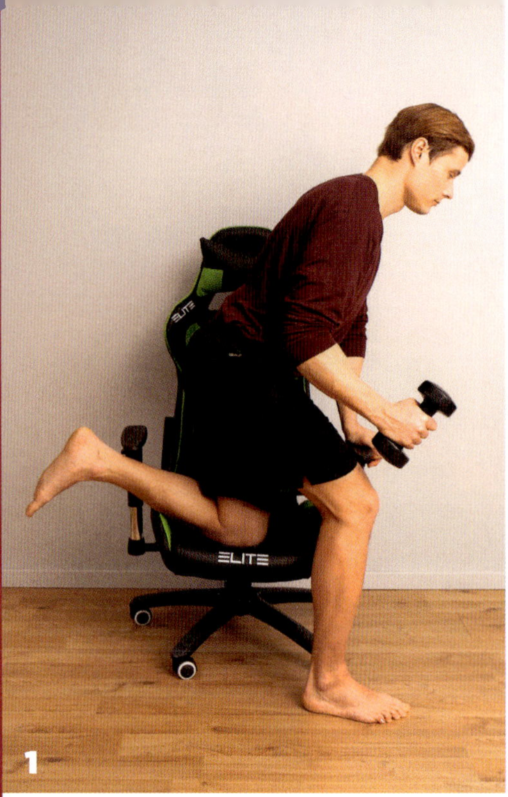

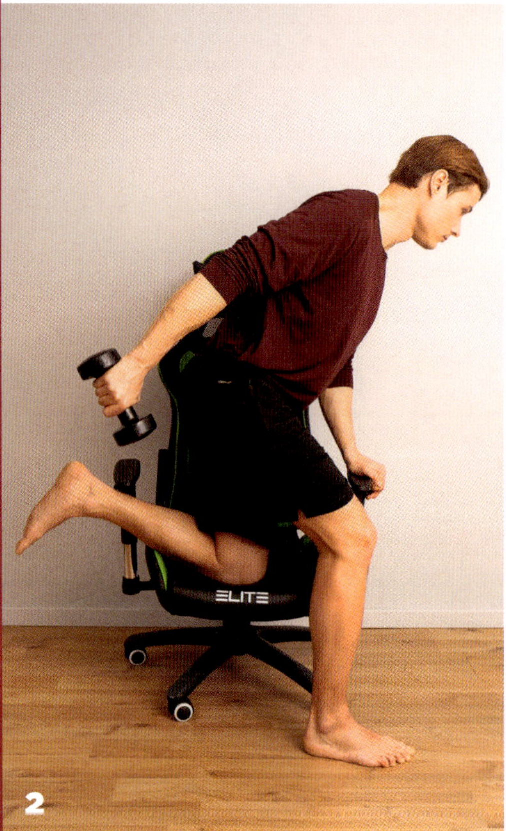

Kickbacks

1. Platziere ein Knie auf einem Stuhl und stütze dich mit dem Arm der gleichen Seite ab. Den anderen Fuß setzt du daneben auf, er stabilisiert dich. In der freien Hand hältst du ein Gewicht in Form einer Hantel oder einer vollen Plastikflasche, dein Ellenbogen ist im rechten Winkel gebeugt und deine Handinnenfläche zeigt zur Körpermitte. Dein Rumpf ist gespannt und dein Rücken gerade. In der Hüfte hast du einen leichten Knick, aber auch hier hältst du bewusst die Spannung.
2. Führe deine Hand mit dem Gewicht durch Streckung des Ellenbogens nach hinten in Richtung Decke. Versuche bewusst, deinen Ellenbogen komplett zu strecken, und halte die Streckung für einen kurzen Moment, bevor du das Gewicht wieder nach vorn führst.

Trainingsziel: Kräftigung der Armstreckmuskulatur und Aktivierung der hinteren Schultermuskulatur

Ausführung: 10–12 × pro Arm, 3 Übungssätze

Hinweis: Wenn du einen rollenden Stuhl nimmst, wird die Übung direkt etwas anspruchsvoller, da du den Stuhl stabilisieren musst, damit er sich nicht dreht oder nicht wegrollt. Beginne aber auf jeden Fall auf einer festen Unterlage, wenn es dir anfangs schwerfällt, den Stuhl zu kontrollieren. Passe das Gewicht deinem Leistungsniveau an, beginne leicht und steigere dich dann.

Schulterziehen

1. Stelle dich aufrecht und hüftbreit in die Mitte eines Gymnastikbands, die Enden hältst du jeweils in der linken und rechten Hand, deine Handinnenflächen zeigen zu dir. Deine Arme sind gestreckt und leicht vom Körper abgehoben, sodass das Band leicht gespannt ist. Halte deine Schultern bewusst unten, dein Rumpf ist stabil.
2. Führe deine Handrücken seitlich nach oben in Richtung Decke, bis sie etwas höher als deine Schultern sind. Halte hier kurz die Spannung, bevor du sie wieder nach unten führst.

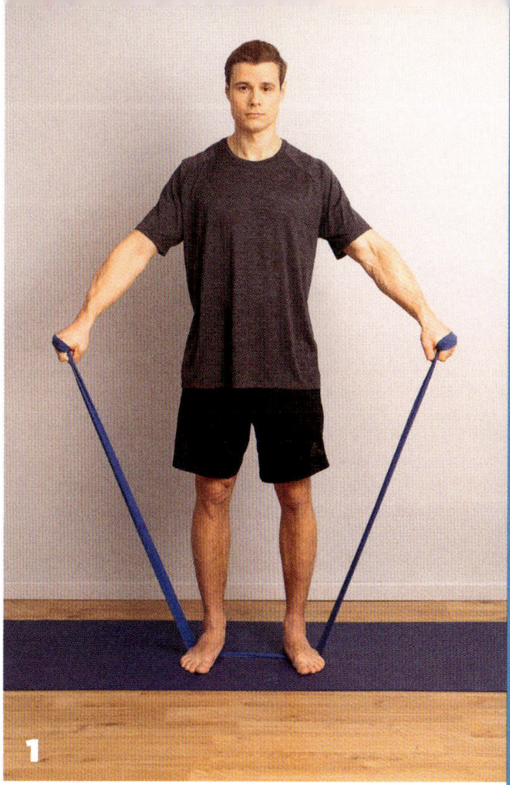

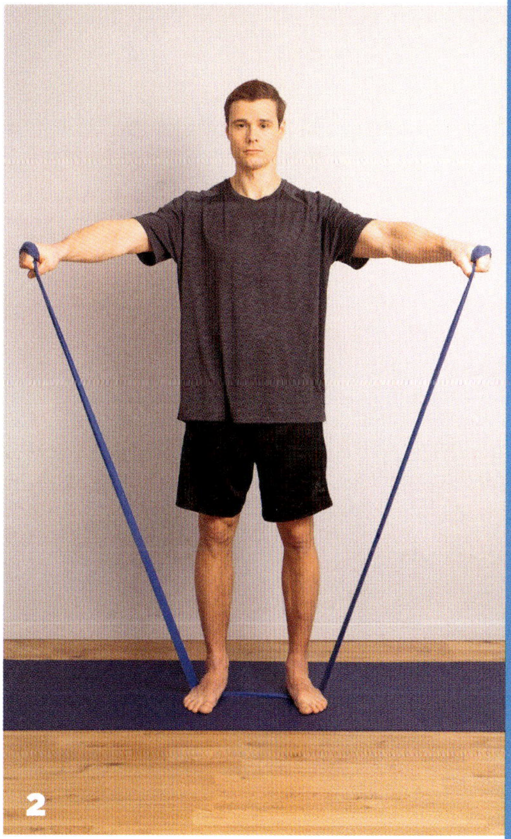

Trainingsziel: Ansteuerung und Kräftigung der Schultermuskulatur

Ausführung: 12–15 ×, 3 Übungssätze

Hinweis: Achte darauf, dass du mit deinem Oberkörper nicht nach hinten kippst und stabil bleibst. Halte deine Schultern zu jedem Zeitpunkt unten und ziehe sie nicht nach oben in Richtung Ohren.

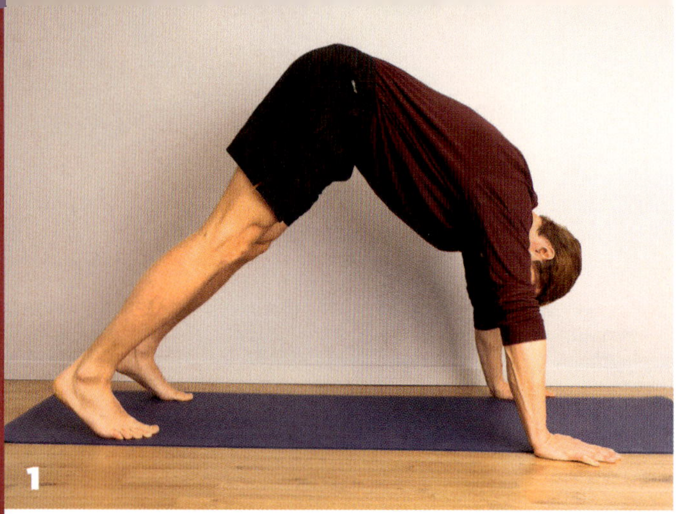

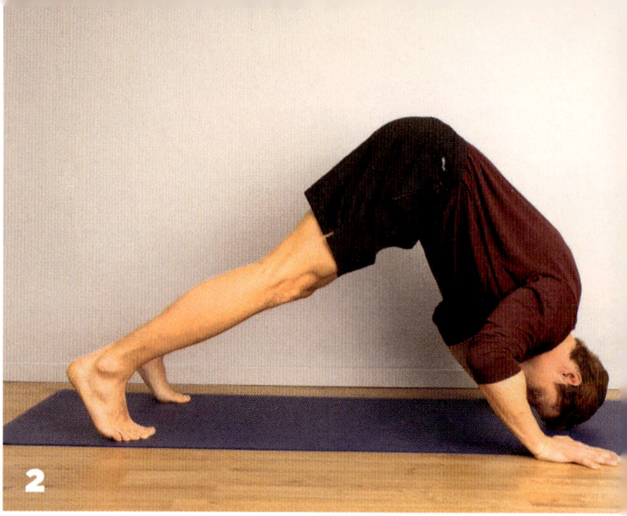

Schulterdrücken

1. Begib dich in einen Vierfüßlerstand und hebe die Fersen ab. Bringe dein Gesäß nach oben und wandere mit deinen Füßen so nah zu deinen Händen, dass möglichst viel Gewicht auf deine Hände und damit deine Schultern kommt. Solltest du nicht in der Lage sein, deine Beine gestreckt zu lassen, kannst du sie auch anwinkeln. Entlaste deine Halswirbelsäule, indem du deinen Kopf neutral hältst und nicht nach vorn schaust.
2. Führe nun deine Stirn so tief wie möglich zwischen deine am Boden stützenden Hände. Deine Stirn berührt den Boden nicht, geht aber so nah wie möglich an den Boden heran. Drücke gegen den Boden, um aus dieser Position wieder in die Ausgangsposition zu gelangen.

Trainingsziel: Ansteuerung und Kräftigung der Schultermuskulatur

Ausführung: 8–10 ×, 3 Übungssätze

Hinweis: Unterschätze diese Übung nicht! Lass zunächst die Füße noch etwas weiter von den Händen entfernt und führe die Bewegung durch. Wenn das gut funktioniert, bringe deine Füße etwas näher zu den Händen und probiere es erneut. Taste dich so an die Übung heran und finde heraus, wie viel Gewicht du auf deine Schultern geben kannst.

Rotatorenmanschette

1. Stelle dich aufrecht und hüftbreit in die Mitte eines Gymnastikbands, die Enden des Bands hältst du jeweils in der linken und rechten Hand. Bringe deine Oberarme auf Höhe deiner Schultern und deine Ober- und Unterarme in einen rechten Winkel zueinander. Deine Handinnenflächen zeigen Richtung Boden, das Gymnastikband ist gespannt.
2. Rotiere deine Oberarme nach hinten, indem du deinen Handrücken nach oben und schließlich nach hinten führst. Achte darauf, dass alle Winkel dabei bestehen bleiben und nur eine Rotation in deinen Schultern stattfindet. Die Schultern bleiben darüber hinaus die ganze Zeit gesenkt und werden nicht angehoben.

Trainingsziel: Ansteuerung und Kräftigung der Rotatorenmanschette

Ausführung: 10–15 ×, 3 Übungssätze

Hinweis: Es ist wichtig, dass du beim Hochführen der Hände nicht ins Hohlkreuz fällst und den Körper gespannt hältst. Bringe deine Handrücken so weit es geht nach hinten. Damit es dir gelingt, die Winkel zu halten, achte darauf, dass deine Ellenbogen die gesamte Bewegung über an der gleichen Stelle in der Luft bleiben.

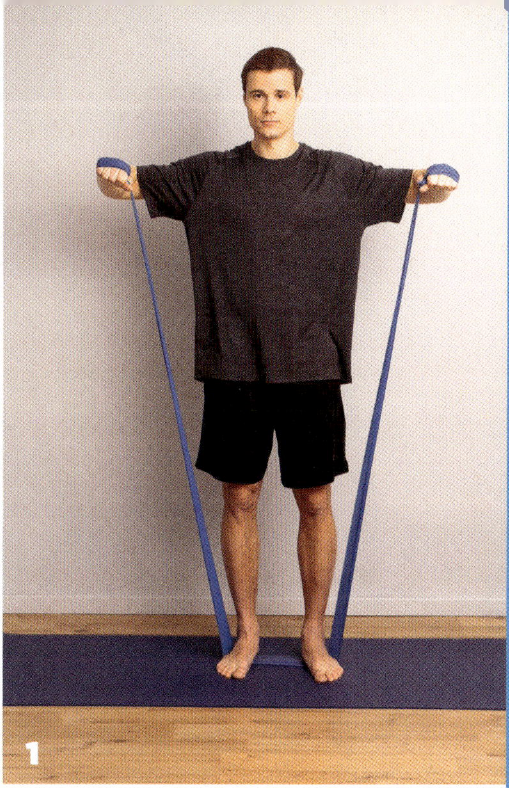

1

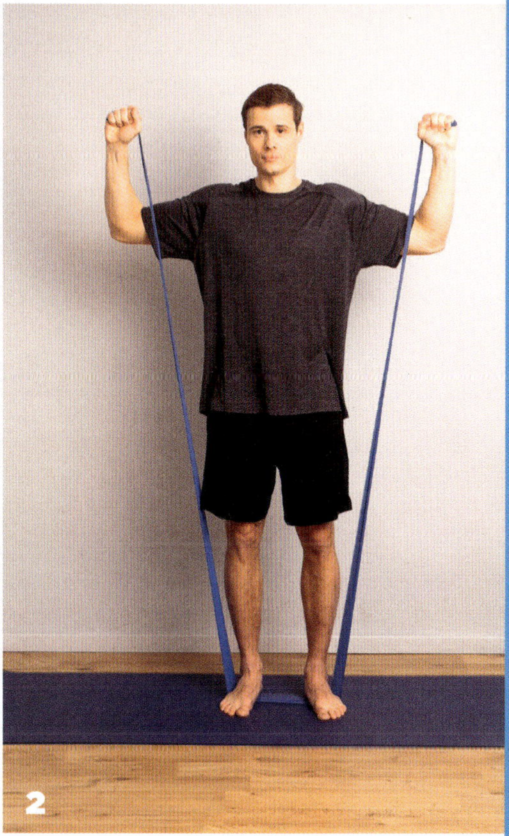

2

Face Palm

1. Lege deine Handinnenfläche auf deine Stirn und baue mit der Hand Druck auf. Arbeite mit deiner Nackenmuskulatur gegen diesen Druck und presse die Hand so kräftig, wie du kannst, gegen die Stirn.
2. Lege die Innenfläche deiner rechten Hand rechts auf deine Schläfe und baue mit der Hand Druck gegen die Schläfe auf. Arbeite mit deiner Nackenmuskulatur gegen diesen Druck und presse die Hand so kräftig, wie du kannst, gegen die Schläfe.
3. Lege die Innenfläche deiner linken Hand links auf deine Schläfe und baue mit der Hand Druck gegen die Schläfe auf. Arbeite mit deiner Nackenmuskulatur gegen diesen Druck und presse die Hand so kräftig, wie du kannst, gegen die Schläfe.
4. Lege die Innenflächen deiner beiden Hände auf deinen Hinterkopf und baue mit den Händen Druck gegen den Hinterkopf auf. Arbeite mit deiner Nackenmuskulatur gegen diesen Druck und presse die Hände so kräftig, wie du kannst, gegen den Hinterkopf.

Trainingsziel: Ansteuerung und Kräftigung der Nackenmuskulatur

Ausführung: Pro Schritt 20 Sekunden Spannung, 3 Übungssätze. Führe jeden Schritt dreimal aus, bevor du zum nächsten übergehst.

Hinweis: Achte immer darauf, dass dein Kopf gerade ist und du stabil im Nacken bist.

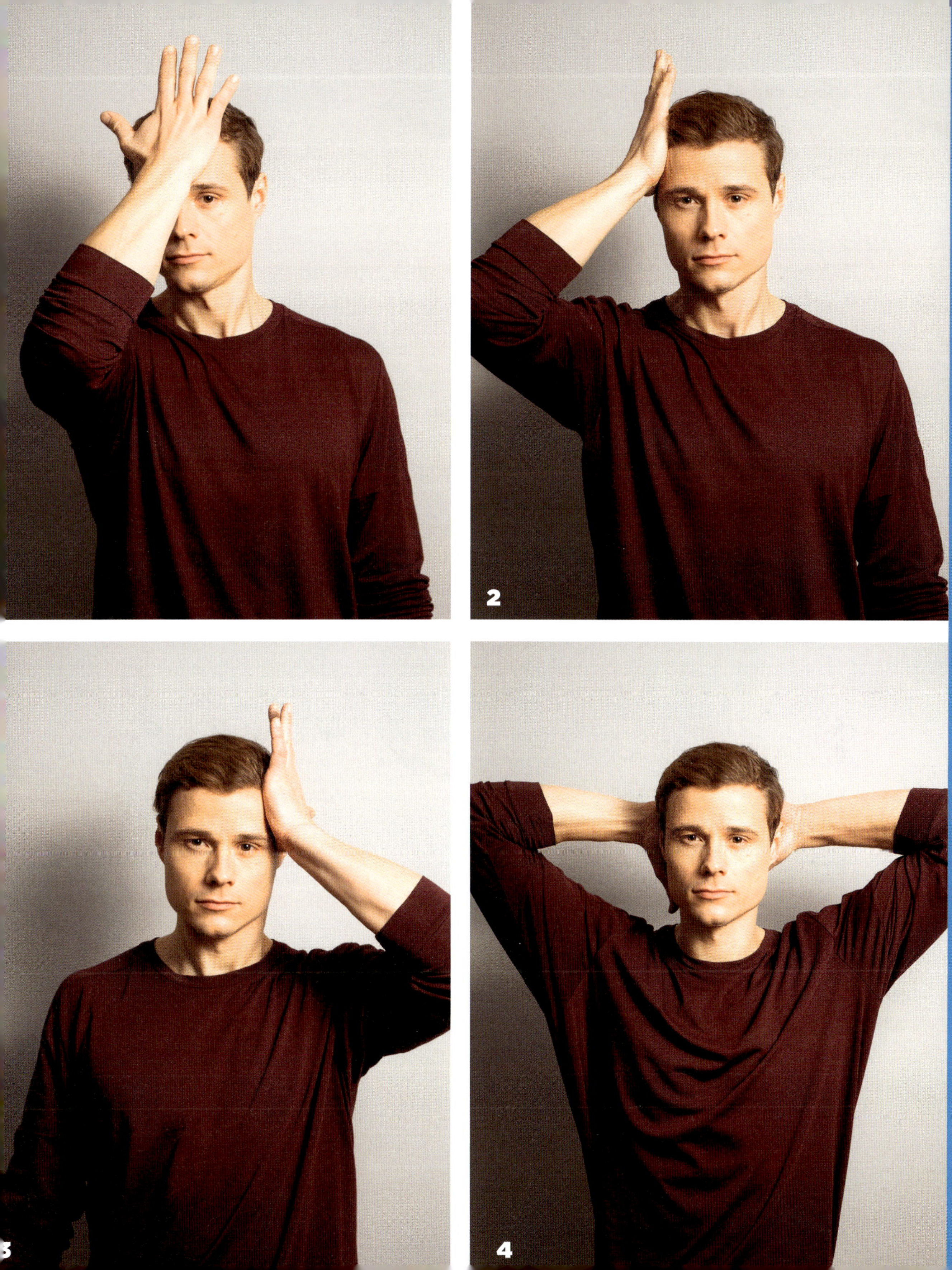
2
3
4

Bodenbrücke

1. Lege dich mit dem Rücken auf den Boden, deine Arme sind gestreckt neben deinem Körper, die Beine aufgestellt und die Knie angewinkelt. Dein Hinterkopf liegt auf dem Boden und baut langsam Spannung auf, indem du ihn gegen den Boden drückst.
2. Hebe deine Hüfte vom Boden ab und halte weiterhin die Spannung mit dem Nacken – dein Hinterkopf drückt nach wie vor aktiv gegen den Boden. Deine Arme befinden sich neben deinem Körper. Sie helfen zum einen als Unterstützung, stabilisieren aber gleichzeitig auch deinen Körper.
3. Wenn du dich sicher fühlst, nimm deine Hände neben deinen Kopf und hebe auch die Schultern vom Boden ab. Reguliere den Krafteinsatz deiner Arme. Je weniger Kraft du mit ihnen aufwenden musst, desto mehr muskuläre Haltearbeit muss deine Nackenmuskulatur leisten.
4. Sollte das zu leicht für dich sein, kannst du deine Arme auch vor deinem Körper verschränken und nur mit deiner Nackenmuskulatur deinen Körper in der Brücke halten. Probiere das aber erst, nachdem du dich schon an die Übung herangetastet hast.

Trainingsziel: Ansteuerung und Kräftigung der hinteren Nackenmuskulatur

Ausführung: Endposition 15 Sekunden unter Spannung halten, 5 Übungssätze

Hinweis: Halte deinen Körper die ganze Zeit unter Spannung. Deine Schultern sollten in einer Linie mit deiner Hüfte und deinen Knien sein. Taste dich langsam an die Übung heran, damit du dich nicht verletzt. Wenn du zunächst nur bis Schritt 2 kommst, ist das in Ordnung, du wirst dich mit der Zeit verbessern. Achte darauf, auch in Position 2 bereits mit deinem Hinterkopf aktiv gegen den Boden zu arbeiten.

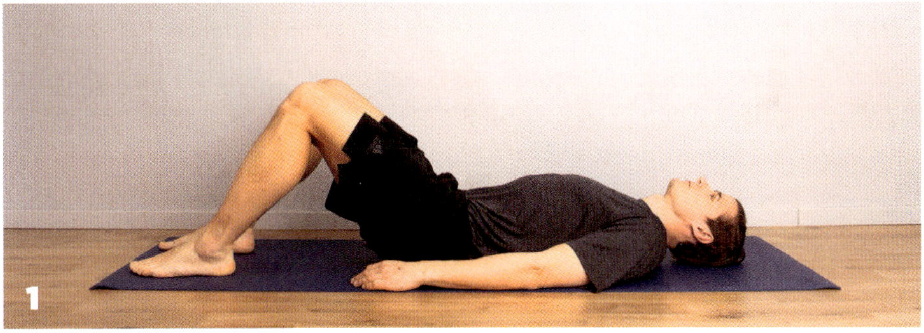
1

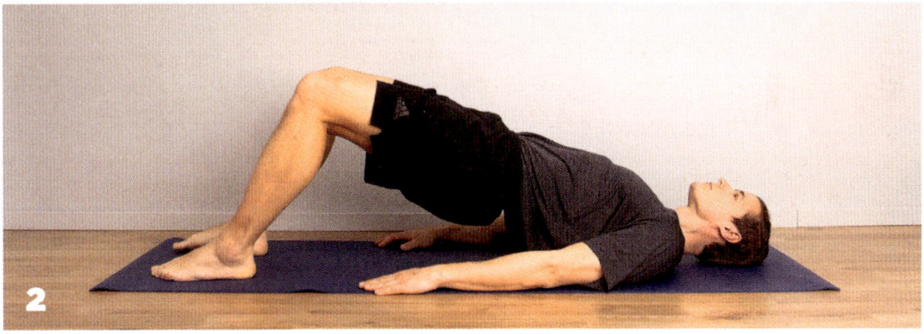
2

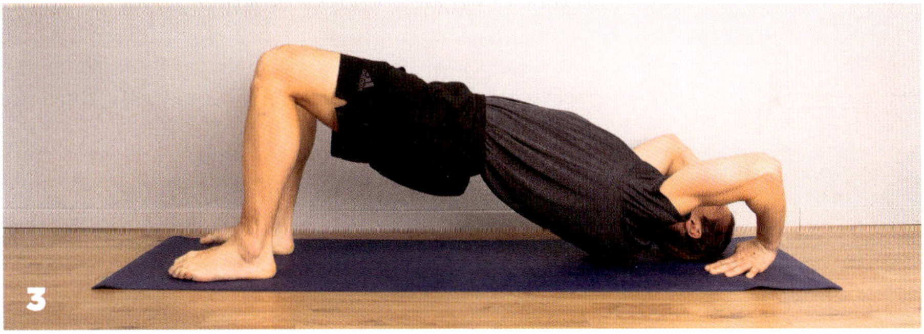
3

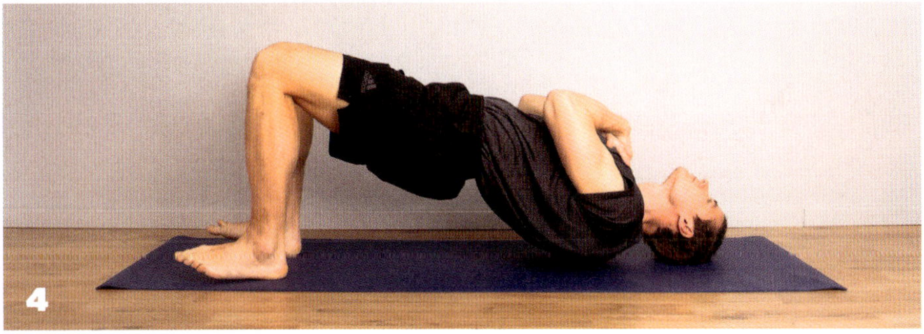
4

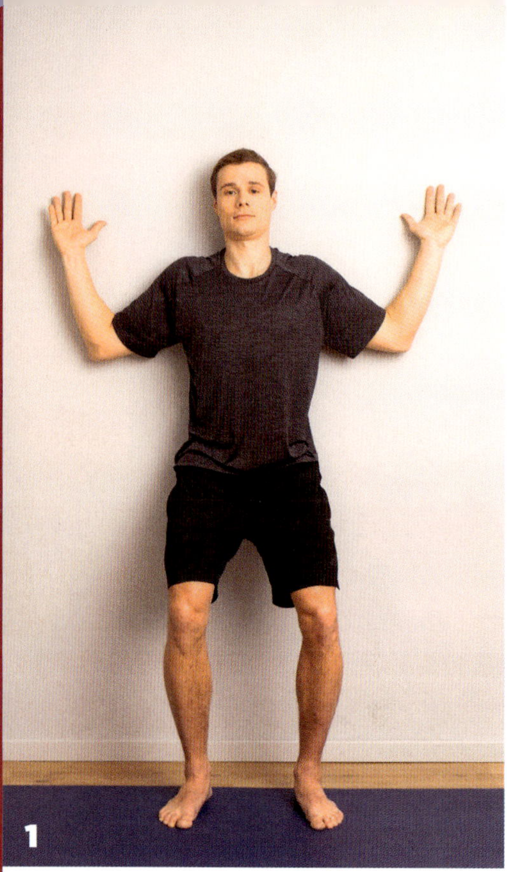

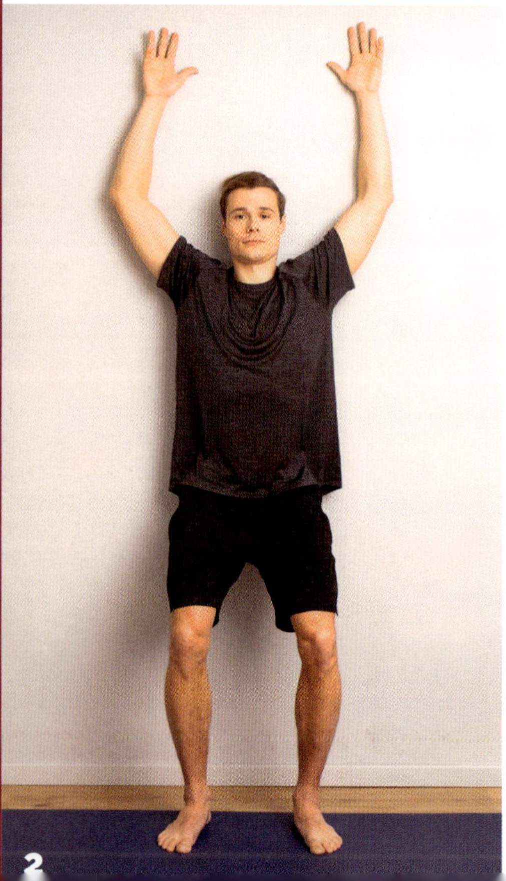

Eagle on the Wall

1. Lehne dich mit dem Rücken an eine Wand, die Füße sind schulterbreit auseinander und die Knie leicht gebeugt. Halte mit deinem gesamten Rücken, auch dem Lendenwirbelbereich, Kontakt zur Wand und bring deine Arme angewinkelt neben deinen Körper. Die Schultern, Ellenbogen und Handgelenke berühren die Wand, die Hände sind geöffnet.
2. Führe deine Hände langsam nach oben und strecke so deine Arme. Während der Bewegung berühren dein Rücken, die Schultern, die Ellenbogen und deine Handgelenke die ganze Zeit die Wand und halten den Kontakt. Lass dir für die Aufwärtsbewegung der Hände mindestens zehn Sekunden Zeit.

Trainingsziel: Ansteuerung und Kräftigung der tief liegenden hinteren Schultermuskulatur

Ausführung: 5 ×, 3 Übungssätze

Hinweis: Es kann sein, dass du vor allem beim Strecken der Arme Probleme hast, den Kontakt zur Wand zu halten. Gehe dann nur so weit, wie du in der Lage bist, den Kontakt zu halten. Je öfter du die Übung absolvierst, desto besser wird es dir gelingen. Lass dir bei der Ausführung der Bewegung wirklich Zeit und lass deine Muskulatur arbeiten.

Yogi

1. Positioniere deine Hände etwas breiter als schulterbreit nebeneinander circa 15 Zentimeter entfernt von einer Wand. Zwischen deinen Händen hast du ein Handtuch oder Kissen liegen, auf dem du deinen Kopf so ablegst, dass du nach hinten zu deinen Füßen schaust. Keinesfalls die Stirn aufsetzen, sondern den obersten Bereich des Kopfes. Deine Füße sind am weitesten von der Wand entfernt, ein Bein ist gestreckt, das andere angewinkelt, sodass du aus der Position Schwung holen kannst.
2. Schwinge deine Füße vorsichtig nach oben in Richtung Wand und lehne die Fersen gegen die Wand. Nutze deine Hände und deinen Nacken, um nicht das Gleichgewicht zu verlieren. Halte die Spannung im Rumpf und versuche, so ruhig wie möglich in der Position zu stehen.

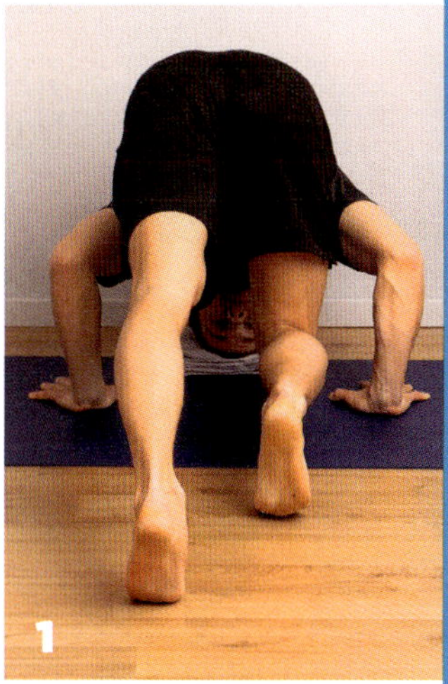
1

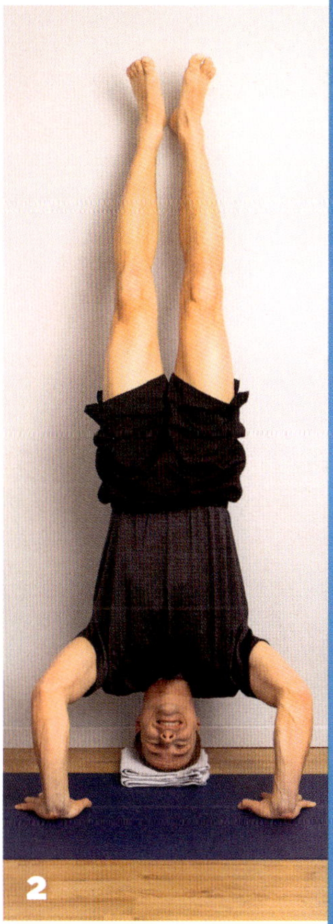
2

Trainingsziel: Stabilisation der Nackenmuskulatur

Ausführung: Endposition 15 Sekunden unter Spannung halten, 3 Übungssätze

Hinweis: Die Übung ist für Fortgeschrittene gedacht, sieht aber schwieriger aus, als sie ist. Wenn du es probierst, stelle vorher sicher, dass du nirgendwo dagegenfallen kannst, falls du aus dem Gleichgewicht geraten solltest. Wenn du einen Trainingspartner zur Verfügung hast, könnt ihr die Übung auch ohne Wand durchführen und dein Trainingspartner hält dich an den Füßen. Der Vorteil hier ist, dass er dir gegebenenfalls auch ein wenig Gewicht abnehmen kann.

Achtung, Verletzungsgefahr! Wärme vor dieser Übung den Nackenbereich gut auf, da die geforderte Stabilität in der Nackenmuskulatur ansonsten zu Verletzungen führen kann. Sei dir zudem sicher, dass du die Übung beherrschst, bevor du sie allein und ohne Hilfestellung probierst.

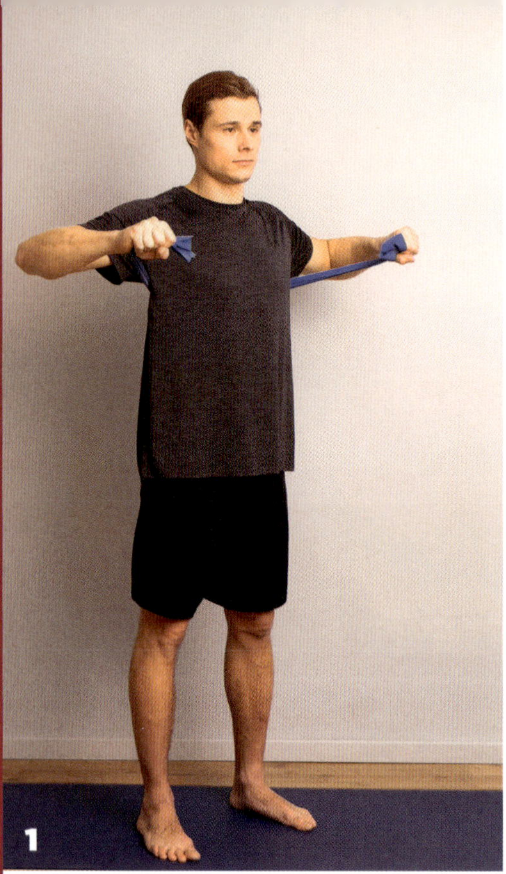

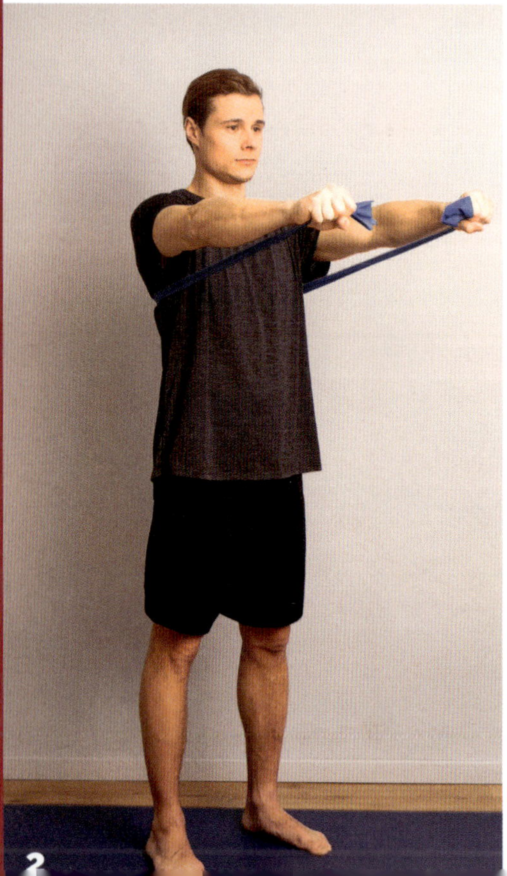

Air Chest Press

1. Stelle dich aufrecht und hüftbreit hin, führe ein Gymnastikband hinter deinen Rücken und halte jeweils ein Ende mit einer Hand fest. Bringe deine Oberarme auf Höhe deiner Schultern. Deine Ober- und Unterarme befinden sich in einem rechten Winkel zueinander. Deine Handinnenflächen zeigen Richtung Boden, das Gymnastikband ist leicht gespannt.
2. Bewege deine Hände auf Brusthöhe nach vorn, indem du deine Arme durchstreckst. Du kannst deine Hände nahe zusammenbringen, berühren müssen sie sich aber nicht. Halte über die gesamte Übung die Spannung im Rumpf.

Trainingsziel: Ansteuerung und Stärkung der Brustmuskulatur

Ausführung: 10–15×, 3 Übungssätze

Hinweis: Halte auch beim Zurückführen der Hände die Arme unter Spannung. Lass das Gymnastikband am besten knapp unter deinen Achselhöhlen verlaufen. Je enger du das Band nimmst, desto mehr Spannung wirst du spüren.

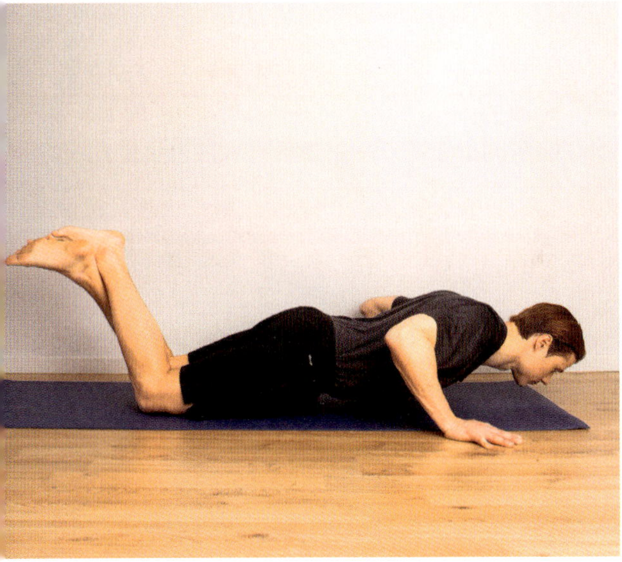

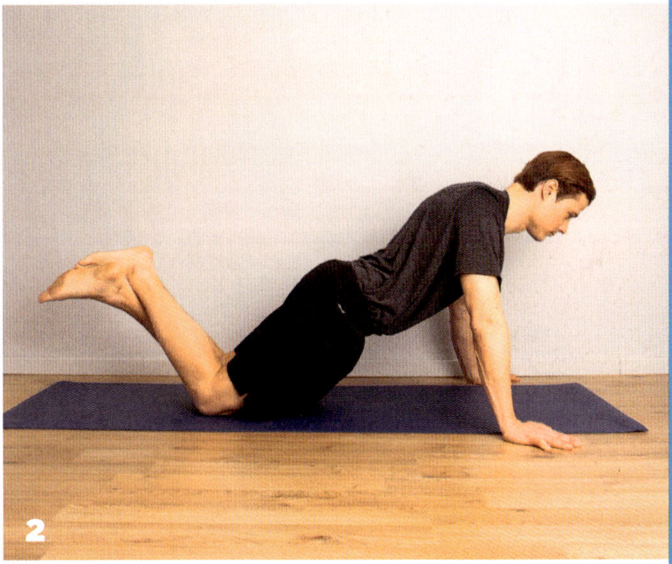

Push-up Lvl 1

1. Lege dich mit dem Bauch auf den Boden, die Beine sind angewinkelt und du liegst auf deinen Knien. Achte dennoch auf die Streckung der Hüfte, deine Knie befinden sich in einer Linie mit deiner Hüfte und den Schultern.
2. Strecke deine Arme durch und hebe deinen Körper so weiter vom Boden ab. Bei der Bewegung nach oben bleibst du unter permanenter Spannung.

Trainingsziel: Ansteuerung und Stärkung der Brustmuskulatur

Ausführung: 8–12 ×, 3 Übungssätze

Hinweis: Nutze deinen Oberkörper bei der Bewegung nicht dazu, um Schwung für die Bewegung zu holen. Kontrolliere die Bewegung zu jeder Zeit und lege deinen Oberkörper auch am unteren Umkehrpunkt nicht ab.

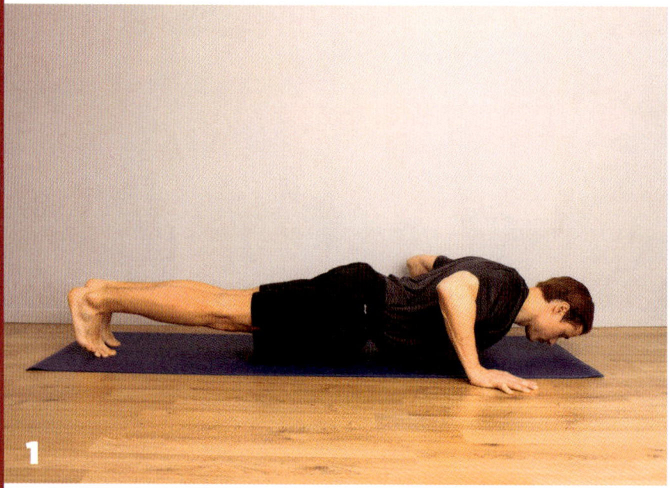
1

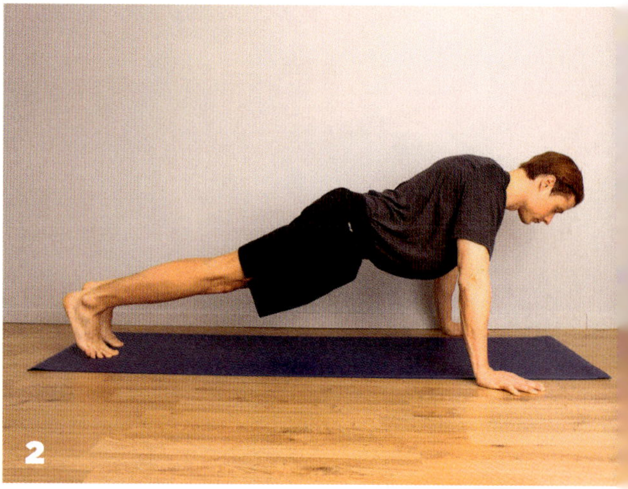
2

Push-up Lvl 2

1. Lege dich mit dem Bauch auf den Boden, die Beine sind gestreckt und die Füße zusammen. Setze deine Hände mindestens schulterbreit neben deiner Brust auf, die Ellenbogen sind angewinkelt. Drücke gegen den Boden, sodass sich dein gesamter Körper leicht vom Boden abhebt, deine Arme aber noch angewinkelt sind. Deine Schulter ist in einer Linie mit deiner Hüfte und deinem Sprunggelenk. Halte Spannung im Rumpf, sodass du nicht ins Hohlkreuz gehst.
2. Strecke deine Arme durch und hebe deinen Körper weiter vom Boden ab. Bei der Bewegung nach oben bleibst du unter permanenter Körperspannung, deine Schultern bilden nach wie vor eine Linie mit der Hüfte und den Sprunggelenken.

Trainingsziel: Ansteuerung und Stärkung der Brustmuskulatur

Ausführung: 8–12 ×, 3 Übungssätze

Hinweis: Nutze deinen Oberkörper bei der Bewegung nicht dazu, um Schwung für die Bewegung zu holen. Kontrolliere die Bewegung zu jeder Zeit und lege deinen Oberkörper auch am unteren Umkehrpunkt nicht ab.

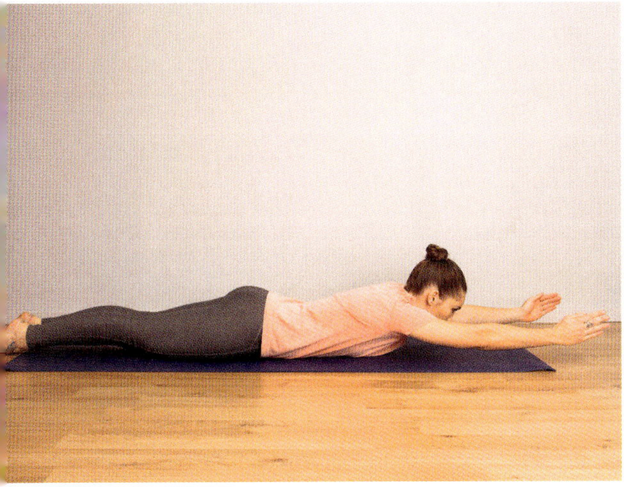

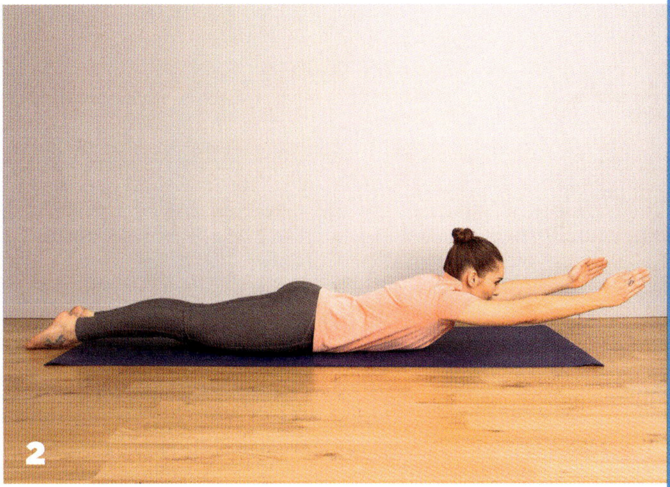
2

Schwimmer Lvl 1

1. Lege dich mit dem Bauch auf den Boden, strecke die Beine bis zu den Füßen komplett aus und bringe deine Arme ebenfalls gestreckt nach vorn. Hebe die Arme leicht vom Boden ab, dein Blick ist nach unten gerichtet. Deine Beine und Füße bleiben am Boden.
2. Hebe deinen Oberkörper so hoch, wie es für dich möglich ist, vom Boden ab. Deine Arme bleiben gestreckt nach vorn gerichtet und heben sich zusammen mit dem Oberkörper. Deine Beine und Füße bleiben am Boden. Lege deinen Oberkörper zwischen den Wiederholungen nie ganz ab.

Trainingsziel: Ansteuerung und Stärkung der unteren Rückenmuskulatur

Ausführung: 20 ×, 3 Übungssätze

Hinweis: Wenn sich beim Heben des Oberkörpers deine Füße mit vom Boden abheben, kannst du die Spannung noch nicht so gut halten. Um das Problem zu umgehen, kannst du anfangs deine Füße beispielsweise unter ein Sofa klemmen. Ansonsten fuhre die Übung immer für so viele Wiederholungen aus, wie du sie sauber (mit den Füßen am Boden) schaffst.

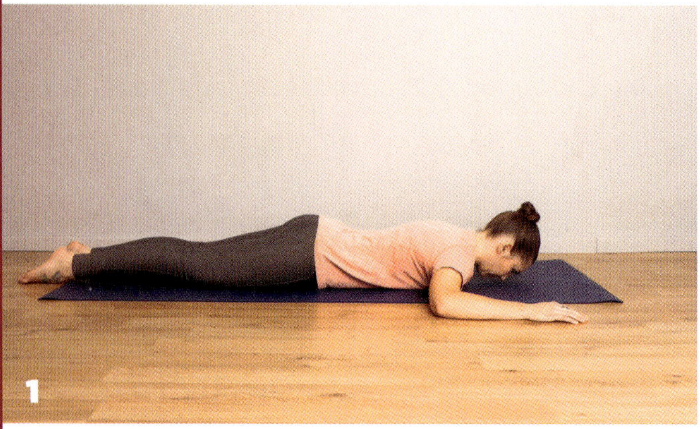

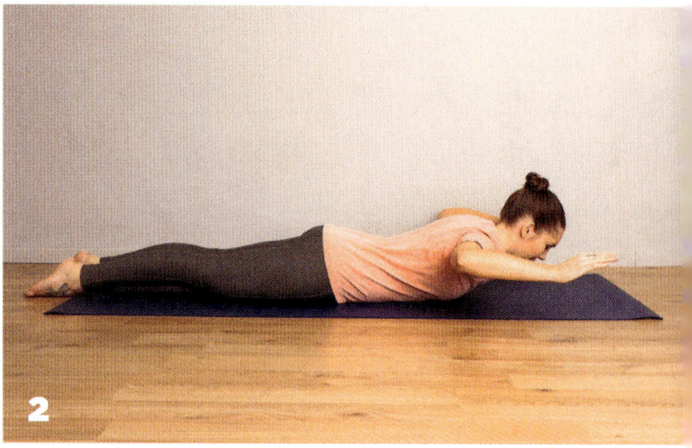

Schwimmer Lvl 2

1. Lege dich mit dem Bauch auf den Boden, strecke die Beine bis zu den Füßen komplett aus und bringe deine angewinkelten Arme neben deinen Körper. Oberkörper und Oberarm sowie Unter- und Oberarm bilden einen rechten Winkel. Deine Handflächen zeigen Richtung Boden. Hebe die Arme leicht vom Boden ab, dein Blick ist nach unten gerichtet. Deine Beine und Füße bleiben am Boden.
2. Hebe deinen Oberkörper so weit, wie es für dich möglich ist, vom Boden ab. Deine Arme bleiben in ihrer angewinkelten Position und heben sich zusammen mit dem Oberkörper. Dein Blick ist nach unten gerichtet. Deine Beine und Füße bleiben am Boden. Lege deinen Oberkörper zwischen den Wiederholungen nie ganz ab.

Trainingsziel: Ansteuerung und Stärkung der unteren Rücken- und der hinteren Schultermuskeln

Ausführung: 20×, 3 Übungssätze

Hinweis: Wenn sich beim Heben des Oberkörpers deine Füße mit vom Boden abheben, kannst du die Spannung noch nicht so gut halten. Um das Problem zu umgehen, kannst du anfangs deine Füße beispielsweise unter ein Sofa klemmen. Ansonsten führe die Übung immer für so viele Wiederholungen aus, wie du sie sauber (mit den Füßen am Boden) schaffst.

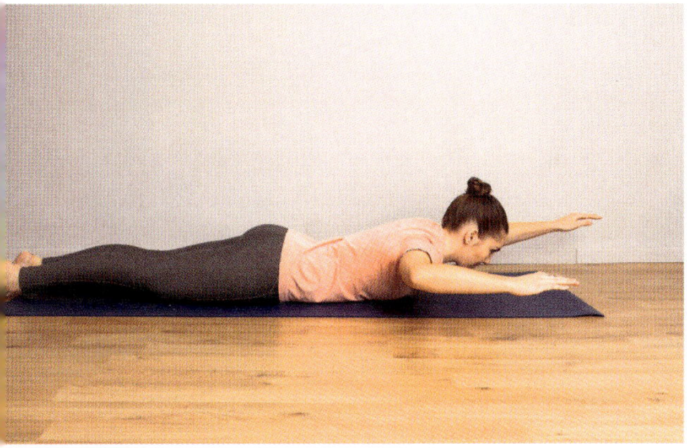

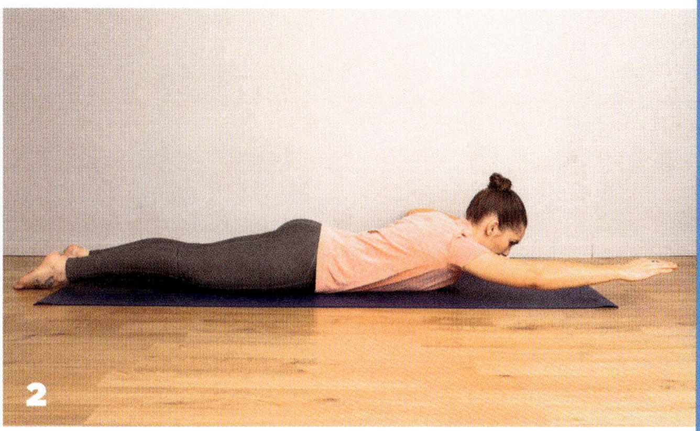

Schwimmer Lvl 3

1. Lege dich mit dem Bauch auf den Boden, strecke die Beine bis zu den Füßen komplett aus und bringe einen Arm angewinkelt neben deinen Körper, sodass Oberkörper und Oberarm sowie Unter- und Oberarm einen rechten Winkel bilden. Den anderen Arm streckst du nach vorn. Die Handflächen beider Hände zeigen Richtung Boden. Hebe beide Arme und deinen Oberkörper vom Boden ab, dein Blick ist nach unten gerichtet. Deine Beine und Füße bleiben am Boden.
2. Strecke den angewinkelten Arm und winkle den anderen Arm gleichzeitig an. Dein Blick bleibt nach unten gerichtet.

Trainingsziel: Ansteuerung und Stärkung der unteren Rücken- und der hinteren Schultermuskeln

Ausführung: 30 Wechsel der Arme, 3 Übungssätze

Hinweis: Korrigiere immer wieder deinen Oberkörper nach oben, sodass du Spannung über deine Muskulatur im unteren Rücken aufbauen musst.

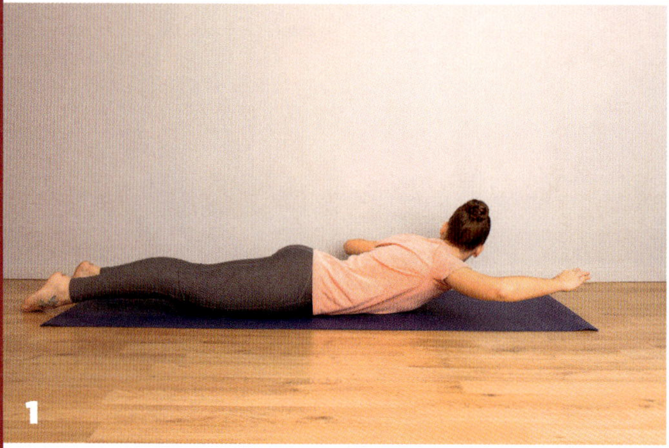
1

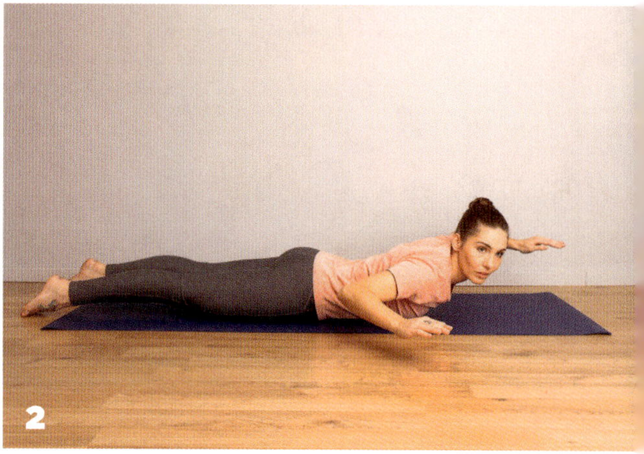
2

Schwimmer Lvl 4

1. Lege dich mit dem Bauch auf den Boden, strecke die Beine bis zu den Füßen komplett aus und bringe beide Arme angewinkelt neben deinen Körper. Oberkörper und Oberarm sowie Unter- und Oberarm bilden jeweils einen rechten Winkel. Die Handflächen beider Hände zeigen Richtung Boden. Hebe beide Arme und deinen Oberkörper vom Boden ab, dein Blick ist leicht nach vorn gerichtet, und bewege deinen Oberkörper so weit wie möglich nach links.
2. Wandere mit deinem Blick, deinem Oberkörper und deinen Armen nach rechts. Behalte währenddessen die Spannung in deinem unteren Rücken bei und bewege dich kontrolliert auf die andere Seite.

Trainingsziel: Ansteuerung der unteren Rücken- und der hinteren Schultermuskulatur und Mobilisation der Brustwirbelsäule

Ausführung: 16 Seitenwechsel des Oberkörpers (8 × nach links, 8 × nach rechts), 3 Übungssätze

Hinweis: Korrigiere immer wieder deinen Oberkörper nach oben, sodass du Spannung über deine Muskulatur im unteren Rücken aufbauen musst.

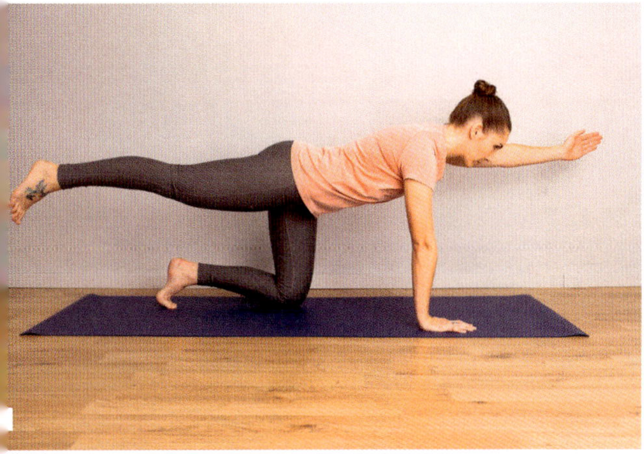

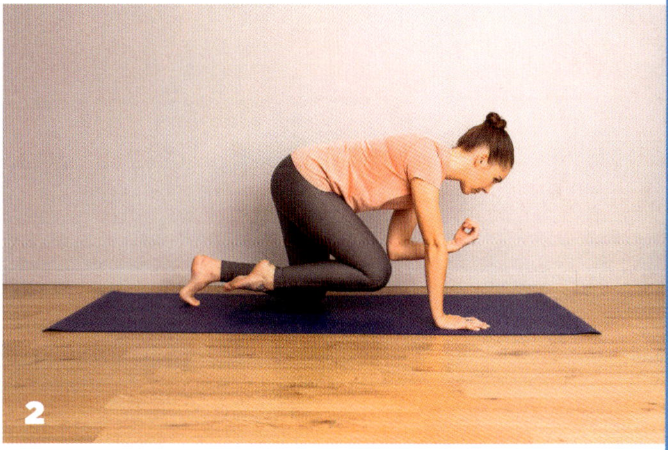
2

Diagonaler Vierfüßlerstand

1. Begib dich in einen Vierfüßlerstand. Strecke deinen linken Arm und dein rechtes Bein, sodass sie sich in einer geraden Linie mit deinem Rücken befinden. Die Innenfläche der linken Hand ist offen und zeigt zur Körpermitte. Die rechte Hand und das linke Knie bleiben am Boden. Dein Nacken ist entspannt und der Blick nach unten gerichtet.
2. Führe den Ellenbogen deines linken Arms und das Knie deines rechten Beins unter deinem Körper zusammen, sodass sie sich kurz berühren. Die Hand deines linken Arms ist im Moment der Berührung geschlossen und die Handinnenfläche zeigt nach oben.

Trainingsziel: Kräftigung der unteren Rückenmuskulatur

Ausführung: 15 × pro Seite, 3 Übungssätze

Hinweis: Halte deinen Körper während der Übung so ruhig wie möglich und versuche, nicht aus dem Gleichgewicht zu kommen. Strecke deinen Arm und dein Bein in Schritt 1 so maximal wie irgendwie möglich nach vorn beziehungsweise hinten. Halte während der gesamten Übung die Spannung im Rumpf aufrecht.

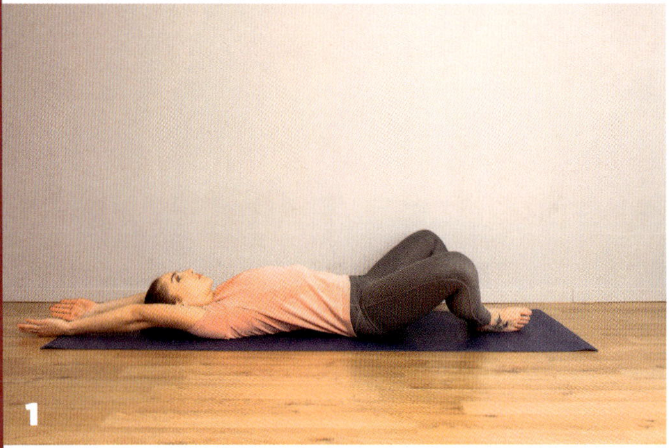
1

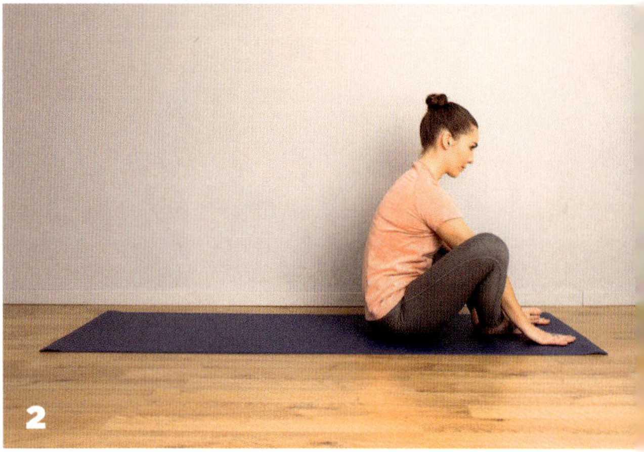
2

Diamond Sit-up Lvl 1

1. Lege dich auf den Rücken und führe deine Arme über deinem Kopf gestreckt zusammen. Winkle deine Beine an und führe die Fußsohlen zusammen, sodass sich zwischen deinen Beinen eine Raute bildet.
2. Bringe deine Hände mit etwas Schwung nach vorn und tippe den Boden vor deinen Füßen an. Deine Beine bleiben während der Bewegung möglichst ruhig.

Trainingsziel: Ansteuerung und Kräftigung der Bauchmuskulatur

Ausführung: 15–20 ×, 3 Übungssätze

Hinweis: Wenn du in die Ausgangsposition zurückgehst, achte darauf, dass du deinen Oberkörper kontrolliert ablegst. Lass ihn nicht kurz vor dem Boden einfach fallen, sondern rolle ihn kontrolliert Wirbel für Wirbel ab.

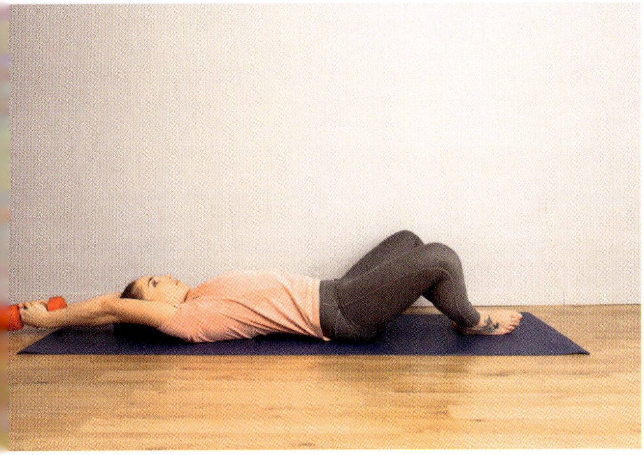

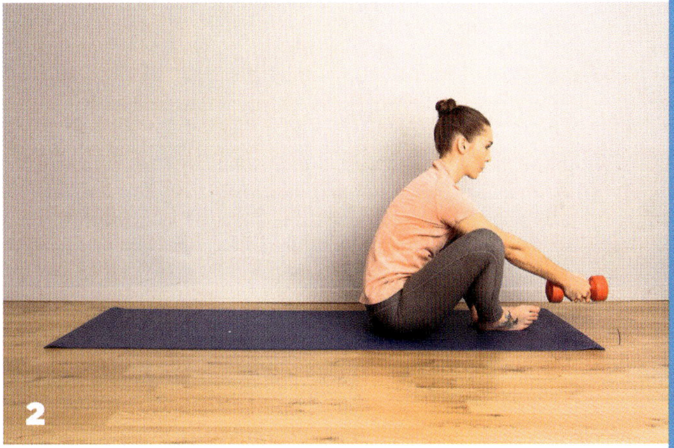

2

Diamond Sit-up Lvl 2

1. Lege dich auf den Rücken. Winkle deine Beine an und führe die Fußsohlen zusammen, sodass sich zwischen deinen Beinen eine Raute bildet. In deinen Händen hältst du ein Gewicht, beispielsweise eine Hantel oder eine volle Plastikflasche. Führe deine Arme gestreckt über dem Kopf zusammen.
2. Bringe das Gewicht mit etwas Schwung nach vorn, sodass du mit dem Gewicht den Boden vor deinen Füßen antippst. Deine Beine bleiben während der Bewegung möglichst ruhig.

Trainingsziel: Ansteuerung und Kräftigung der Bauchmuskulatur

Ausführung: 15–20 ×, 3 Übungssätze

Hinweis: Wenn du in die Ausgangsposition zurückgehst, achte darauf, dass du deinen Oberkörper kontrolliert ablegst, besonders da du ein Gewicht in den Händen hältst. Lass ihn nicht kurz vor dem Boden einfach fallen, sondern rolle ihn kontrolliert Wirbel für Wirbel ab.

Topübung für Simracing-Fahrer!

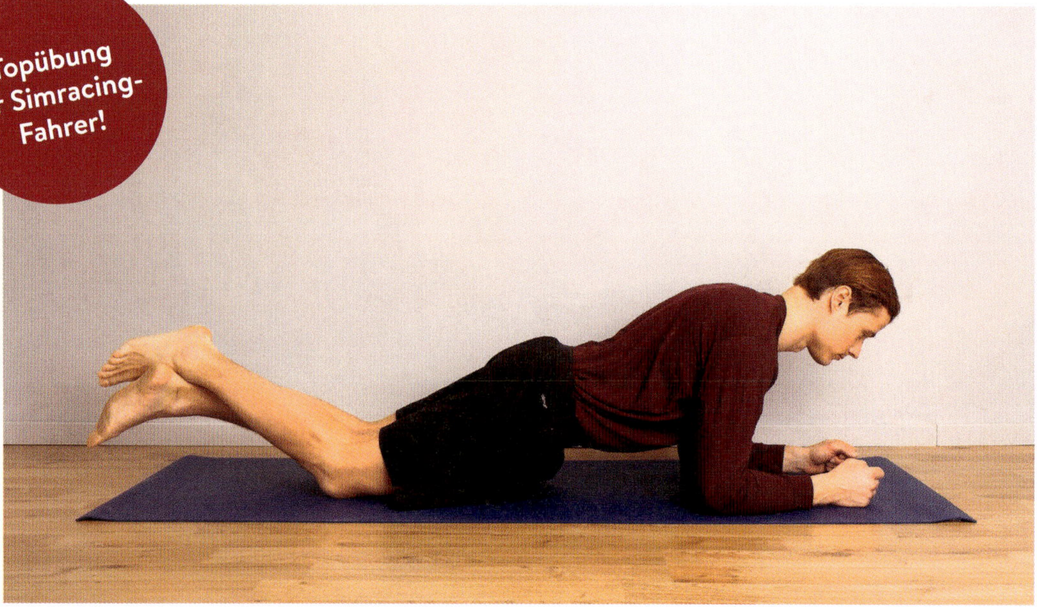

Plank Lvl 1

Lege deine Unterarme auf dem Boden ab. Platziere die Ellenbogen unterhalb der Schulter, sodass sich Ober- und Unterarm im rechten Winkel zueinander befinden. Deine Knie liegen ebenfalls auf dem Boden auf, Knie-, Hüft- und Schultergelenk bilden eine gerade Linie. Deine Knie sind nach oben angewinkelt, deine Füße befinden sich in der Luft. Dein Blick ist nach unten gerichtet. Spanne die Schulter an und halte deinen Brustkorb bewusst oben. Baue über den Rumpf Spannung im Lendenwirbelbereich auf und halte diese aufrecht.

Trainingsziel: Stabilisation des Rumpfes

Ausführung: Position 30 Sekunden halten, anschließend 30 Sekunden Pause, 3 Übungssätze. Wenn du die Intensität erhöhen willst, führe die Übung länger aus oder verkürze die Pausenzeit.

Hinweis: Atme während dieser Übung so ruhig wie möglich.

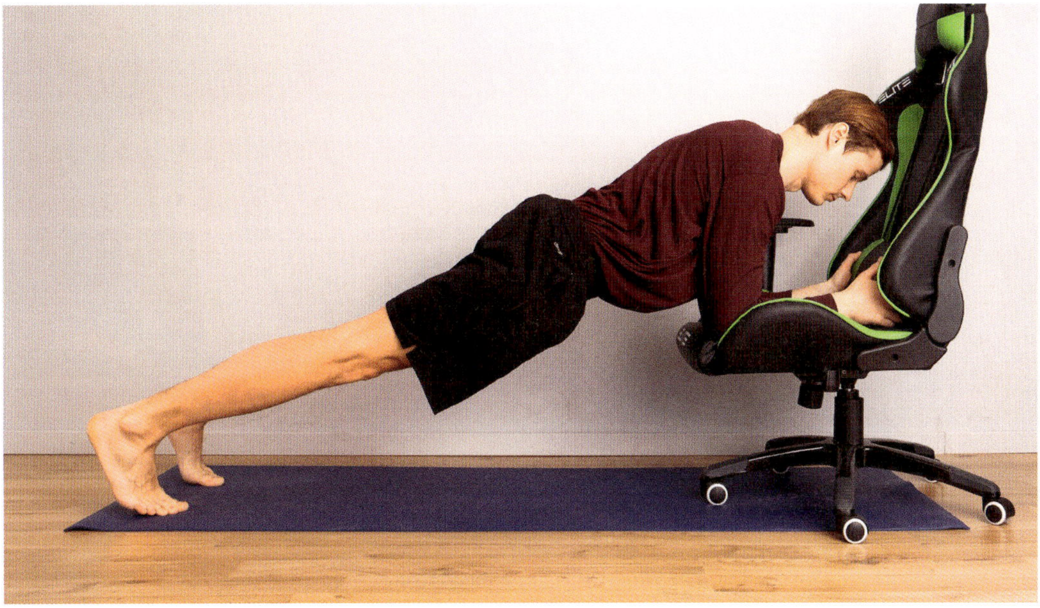

Plank Lvl 2

Lege deine Unterarme auf einer Erhöhung, beispielsweise einem Stuhl, ab. Die Ellenbogen befinden sich unterhalb der Schulter, sodass Ober- und Unterarm einen rechten Winkel bilden. Deine Füße befinden sich auf dem Boden, Sprung-, Knie-, Hüft- und Schultergelenk bilden eine gerade Linie. Dein Blick ist nach unten gerichtet. Spanne die Schulter an und halte deinen Brustkorb bewusst oben. Baue über den Rumpf Spannung im Lendenwirbelbereich auf und halte diese aufrecht.

Trainingsziel: Stabilisation des Rumpfes

Ausführung: Position 30 Sekunden halten, anschließend 30 Sekunden Pause, 3 Übungssätze. Wenn du die Intensität erhöhen willst, führe die Übung länger aus oder verkürze die Pausenzeit.

Hinweis: Atme während dieser Übung so ruhig wie möglich.

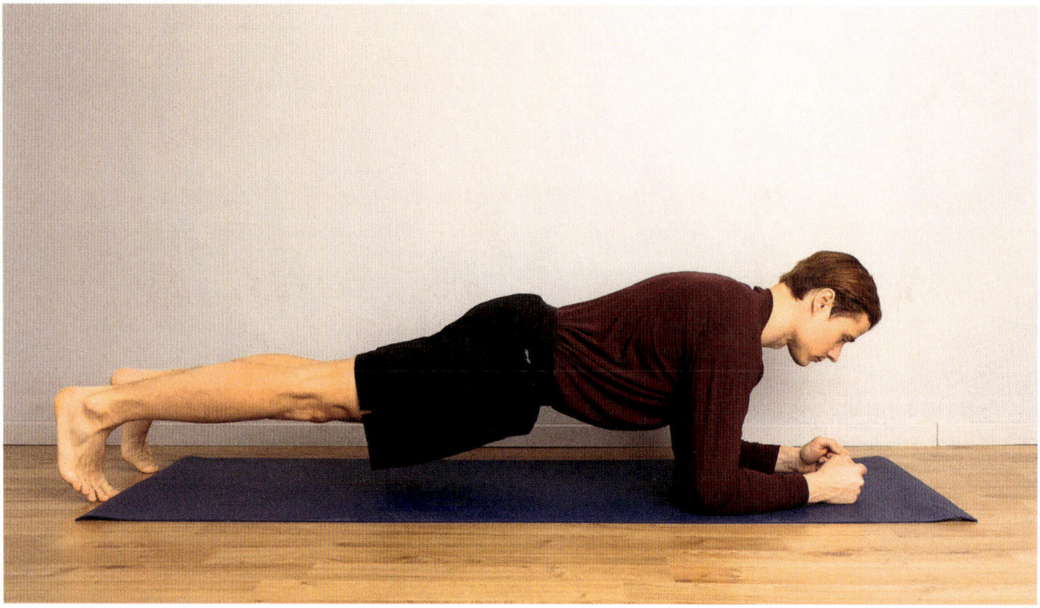

Plank Lvl 3

Lege deine Unterarme auf dem Boden ab. Die Ellenbogen befinden sich unterhalb der Schulter, sodass Ober- und Unterarm einen rechten Winkel bilden. Deine Füße befinden sich ebenfalls auf dem Boden, Sprung-, Knie-, Hüft- und Schultergelenk bilden eine gerade Linie. Dein Blick ist nach unten gerichtet. Spanne die Schulter an und halte deinen Brustkorb bewusst oben. Baue über den Rumpf Spannung im Lendenwirbelbereich auf und halte diese aufrecht.

Trainingsziel: Stabilisation des Rumpfes

Ausführung: Position 30 Sekunden halten, anschließend 30 Sekunden Pause, 3 Übungssätze. Wenn du die Intensität erhöhen willst, führe die Übung länger aus oder verkürze die Pausenzeit.

Hinweis: Atme während dieser Übung so ruhig wie möglich.

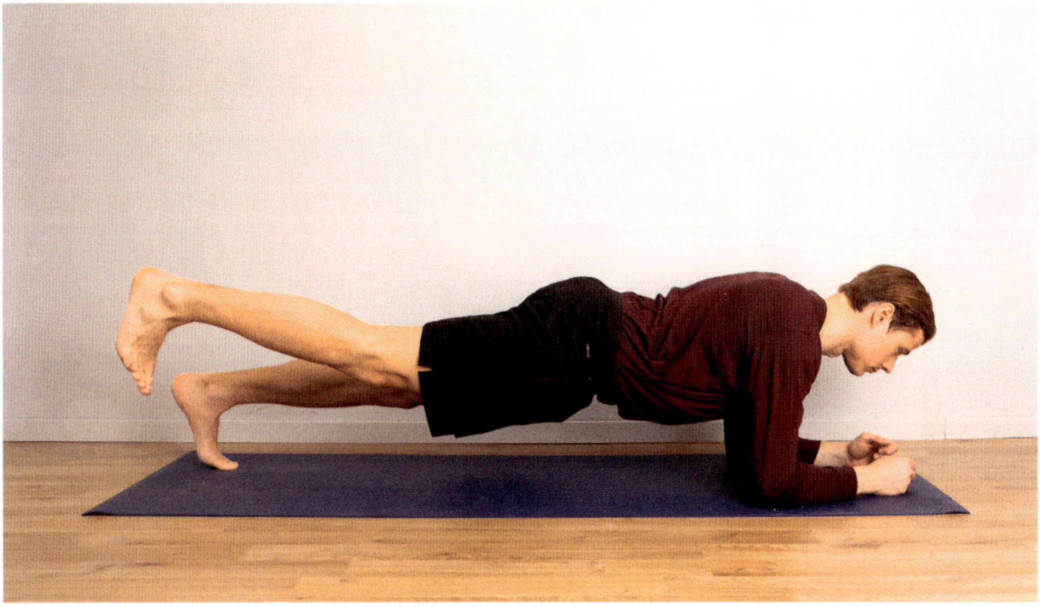

Plank Lvl 4

Lege deine Unterarme auf dem Boden ab. Die Ellenbogen befinden sich unterhalb der Schulter, sodass Ober- und Unterarm einen rechten Winkel bilden. Dein linker Fuß befindet sich ebenfalls auf dem Boden, Sprung-, Knie-, Hüft- und Schultergelenk bilden eine gerade Linie. Dein rechtes Bein ist gestreckt vom Boden abgehoben. Dein Blick ist nach unten gerichtet. Spanne die Schulter an und halte deinen Brustkorb bewusst oben. Baue über den Rumpf Spannung im Lendenwirbelbereich auf und halte diese aufrecht.

Trainingsziel: Stabilisation des Rumpfes

Ausführung: Position 30 Sekunden halten, anschließend 30 Sekunden Pause, dann Seite wechseln, 3 Übungssätze

Hinweis: Atme während dieser Übung so ruhig wie möglich. Achte darauf, dass dein Becken gerade bleibt und nicht zur Seite kippt.

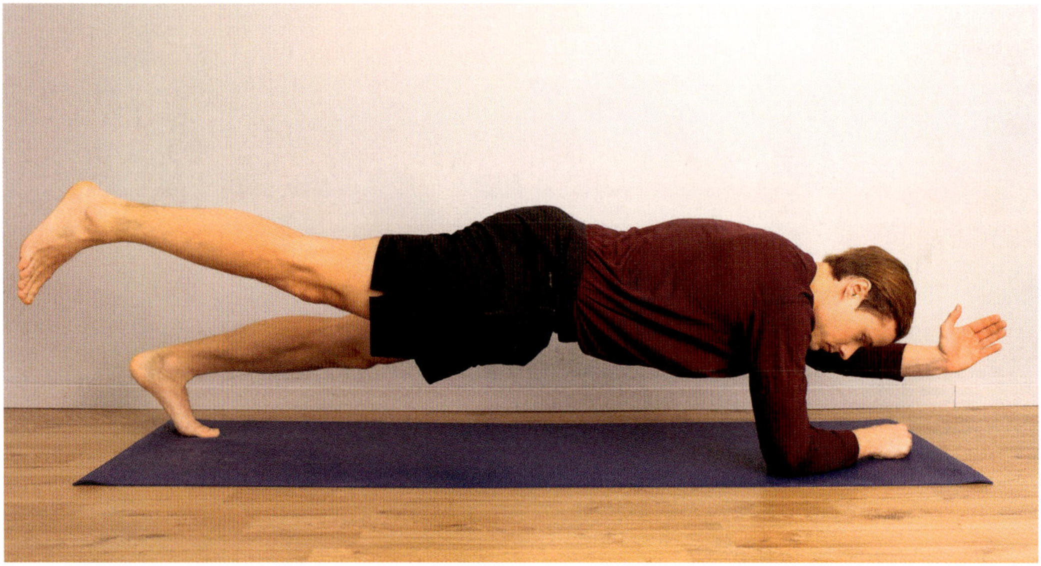

Plank Lvl 5

Lege deinen rechten Unterarm auf dem Boden ab. Der rechte Ellenbogen befindet sich unterhalb der Schulter, sodass Ober- und Unterarm einen rechten Winkel bilden. Der linke Arm ist möglichst gestreckt nach vorn geführt. Dein linker Fuß befindet sich auf dem Boden, Sprung-, Knie-, Hüft- und Schultergelenk bilden eine gerade Linie. Dein rechtes Bein ist gestreckt vom Boden abgehoben. Dein Blick ist nach unten gerichtet. Spanne die Schulter an und halte deinen Brustkorb bewusst oben. Baue über den Rumpf Spannung im Lendenwirbelbereich auf und halte diese aufrecht.

Trainingsziel: Stabilisation des Rumpfes

Ausführung: Position 30 Sekunden halten, anschließend 30 Sekunden Pause, dann Seite wechseln, 3 Übungssätze

Hinweis: Atme während dieser Übung so ruhig wie möglich. Achte darauf, dass dein Becken gerade bleibt und nicht zur Seite kippt.

AUGENTRAINING

Auch deine Augen brauchen mal Ruhe, besonders da deine Augen im E-Sport und Gaming sehr stark gefordert sind. Mit den folgenden Übungen kannst du deinen Augen zu einer Pause verhelfen und die Regeneration verbessern.

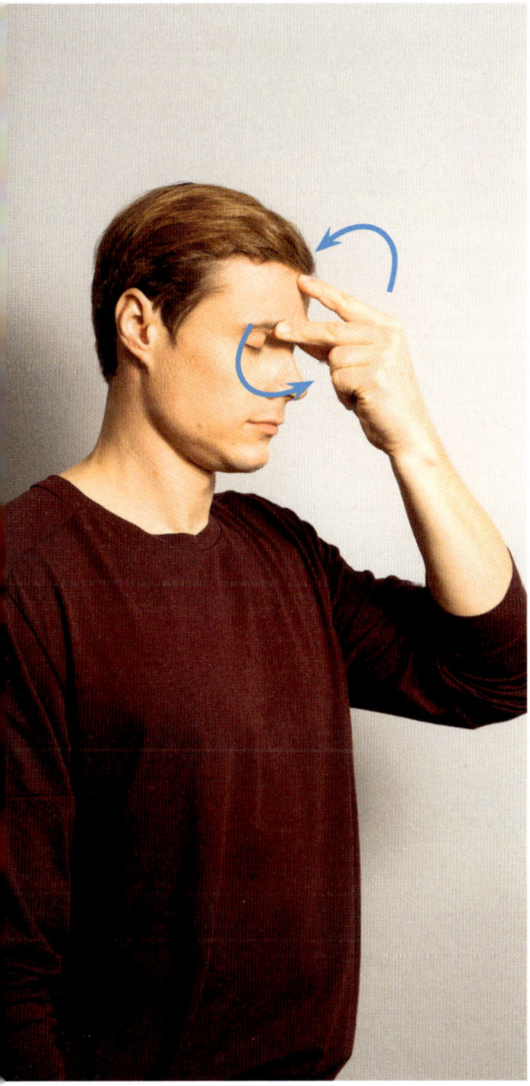

Augenmassage Lvl 1

Platziere Daumen und Mittelfinger der linken Hand an der Innenseite deiner oberen knöchernen Augenhöhle. Das ist der Bereich links beziehungsweise rechts neben deiner Nasenwurzel. Schließe die Augen, übe leichten Druck auf die Stellen aus und bewege deine Hand in einer kleinen Kreisbewegung im Uhrzeigersinn.

Trainingsziel: Regeneration der äußeren Augenmuskulatur

Ausführung: 10 Kreisbewegungen, 30 Sekunden Pause, mit der anderen Hand gegen den Uhrzeigersinn wiederholen, 3 Übungssätze

Hinweis: Der Bereich der Augen ist äußerst empfindlich, arbeite mit einer gewissen Vorsicht. Bei manchen Personen ist dieser Bereich besonders stark verspannt und daher noch empfindlicher. Atme während dieser Übung so ruhig wie möglich und versuche, dich dabei zu entspannen.

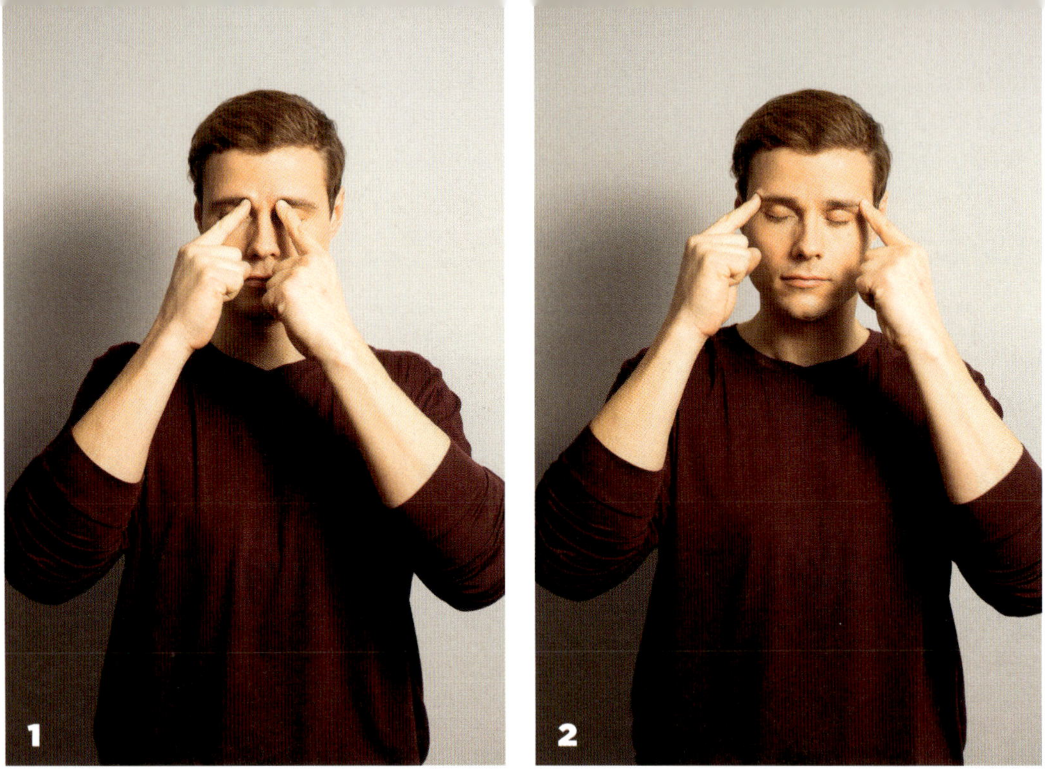

Augenmassage Lvl 2

1. Platziere deine beiden Zeigefinger an der Innenseite deiner oberen knöchernen Augenhöhle. Schließe die Augen, übe leichten Druck auf die Stellen aus und bewege deine Hände in einer kleinen Kreisbewegung. Der linke Finger dreht gegen den Uhrzeigersinn, der rechte im Uhrzeigersinn.
2. Wandere entlang deiner knöchernen Augenhöhle, auf der Augenbraue beziehungsweise knapp darunter, nach außen in Richtung Schläfen. Führe währenddessen weiterhin kleine Kreisbewegungen mit deinen Fingern aus und übe leichten Druck mit ihnen aus.

Trainingsziel: Regeneration der äußeren Augenmuskulatur

Ausführung: 5 ×, mindestens 10 Sekunden pro Bewegung

Hinweis: Der Bereich der Augen ist äußerst empfindlich, arbeite mit einer gewissen Vorsicht. Bei manchen Personen ist dieser Bereich besonders stark verspannt und daher noch empfindlicher. Atme während dieser Übung so ruhig wie möglich und versuche, dich dabei zu entspannen.

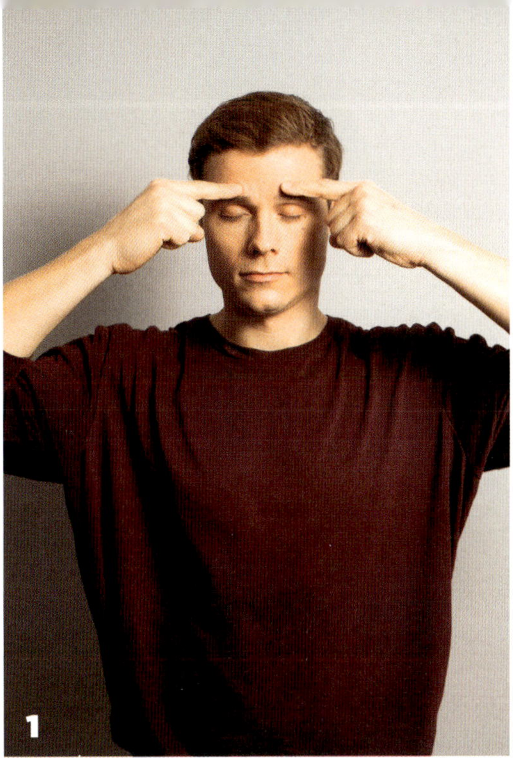

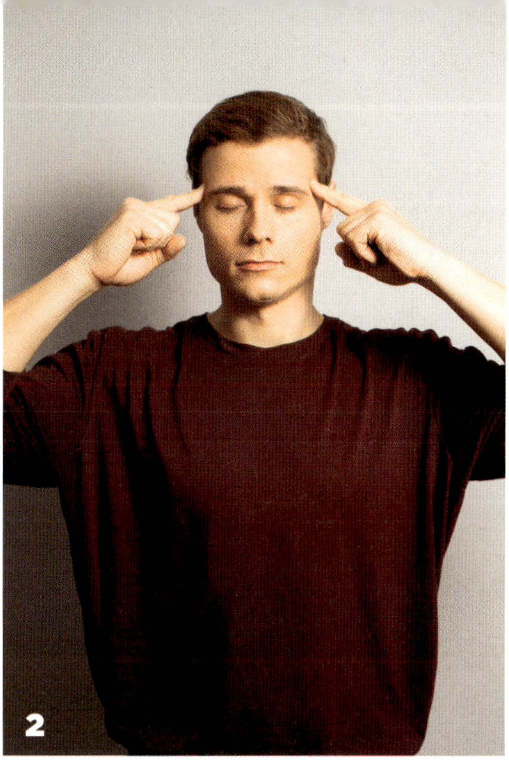

Augenmassage Lvl 3

1. Platziere deine beiden Zeigefinger oberhalb deiner Augenbrauen mit einem Abstand von wenigen Zentimetern zueinander. Schließe die Augen, übe leichten Druck auf die Stellen aus und bewege deine Hände in einer kleinen Kreisbewegung. Der linke Finger dreht gegen den Uhrzeigersinn, der rechte im Uhrzeigersinn.
2. Wandere oberhalb deiner Augenbrauen nach außen in Richtung deiner Schläfen. Führe währenddessen weiterhin kleine Kreisbewegungen mit deinen Fingern aus und übe leichten Druck mit ihnen aus.

Trainingsziel: Regeneration der äußeren Augenmuskulatur

Ausführung: 5 ×, mindestens 10 Sekunden pro Bewegung

Hinweis: Der Bereich der Augen ist äußerst empfindlich, arbeite mit einer gewissen Vorsicht. Bei manchen Personen ist dieser Bereich besonders stark verspannt und daher noch empfindlicher. Atme während dieser Übung so ruhig wie möglich und versuche, dich dabei zu entspannen.

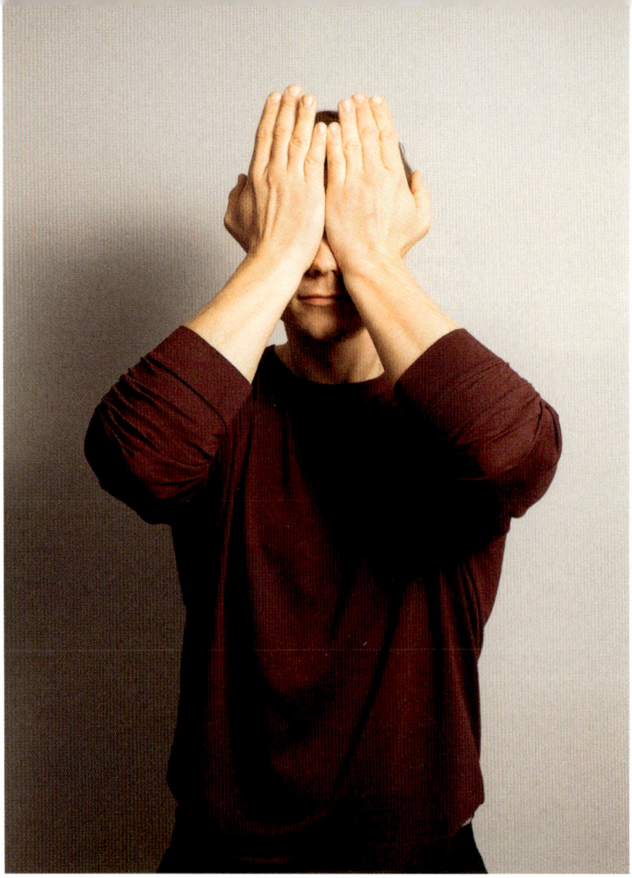

Dead Eye

Lege deine beiden Handinnenflächen über deine Augen, ohne dass du die Augen berührst. Öffne die Augen, es sollte keinen Kontakt zwischen Augapfel und Hand geben. Versuche, alle restlichen Lichtquellen abzudecken, um es komplett schwarz werden zu lassen. Lass es gefühlt noch dunkler werden, sodass du letztlich keinen Lichteinfall mehr siehst.

Trainingsziel: Entspannung des visuellen Systems

Ausführung: Mindestens 60 Sekunden, gerne auch länger

Hinweis: Versuche, deine Augen komplett ruhig zu halten und nur Blinzeln als Bewegung zuzulassen. Diese Übung bietet sich besonders nach langen Game-Sessions an.

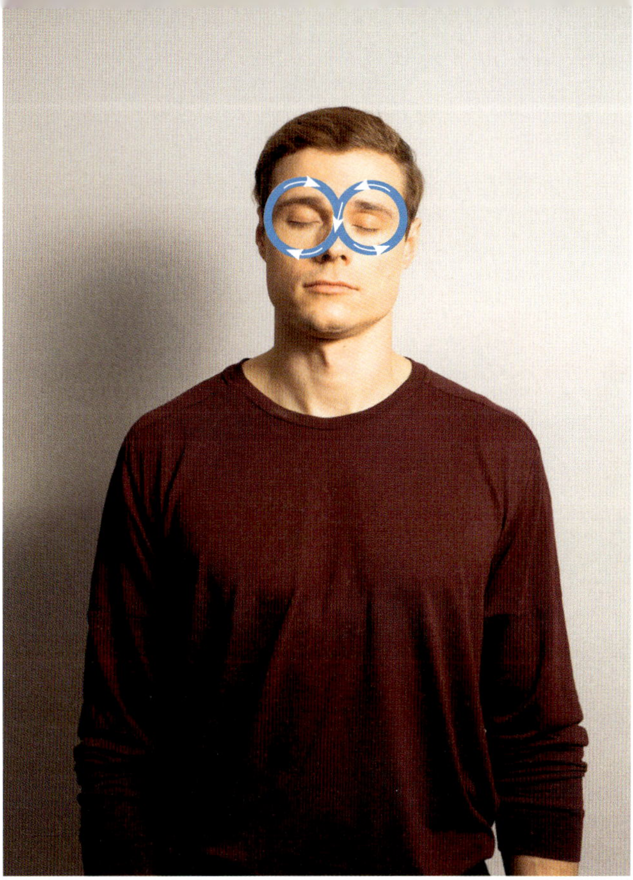

Liegende Acht

Schließe deine Augen und entspanne dich. Fahre mit den geschlossenen Augen in großen Kreisen eine liegende Acht ab. Es geht nicht um Geschwindigkeit, nimm dir Zeit und kontrolliere auch diese Bewegung vollends. Die Augenlider bleiben die ganze Zeit geschlossen. Am Anfang ist die Bewegung noch etwas unrund, das wird mit der Zeit besser.

Trainingsziel: Entspannung des visuellen Systems

Ausführung: 10 × in die eine Richtung, kurze Pause, dann 10 × in die andere Richtung, 3 Übungssätze

Hinweis: Führe die Übung am besten im Stehen aus und atme ruhig.

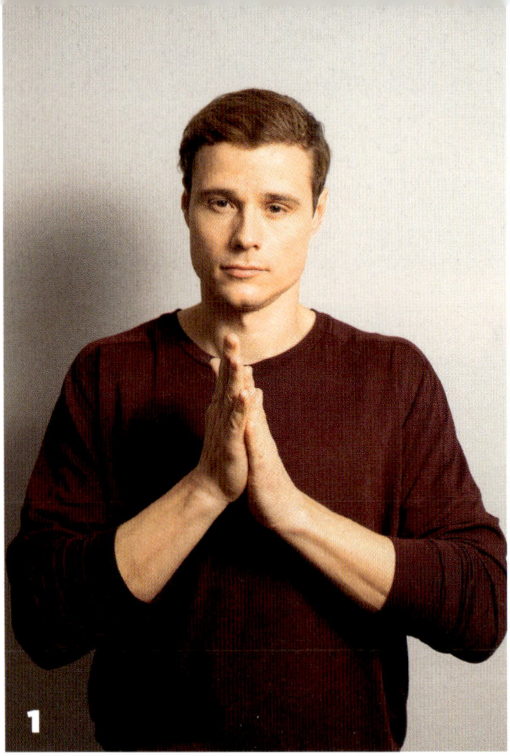

1

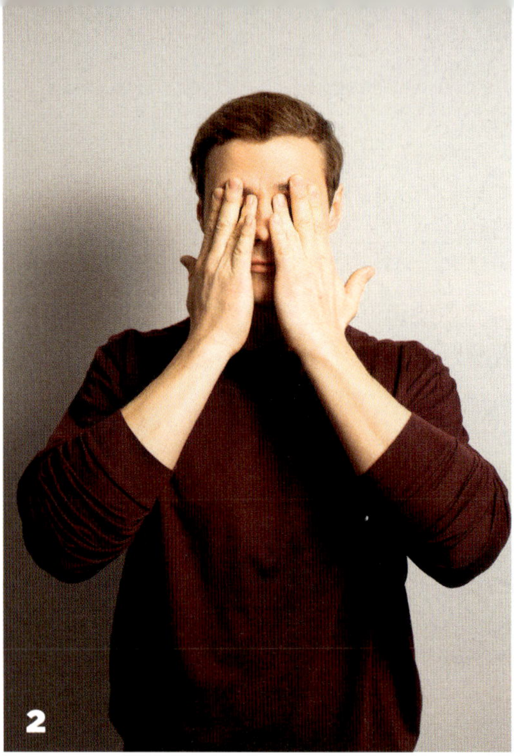

2

Hot Face Palm

1. Reibe deine Hände für einige Sekunden schnell aneinander, sodass sich die Finger- und Handinnenflächen warm anfühlen.
2. Schließe die Augen und lege die aufgewärmten Finger auf die geschlossenen Augenlider. Spüre die Wärme und entspanne dich dabei. Übe nur wenig Druck aus. Nimm am Ende die Finger langsam von den Augenlidern und öffne auch die Augen nicht hastig, sondern lass dir dabei Zeit.

Trainingsziel: Entspannung des visuellen Systems

Ausführung: Finger 20 Sekunden aufgelegt lassen, 10 ×

Hinweis: Der Bereich der Augen ist äußerst empfindlich, arbeite mit einer gewissen Vorsicht. Atme während dieser Übung so ruhig wie möglich und versuche, dich dabei zu entspannen.

STRETCHING UND MOBILISATION

Dehnen hilft dir zum einen, Disbalancen zu beseitigen, und fördert zum anderen deine Nervenleitgeschwindigkeit. Eine gute Mobilisation bringt deinen gesamten Körper ordentlich in Bewegung und kann auch als Aufwärmroutine genutzt werden. Beim Dehnen ist es sehr wichtig, ruhig und kontrolliert weiterzuatmen. Zudem solltest du nicht in einen extremen Schmerz dehnen. Stell dir eine Skala von 1 bis 10 vor, wobei 1 »gar kein Schmerz« und 10 »nicht aushaltbarer Schmerz« ist. Beim Dehnen solltest du dich auf einem Level von 6 bis 7 befinden.

STATISCH VERSUS DYNAMISCH

Dehnen wird im Sport seit Jahren sehr kontrovers diskutiert und es gibt keine wissenschaftliche Einigung darüber, welche die beste Dehnmethode ist. Was jedoch gezeigt werden konnte, ist, dass sich statisches Dehnen negativ auf Schnelligkeitsleistungen auswirkt. Statisch bedeutet in diesem Zusammenhang, dass lange in der gleichen Position verharrt wird und so eine Verbesserung der Beweglichkeit erzielt werden soll. Beim dynamischen Dehnen hingegen wird mit leicht federnden Bewegungen versucht, die Beweglichkeit zu verbessern. Da du als E-Sportler deine Beweglichkeit nur verbessern musst, wenn du Disbalancen hast, spielt es für dich keine Rolle, welche Dehnmethode du verwendest. Wähle die Methode, die für dich angenehmer ist. Jedoch solltest du vor wichtigen Spielen deine Unterarme nicht statisch dehnen, da sich das wie erwähnt negativ auf die Schnelligkeit auswirken kann – und dass deine Finger langsam werden, ist genau das, was du vermeiden möchtest.

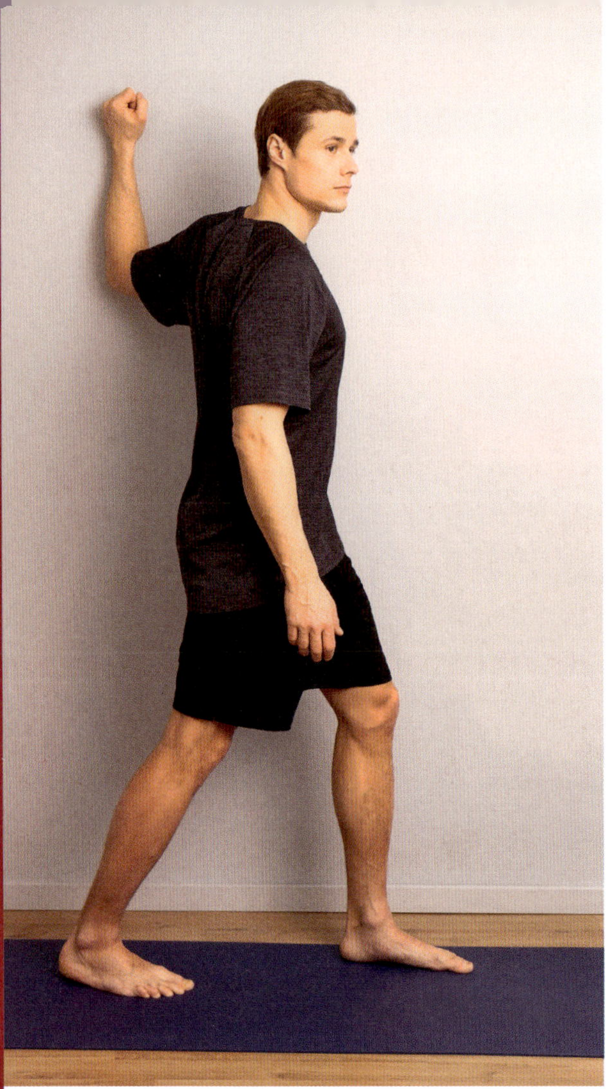

Dehnen der Brust

Stelle dich neben eine Wand und lege deinen linken Unterarm dagegen. Deine Hand zeigt nach oben, dein Oberarm befindet sich auf Schulterhöhe und bildet mit dem Unterarm einen rechten Winkel. Du bist in Schrittstellung, dein linkes Bein ist weiter vorn als das rechte. Drehe deinen Oberkörper von der Wand weg, während du mit dem Unterarm weiterhin Kontakt zur Wand hältst. Auch dein Oberarm sollte in der Nähe der Wand bleiben, damit du einen Zug in der linken Brust verspürst. Drehe so weit auf, bis du einen ordentlichen Zug spürst, bleibe aber in der Hüfte stabil.

Trainingsziel: Andehnen der Brustmuskulatur

Ausführung: 20 Sekunden halten pro Seite, 3 Übungssätze

Hinweis: Diese Übung kannst du auch am Boden ausführen. Wenn du deinen Arm ausstreckst und nicht anwinkelst, dehnst du zudem deinen Oberarmbeuger.

Dehnen der Hüfte

Stelle dich vor einen Tisch oder eine andere Erhöhung, die mindestens hüfthoch ist. Achte darauf, dass die Erhöhung stabil genug ist und nicht unter dir nachgeben kann. Steige mit dem linken Fuß auf die Erhöhung, der rechte Fuß bleibt auf dem Boden und das Bein gestreckt. Schiebe deine Hüfte in Richtung der Erhöhung, bis du in deiner rechten Leiste einen Zug spürst. Achte darauf, bewusst locker zu lassen, und gehe wirklich weit in die Dehnung. Die Hände kannst du in die Hüfte stützen, um zu kontrollieren, dass dein Becken nicht wegkippt.

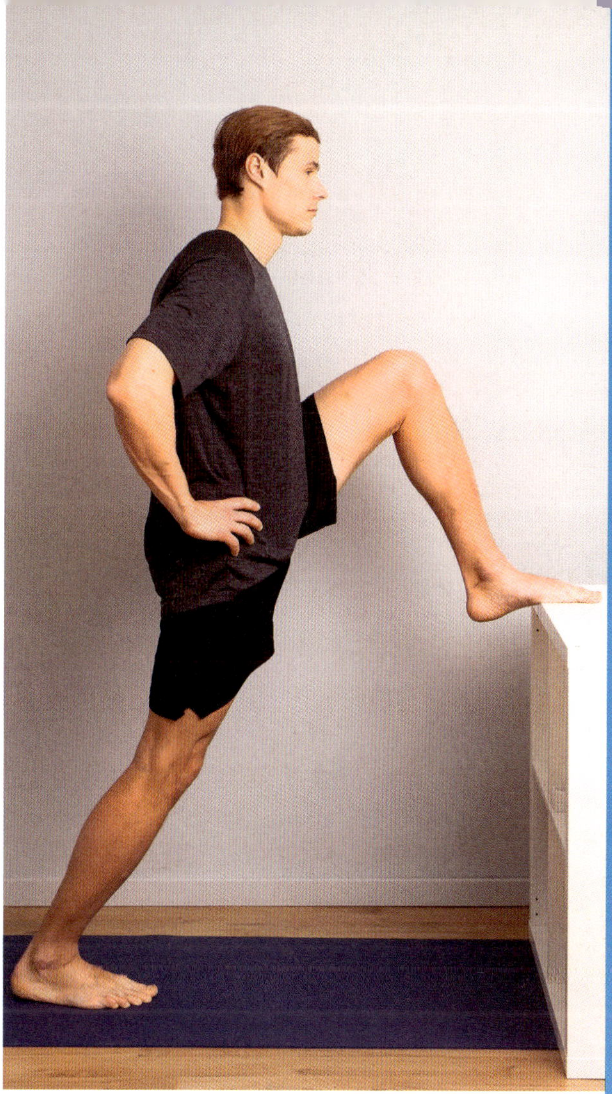

Trainingsziel: Andehnen der Hüftbeugemuskulatur

Ausführung: 20 Sekunden halten pro Seite, 3 Übungssätze

Hinweis: Dein hinterer Fuß sollte nach vorn schauen. Wenn dir das nicht gelingt, kann er auch leicht nach außen gedreht sein, versuche aber, das immer weiter zu verbessern.

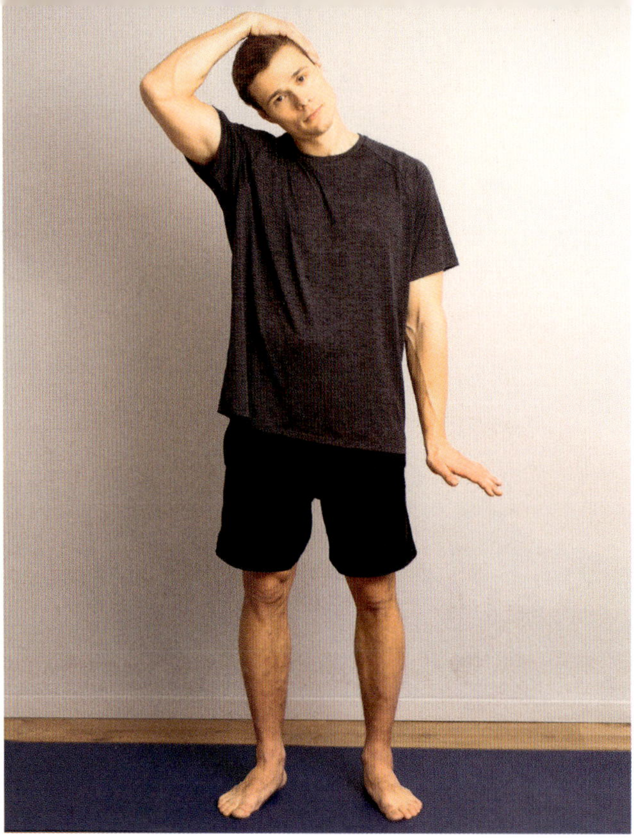

Dehnen des Nackens

Stelle dich hüftbreit hin und fasse mit deiner rechten Hand über deinen Kopf auf die linke Seite an dein Ohr. Ziehe deinen Kopf nach rechts, schaue dabei aber weiterhin geradeaus. Die Handfläche der linken Hand ist parallel zum Boden und schiebt nach unten, um den Zug, den du im Nacken spüren solltest, zu verstärken.

Trainingsziel: Andehnen der Nackenmuskulatur

Ausführung: 20 Sekunden halten pro Seite, 3 Übungssätze

Hinweis: Bleibe die ganze Zeit im Körper aufrecht. Neige dich nicht auf die Seite, auf die du den Kopf ziehst.

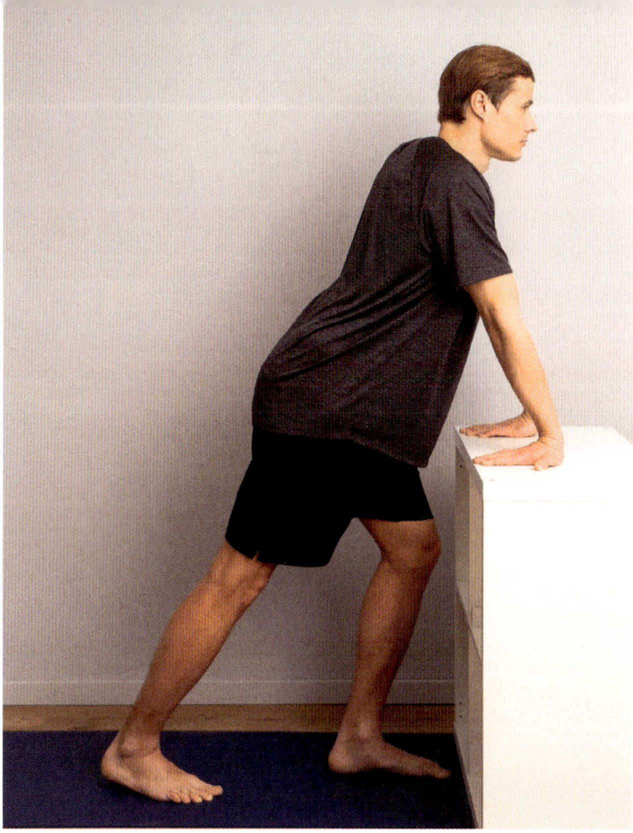

Dehnen des Vorderarms Lvl 1

Stelle dich in Schrittstellung vor einen Tisch und stütze dich mit den Handinnenflächen darauf, die Finger zeigen in Richtung Körpermitte. Verlagere nun möglichst zentral das Gewicht auf deine Hände. Wenn das gut funktioniert, bewege dich mit dem Oberkörper nach hinten, die Handflächen halten aber die ganze Zeit über Kontakt mit der Auflagefläche. Bewege dich so weit nach hinten, bis du den gewünschten Zug in den Unterarmen spürst.

Trainingsziel: Andehnen der Fingermuskulatur

Ausführung: 20 Sekunden halten, 3 Übungssätze

Hinweis: Wenn du in der Unterarmmuskulatur stark »verkürzt« bist, kann es sein, dass dir die Übung anfangs etwas schwerfällt. Bringe dann die Hände etwas näher an dich heran und vergrößere den Winkel zwischen Handrücken und Unterarm. Wenn du im linken und rechten Arm einen unterschiedlichen Zug spürst, kannst du die Hände auch leicht versetzt auflegen – eine Hand näher beim Körper, die andere weiter weg. So kannst du den gleichen Zug im linken und rechten Unterarm aufbauen.

Dehnen des Vorderarms Lvl 2

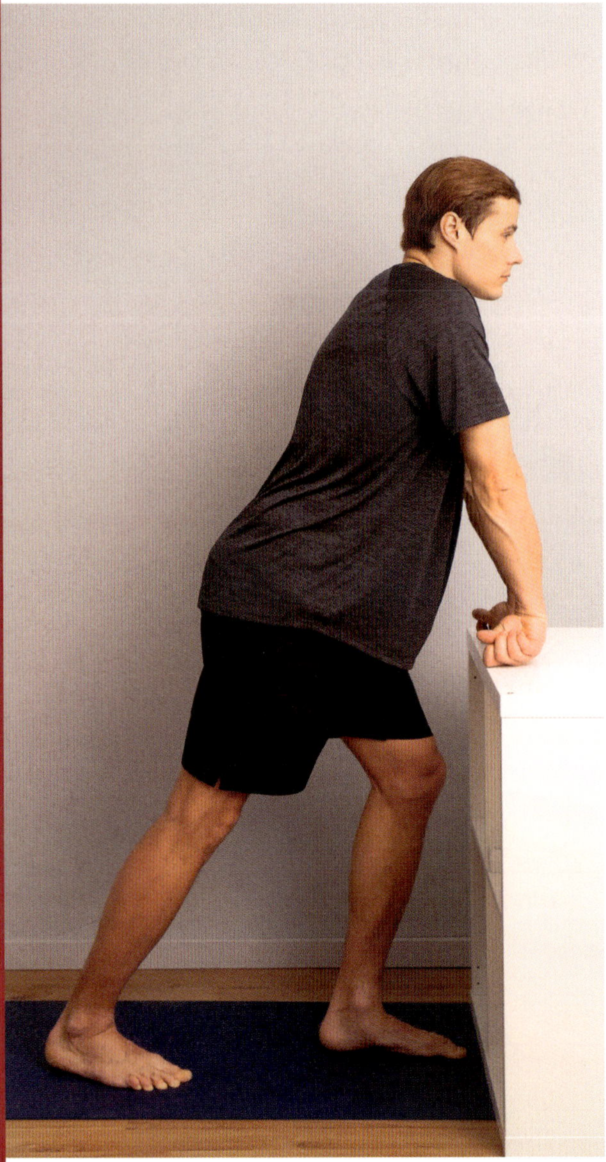

Stelle dich in Schrittstellung vor einen Tisch, balle die Hände zu Fäusten und stütze dich mit den Handrücken auf dem Tisch auf, die Finger zeigen nach außen. Verlagere vorsichtig und möglichst zentral das Gewicht auf deine Handrücken. Wenn das gut funktioniert, wandere mit deinen Händen näher zusammen, die Handrücken halten aber permanent Kontakt mit der Auflagefläche. Bewege die Hände so weit zusammen, bis du den gewünschten Zug in den Unterarmen spürst.

Trainingsziel: Andehnen der Fingermuskulatur

Ausführung: 20 Sekunden halten, 3 Übungssätze

Hinweis: Fange bei dieser Übung langsam an, da es am Anfang etwas befremdlich sein kann, auf die Handrücken Gewicht zu geben. Nimm am Anfang lieber etwas Gewicht weg und steigere dich langsam, bis du dein ganzes Körpergewicht auf die Handrücken gibst.

Mobility Flow

1. Setze dich auf den Boden, stelle die Beine auf und stütze dich mit den Armen hinter dem Rücken ab. Der Abstand der Handflächen sollte in etwa schulterbreit sein. Die Finger zeigen nach außen. Bringe bewusst Gewicht auf die Handflächen.
2. Kippe die Knie abwechselnd nach links und rechts. Wiederhole die Bewegung dreimal. Achte darauf, dass das Gewicht immer auf beide Hände verteilt ist.
3. Lege deine angewinkelten Beine zur linken Seite auf dem Boden ab und löse dabei deine rechte Hand. Die linke Hand stützt nach wie vor.
4. Schiebe das Becken so weit wie möglich nach vorn oben. Versuche, das Becken so weit nach vorn zu drücken, dass vom Knie bis zur Schulter eine gerade Linie entsteht. Strecke deinen rechten Arm nach oben. Er dient dir als Verlängerung und sollte die gerade Linie fortsetzen. Stütze dich bewusst auf deiner linken Hand ab. Halte die gestreckte Position für zwei Sekunden. Bringe das Gesäß wieder auf den Boden und wiederhole die Bewegung noch zweimal. Wechsle dann die Seite und führe die dreimal aus. Hier stützt die rechte Hand und die linke wird gestreckt.
5. Drehe deinen Oberkörper nach links und drücke dich mit beiden Händen hoch, sodass das linke Bein im rechten Winkel aufgestellt ist und du mit dem rechten auf dem Boden kniest. Kreise deine Arme rückwärts. Achte dabei darauf, dass du die Kreise möglichst groß und raumgreifend durchführst. Führe deine Arme maximal weit nach vorn, oben und zurück.
6. Wenn du deine Arme nach hinten führst, öffne bewusst die Brust. Schiebe sie nach vorn, während du deine Arme nach hinten unten führst. Wiederhole die Kreisbewegung dreimal, wechsle dann die Seite und führe die Übung noch dreimal durch. Hier ist dein rechtes Bein aufgestellt.
7. Setze dich auf deine Fersen und führe deine Arme seitlich gestreckt hoch. Sobald die Arme auf Schulterhöhe sind, halte kurz inne.
8. Schiebe dich abwechselnd nach links und rechts, indem du allein deine Brustwirbelsäule bewegst. Achte darauf, dass die Bewegung nur aus der Brustwirbelsäule angesteuert wird, dein Gesäß bleibt in der Mitte. Wiederhole die Bewegung dreimal.

VARIANTE FÜR SCHRITT 9

Wenn du die Übung schon ein paarmal durchgeführt hast, kannst du dein Becken dabei strecken, sodass sich dein Gesäß in der Luft und nicht auf den Fersen befindet. Achte hierbei darauf, dass du immer eine gerade Linie von den Knien bis zu den Schultern bildest.

9. Führe die Arme weiter hoch, bis sie ganz gestreckt sind, und lege sie dann hinter den Rücken. Überkreuze deine Hände, sodass die rechte Handfläche das linke Schulterblatt und die linke Handfläche das rechte Schulterblatt berührt. Schiebe dabei die Brust leicht nach vorn. Es ist wichtig, dass dein Oberkörper gerade ist und du keinen Rundrücken machst.
10. Hebe das Gesäß ab und lege deine Arme gestreckt auf die Matte. Drücke die Brustwirbelsäule leicht in Richtung Boden und dann wieder nach oben. Wiederhole die Bewegung dreimal.
11. Gehe in den Vierfüßlerstand. Stelle die Zehen auf, bringe Gewicht auf deine Handflächen, die Finger schauen nach vorn und die Handflächen sind unter deinen Schultern.
12. Leite nun ein Hüftkreisen ein. Hebe dafür dein rechtes Bein und führe es zuerst nach hinten, dann zur Seite und wieder zurück in die Ausgangsposition. Wiederhole die Bewegung mit beiden Beinen jeweils dreimal. Achte darauf, dass du die Kreisbewegungen vollständig ausführst und den gesamten Bewegungsradius deines Hüftgelenks ausnutzt.
13. Bringe den Kopf zwischen deine Hände und verlagere dein Gewicht auf den Kopf. Erhöhe den Druck auf den Kopf langsam. Halte diese Position für zehn Sekunden.
14. Kehre in den Vierfüßlerstand zurück, aber stütze dich jetzt mit den Fäusten ab. Führe deinen rechten Arm nach links unter deiner Brust durch.
15. Führe dann den rechten Arm nach rechts oben und öffne bewusst die Brustwirbelsäule. Schaue deinem Arm nun hinterher. Wiederhole diese Bewegung dreimal auf beiden Seiten.

16. Verlagere das Gewicht nach hinten und setze dein Gesäß auf den Fersen ab. Drücke dich mit den Fäusten aktiv vom Boden weg.
17. Kreise deine Arme dreimal in großen Bewegungen rückwärts.
18. Stütze dich hinter deinem Rücken in etwa schulterbreit ab. Deine Finger zeigen nach außen.
19. Bringe deine Beine nach vorn und stelle sie auf. Nun befindest du dich wieder in der Ausgangsposition und kannst von vorn beginnen.

Trainingsziel: Beweglichkeitstraining für den gesamten Bewegungsapparat

Ausführung: 1–3×

Hinweis: Die Bilder zeigen die Übungen jeweils nur zu einer Seite, du sollst sie aber immer auf beiden Seiten durchführen. Der Mobility Flow reiht unterschiedliche Bewegungen aneinander. Sobald du die Übungen kennst, lass die Übergänge flüssig werden und ineinanderlaufen. Ziel ist, dass die einzelnen Übungen so aneinandergereiht werden, dass sie wie eine Bewegung wirken und du bei der Ausführung in einen Flow kommst. Die letzte Übung führt in die Ausgangsposition zurück, was bedeutet, dass du wieder von vorn beginnen und den Flow ein zweites oder drittes Mal durchführen kannst. Da viele unterschiedliche Gelenke mobilisiert werden, kannst du den Flow auch als Warm-up für andere Übungen nutzen. Am Anfang hilft es, die Übungen vor einem Spiegel zu machen, um dich selbst zu kontrollieren.

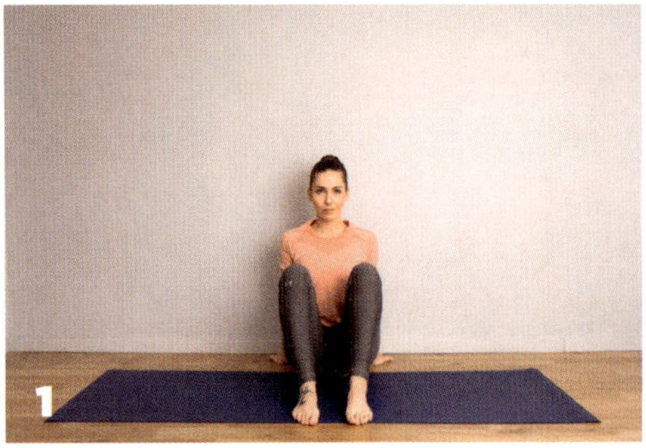
1

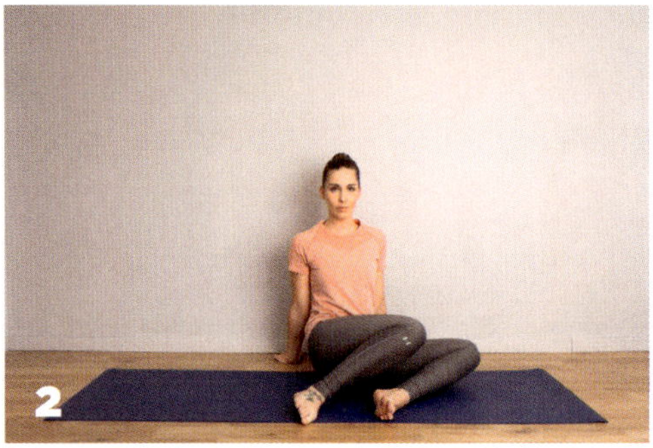
2

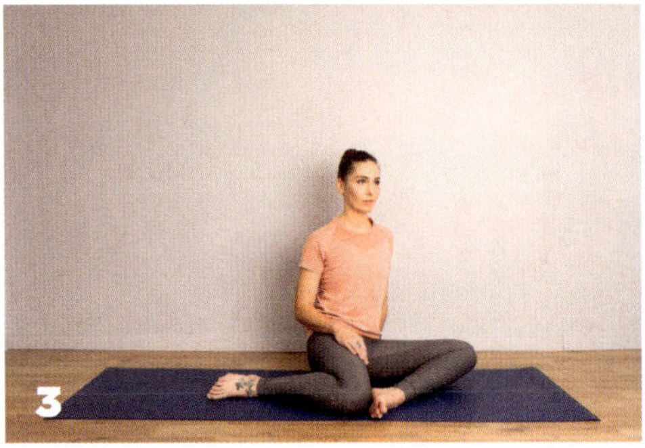
3

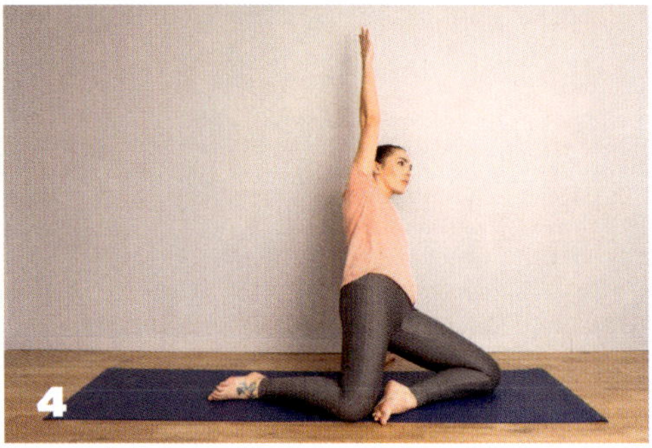
4

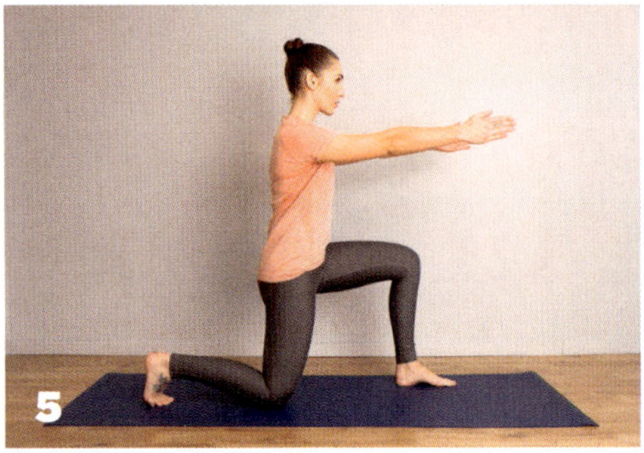
5

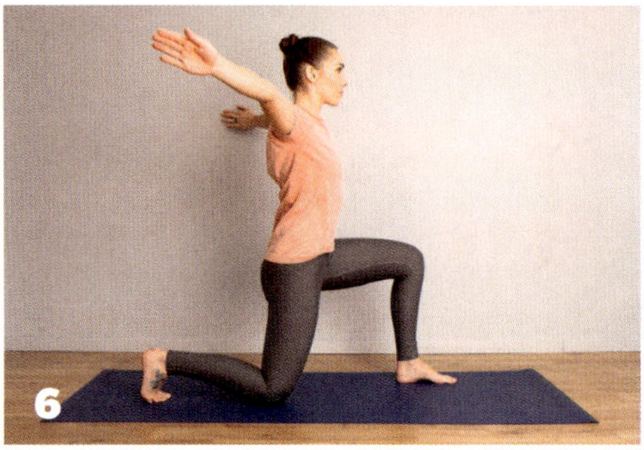
6

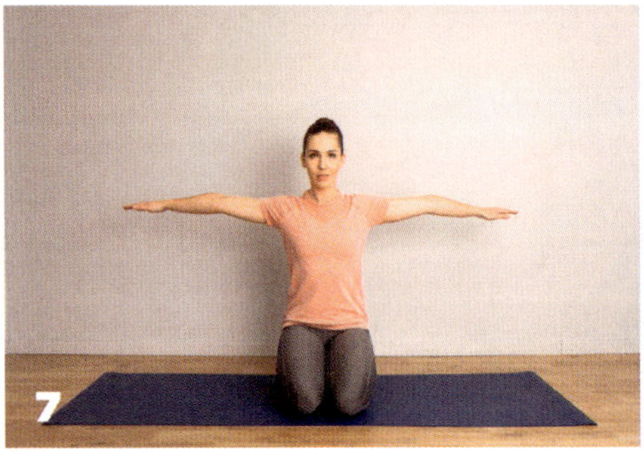
7

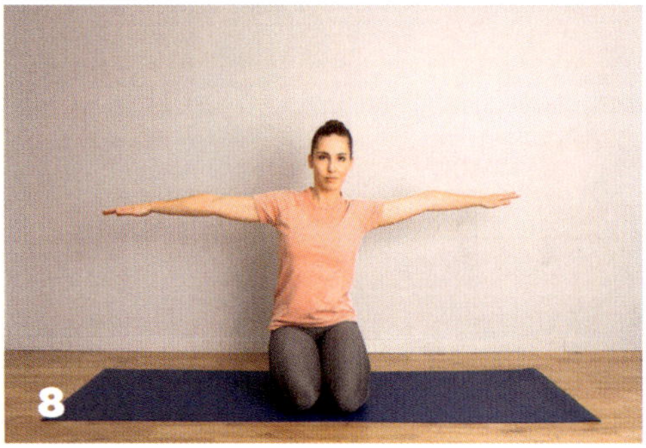
8

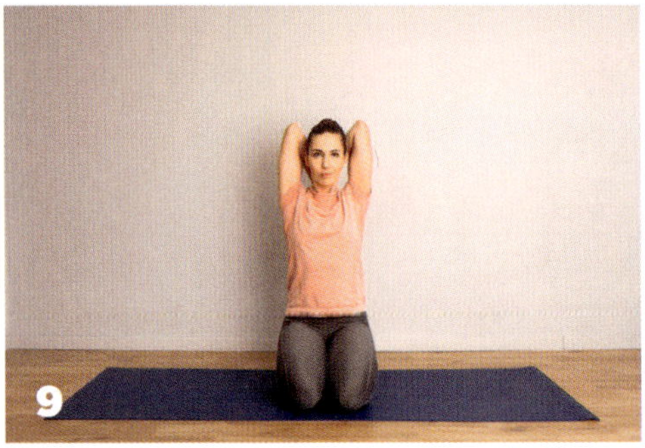
9

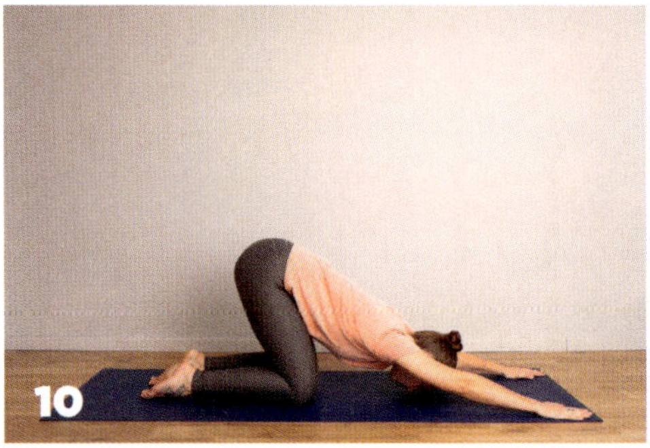
10

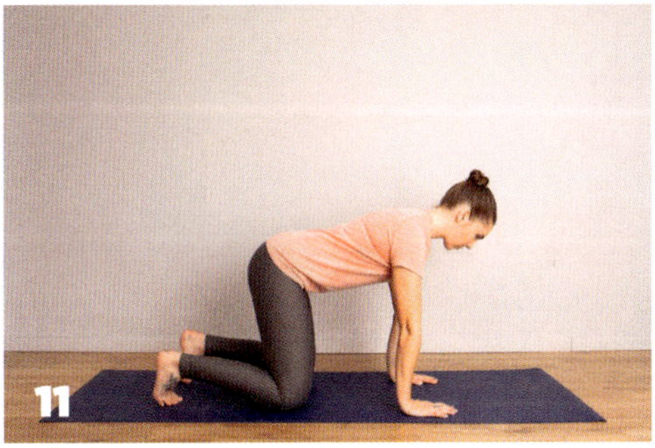
11

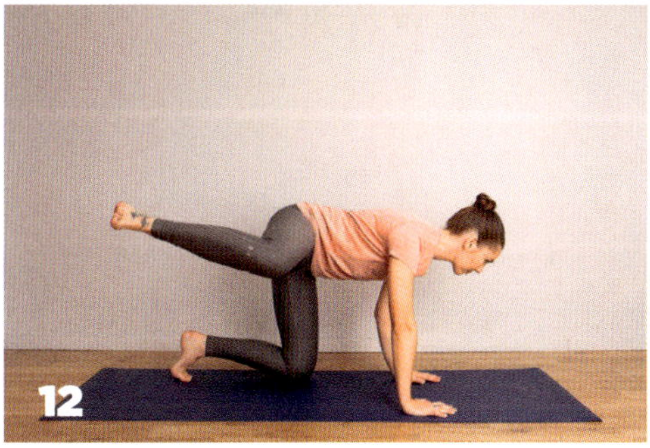
12

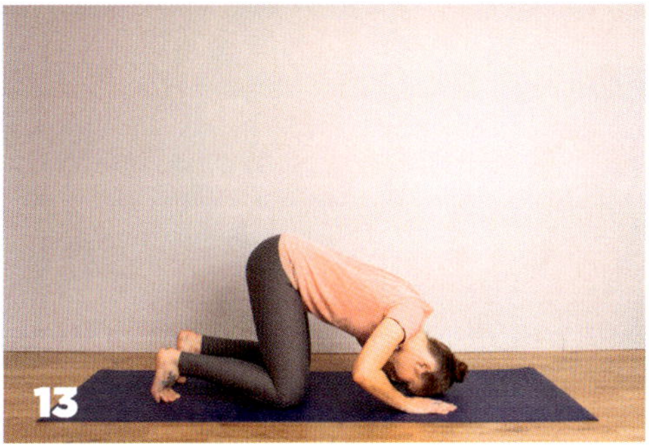
13

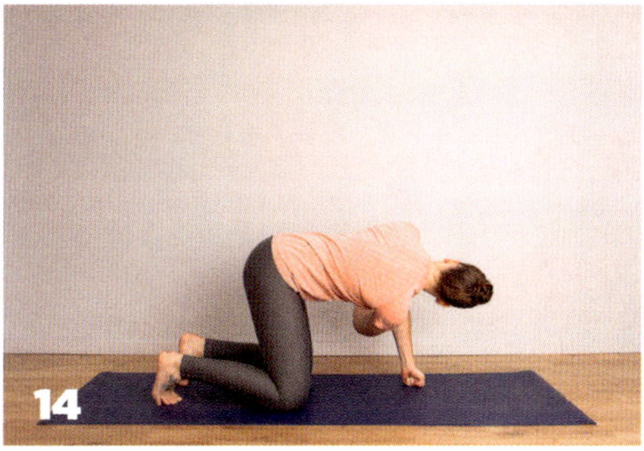
14

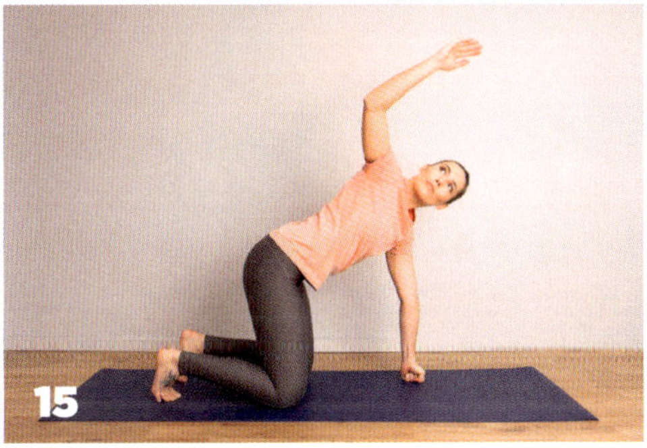
15

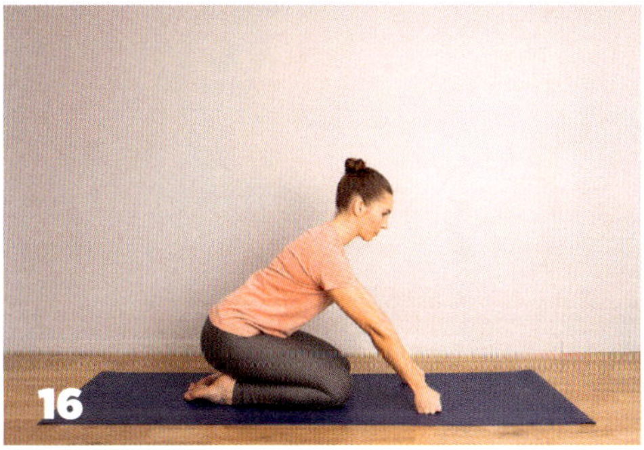
16

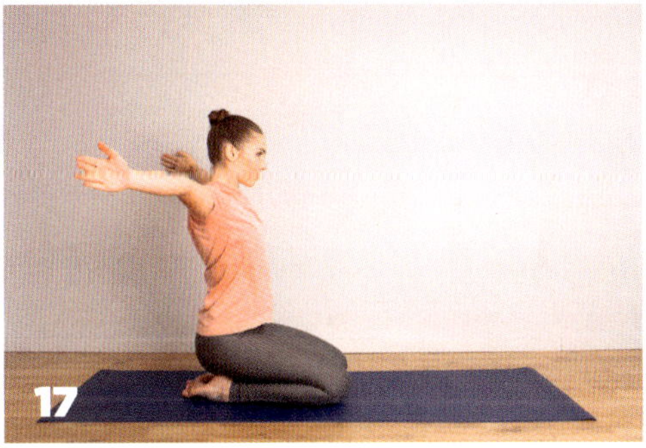
17

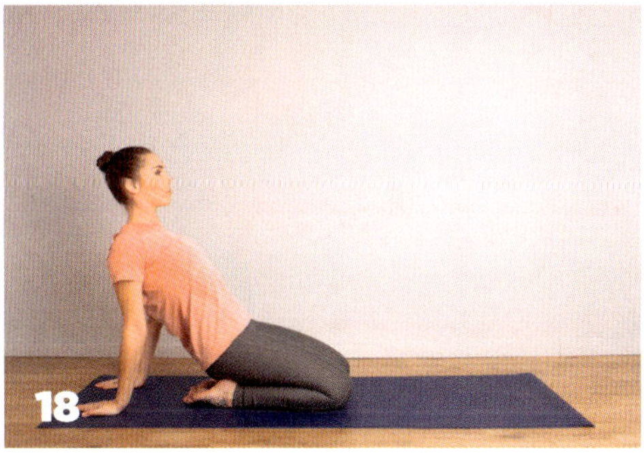
18

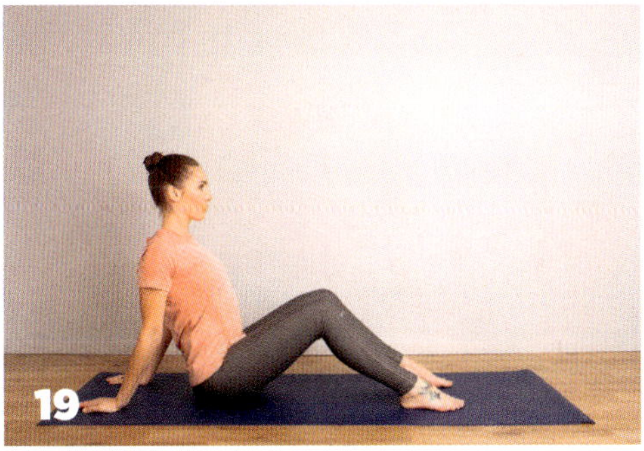
19

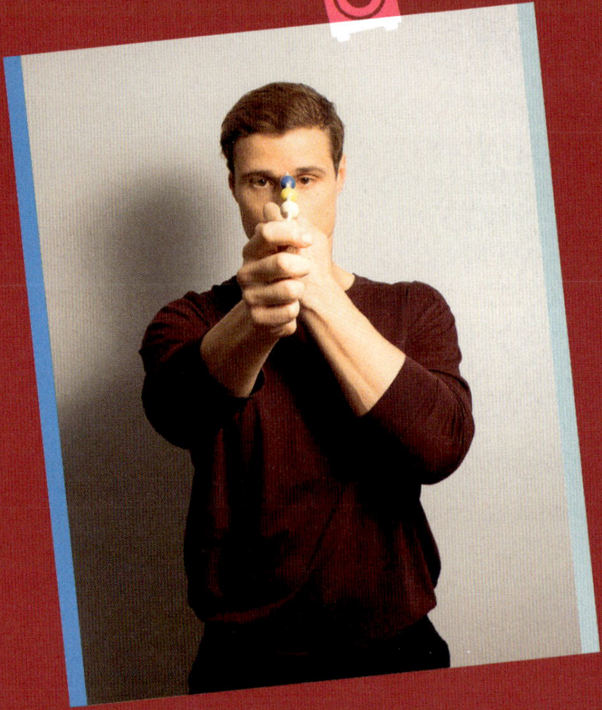

ÜBUNGEN ZUR LEISTUNGSSTEIGERUNG

Egal ob durch Koordinations- oder Krafttraining: Out-Game-Training kann sich positiv auf deine Leistung als E-Sportler und Gamer auswirken. Die folgenden Übungen helfen dir, deine In-Game-Schwächen auch out-game zu trainieren und dich so in-game leistungsfähiger und effizienter zu machen.

OUT-GAME-KOORDINATIONSTRAINING

Die im E-Sport und Gaming geforderten koordinativen Fähigkeiten out-game zu verbessern und so eine In-Game-Steigerung zu erzielen, ist das Ziel der folgenden Übungen. Zusätzlich fördern sie deine Aufmerksamkeit. Versuche, alle Übungen immer mit voller Motivation und Konzentration durchzuführen, damit du das Maximum für dich herausholen kannst. Wenn du die Möglichkeit hast, im Clan zu trainieren, absolviert die Übungen gemeinsam. Mache zwischen den Sätzen 30 bis 60 Sekunden Pause, damit du bei jedem Satz voll konzentriert bist.

HAND-AUGEN-KOORDINATION (VISUOMOTORIK)

Verbessere die Abstimmung deiner Augen und deiner Hände, indem du an deiner Hand-Augen-Koordination, auch Visuomotorik genannt, arbeitest.

Jonglieren

1. Beginne damit, einen Ball von deiner linken in deine rechte Hand zu werfen und wieder zurück. Achte darauf, dass du den Ball in einer hohen Flugkurve wirfst und nicht den direktesten Weg wählst. Wirf den Ball jedoch nicht zu hoch und fange ihn nicht bereits aus der Luft, sondern warte, bis er in deine Hand fällt. Lass dir bei diesem Schritt Zeit und versuche, den Ball immer in der gleichen Bahn fliegen zu lassen. Zu Beginn kannst du auf den Ball schauen, zum Steigern fokussiere einen Punkt vor dir, aber nicht mehr den Ball, und versuche, den Ball weiterhin gleich zu werfen.
2. Nimm zwei Bälle, jeden in eine Hand. Wirf den ersten wie in Schritt 1 in die Luft und den zweiten in dem Moment, in dem der erste Ball seinen höchsten Punkt erreicht hat. Fange zuerst den ersten, dann den zweiten Ball. Wiederhole diese Übung einige Male, bis du sie wirklich gut beherrschst. Verfolge die Bälle nicht mit den Augen, sondern entwickle ein Gefühl für die Flugbahnen.
3. Nimm zwei Bälle in eine Hand und einen dritten in die andere Hand. Wirf die Bälle nacheinander los und lass sie zunächst auf den Boden fallen, um ein Gefühl dafür zu bekommen, die Informationen zu verarbeiten, die durch drei Bälle in der Luft auf dich einwirken. Im nächsten Schritt versuche, die Bälle zu fangen. Wenn du mit zwei Bällen in der rechten Hand und einem Ball in der linken Hand beginnst, solltest du nach dem Werfen in der linken Hand zwei Bälle haben und in der rechten Hand einen. Mache nach dem Fangen jeweils eine Pause, bevor du die Bälle wieder wirfst. Verkürze die Pausen immer mehr – und schon jonglierst du.

Trainingsziel: Verbesserung der Visuomotorik bei peripherer Wahrnehmung

Ausführung: 1 Minute konzentriertes Jonglieren, 3 Übungssätze

Hinweis: Nimm dir für jeden Übungsschritt Zeit und gehe erst zum nächsten Schritt weiter, wenn du den vorherigen beherrschst. Jonglieren kann am Anfang recht frustrierend sein. Bleibe aber dran, nach einiger Zeit wird es immer besser, und wenn du einmal verstanden hast, wie es funktioniert, wirst du es nicht mehr so schnell verlernen. Nimm dir bestenfalls fünf bis zehn Minuten am Tag Zeit zum Üben. Dann wirst du es sehr schnell beherrschen. Jonglieren ist zudem eine perfekte Übung für zwischendurch, um den Kopf frei zu kriegen.

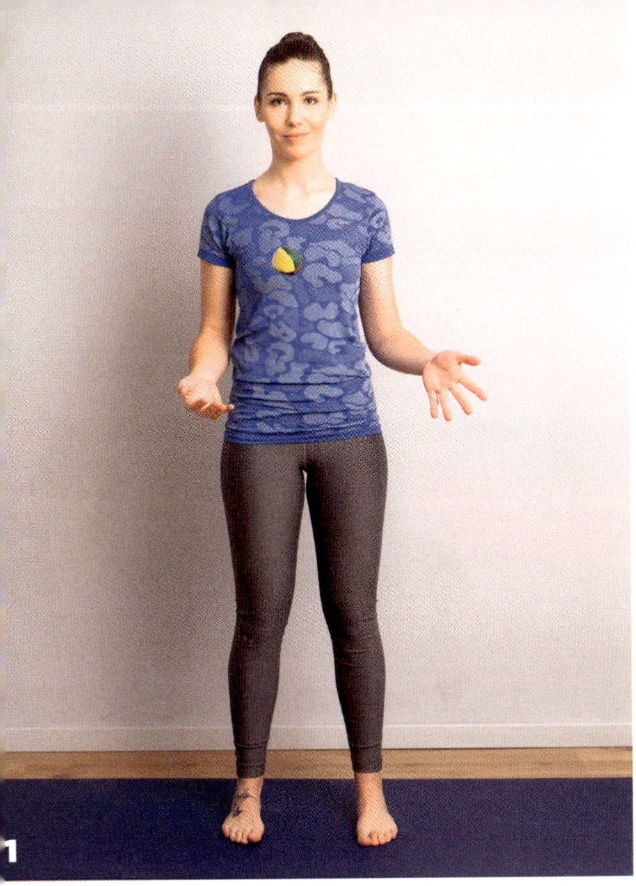
1

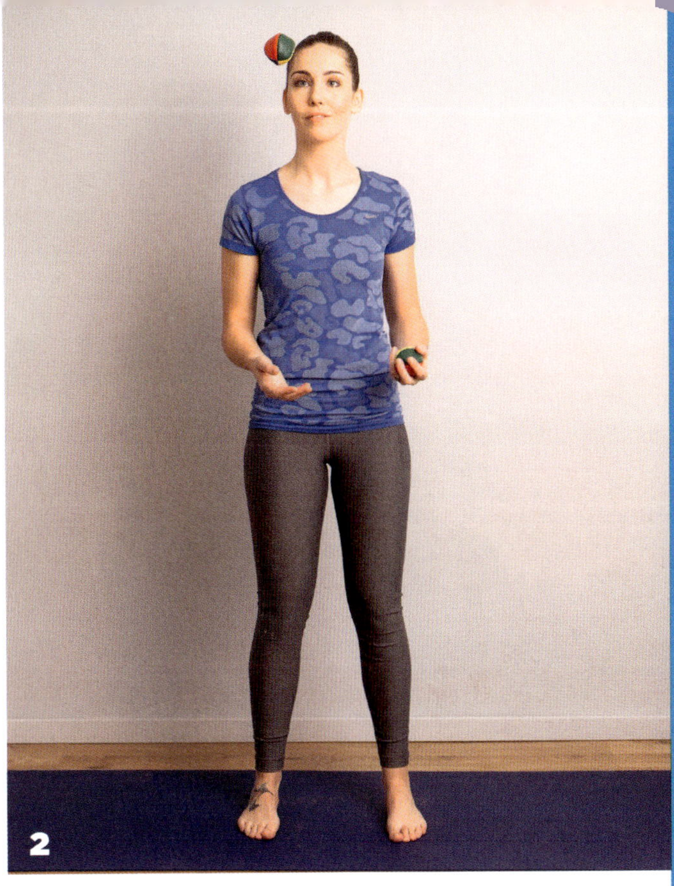
2

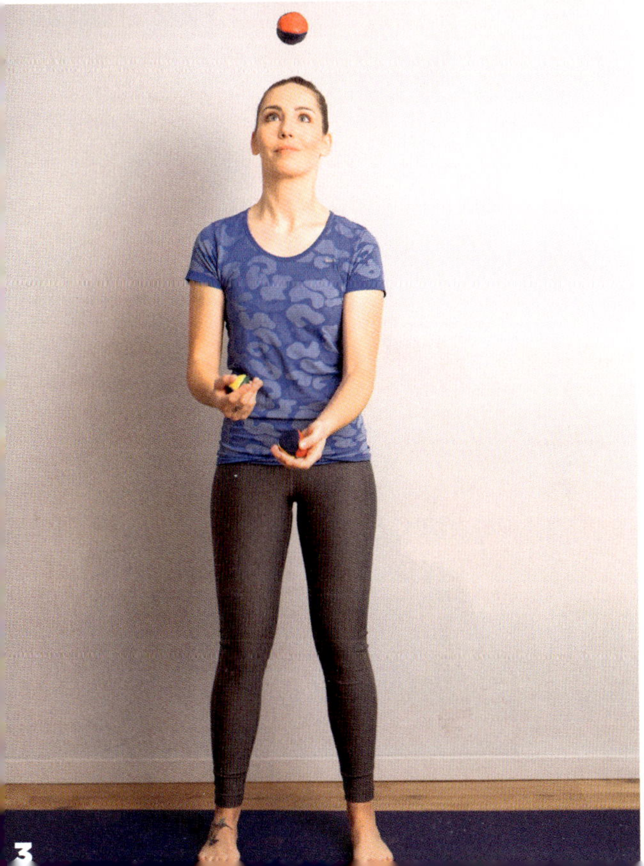
3

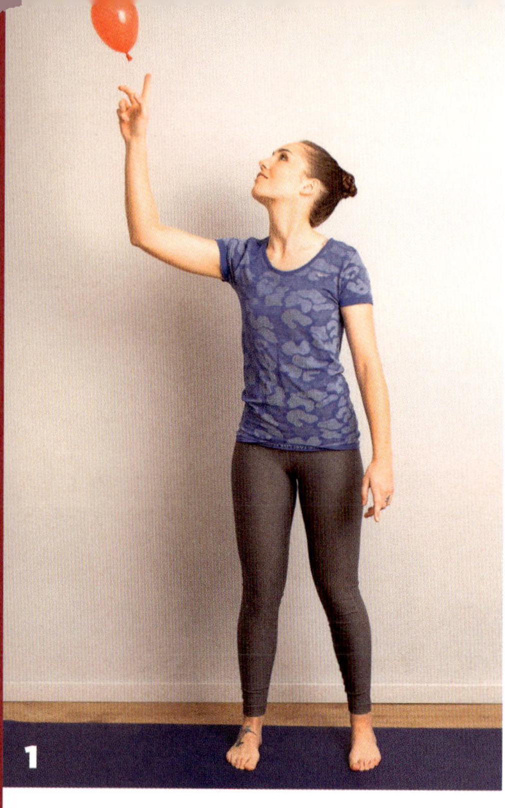

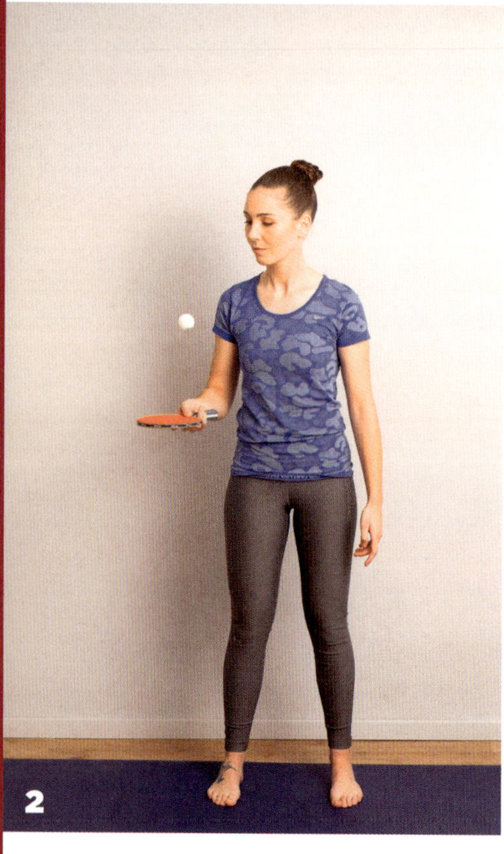

Tap the Balloon

1. Nimm einen aufgeblasenen Ballon, stelle dich aufrecht hin und versuche, den Ballon nur durch Antippen mit einem Finger in der Luft zu halten. Starte mit dem Zeigefinger, da das am einfachsten ist. Führe die Übung mit jedem Finger durch.
2. Um das Training auf alle Finger gleichzeitig auszudehnen, nimm einen Tischtennisschläger und halte einen Tischtennisball in der Luft. Um die Übung zu erschweren, schließe dabei ein Auge.

Trainingsziel: Verbesserung der Finger-Augen-Koordination bei fokussiertem Sehen

Ausführung: 30 Sekunden pro Finger auf beiden Seiten, 3 Übungssätze

Hinweis: Sei voll konzentriert und behalte den Ballon oder den Ball die ganze Zeit über im Fokus.

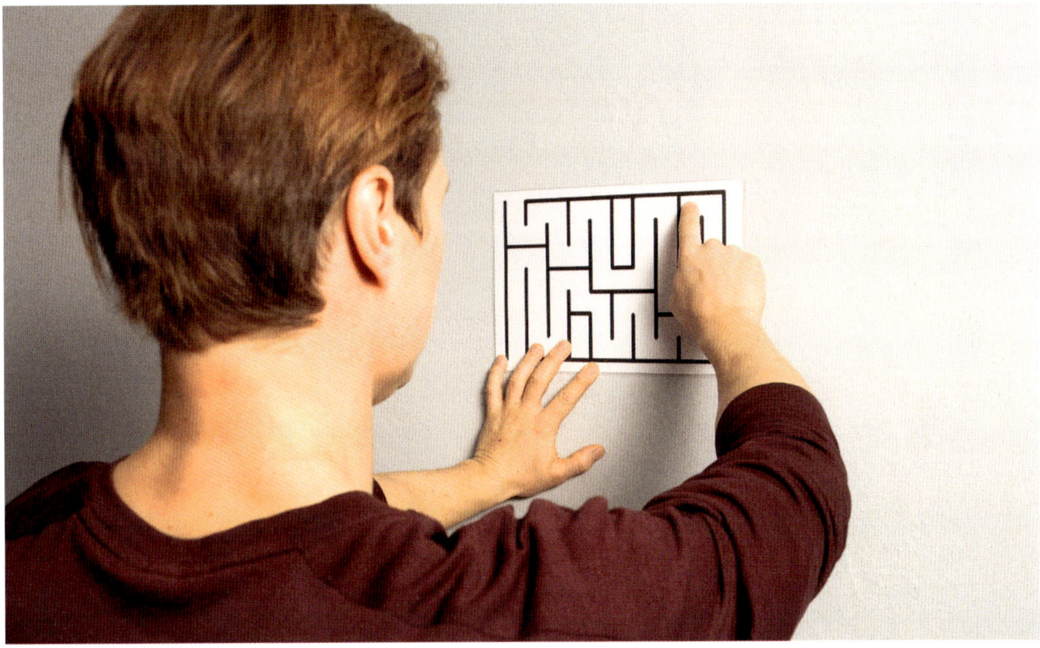

Heißer Draht

Stelle dich mit dem Heißer-Draht-Chart vor eine Wand und fixiere es mit der linken Hand. Fahre so schnell wie möglich und gleichzeitig fehlerfrei mit deinem rechten Zeigefinger durch den Finger-Parcours. Wiederhole diesen Vorgang mit jedem Finger der rechten Hand und wechsle dann auf die andere Seite.

Trainingsziel: Verbesserung der Finger-Augen-Koordination bei fokussiertem Sehen

Ausführung: Jeder Finger pro Hand, 3 Übungssätze

Hinweis: Wenn es möglich ist, stoppe die Zeit, zähle die Fehler bei jedem Finger und notiere die Zahl. So kannst du ein Leistungsprofil für jeden deiner Finger erstellen.

Ballkoordination

1. Wirf einen Ball nach oben und klatsche, während er in der Luft ist, um ihn anschließend wieder zu fangen. Wenn du die Schwierigkeit steigern willst, klatsche so oft wie möglich oder nimm in jede Hand einen Ball.
2. Wirf einen Ball nach oben und schnippe mit beiden Händen, während er in der Luft ist, um ihn anschließend wieder zu fangen. Wenn du die Schwierigkeit steigern willst, schnippe so oft wie möglich oder nimm in jede Hand einen Ball.
3. Nimm in jede Hand einen Ball, wirf beide nach oben und überkreuze deine Arme, während die Bälle in der Luft sind. Löse die Überkreuzung und fange die Bälle wieder so, wie du sie hochgeworfen hast. Wechsle bei jedem Überkreuzen den oberen und unteren Arm ab, sodass einmal der rechte Arm der obere ist und beim nächsten Mal der linke.

Trainingsziel: Verbesserung der Visuomotorik bei peripherem Sehen

Ausführung: 10 Würfe pro Variante, ohne dass die Bälle auf den Boden fallen, 3 Übungssätze

Hinweis: Führe diese Übung mit Tempo aus und versuche, sehr schnell zu sein. Wenn du dich noch steigern willst, absolviere die drei Varianten hintereinander.

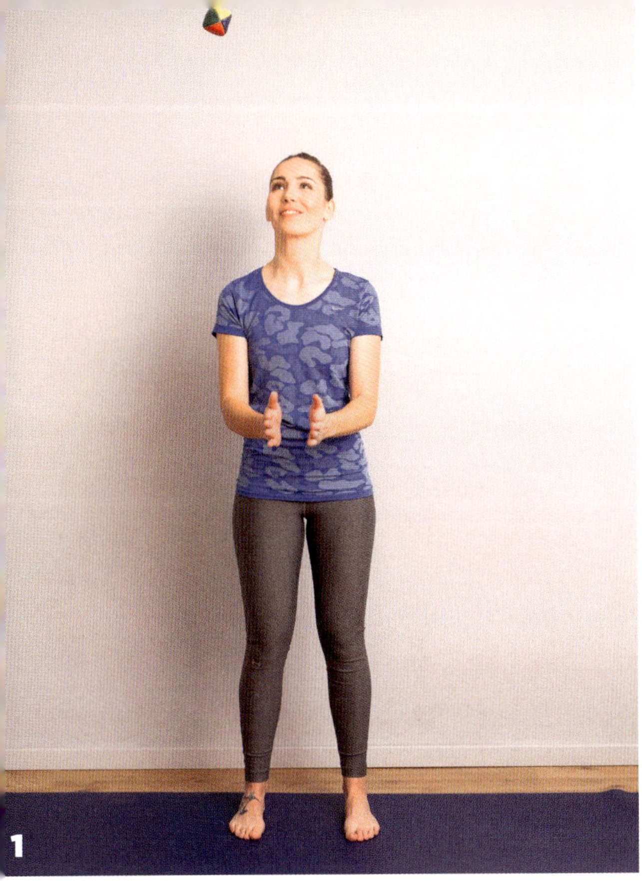
1

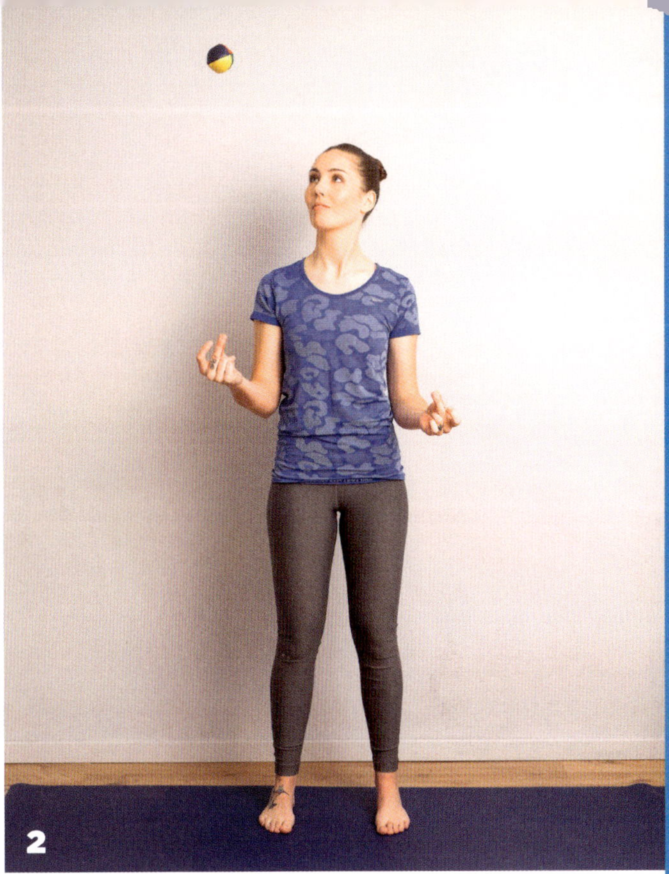
2

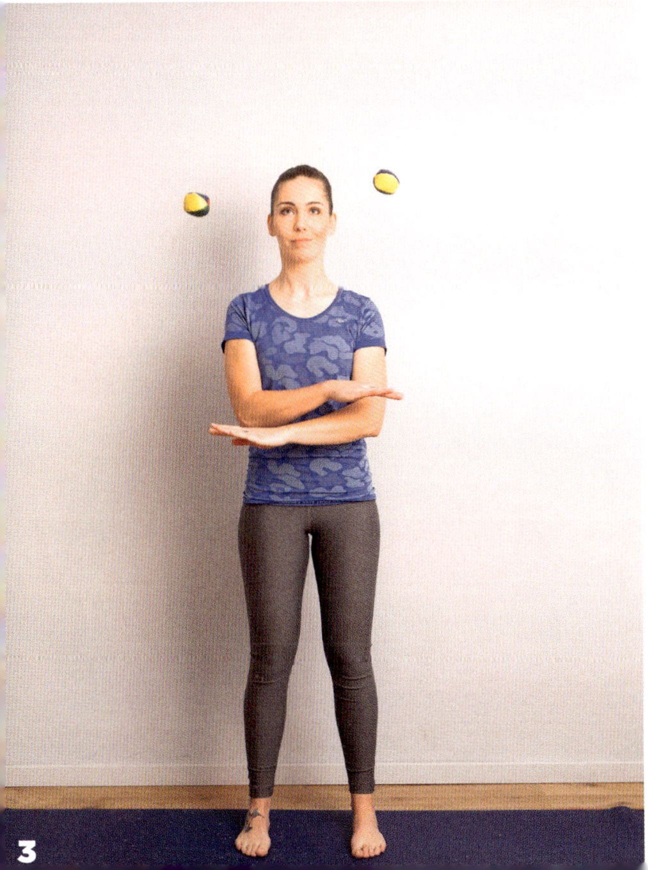
3

REAKTION

Die Reaktionsfähigkeit ist eine der entscheidenden Fähigkeiten im E-Sport. Auch wenn sie genetisch vorbestimmt und nicht unendlich durch Training zu verbessern ist, helfen die folgenden Übungen dabei, schneller auf auftretende Situationen zu reagieren.

Noppenball

Nimm einen Noppenball und lass ihn dir von deinem Trainer oder Trainingspartner über ein Aufprallen auf dem Boden zupassen. Durch die Unebenheiten wird der Ball in eine nicht vorhersehbare Richtung springen und deine Aufgabe ist, ihn zu fangen, ohne dass er ein zweites Mal den Boden berührt. Wenn du keinen Partner hast, kannst du ihn auch selbst vor einer Wand auf dem Boden aufprallen lassen und dann versuchen, ihn zu fangen.

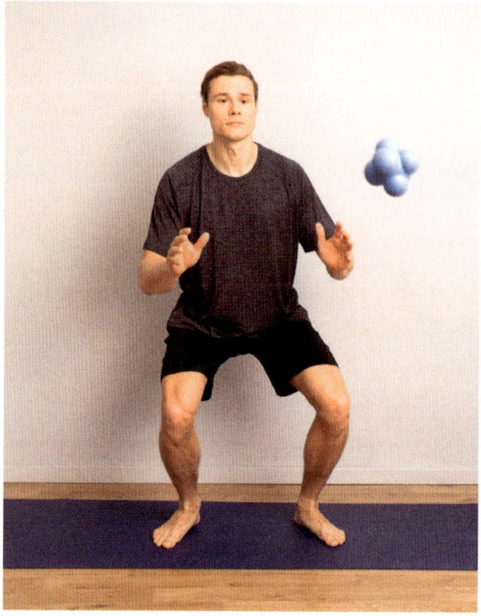

Trainingsziel: Verbesserung der Reaktion auf einen fokussierten visuellen Reiz

Ausführung: Bis du 10 Bälle gefangen hast, 5 Übungssätze

Hinweis: Wärme dich vor dieser Übung gut auf, da die geforderten schnellen Bewegungen ansonsten zu Verletzungen führen können. Mach die Übung nur dort, wo du genügend Platz hast und wo der Ball nichts kaputt machen kann. Wenn du keinen Noppenball hast, nimm einen anderen prellfähigen Ball, wie zum Beispiel einen Tennisball, und klebe mit Klebeband kleine Papierkügelchen darauf. Durch diese Unebenheiten wird der Ball ebenfalls unvorhersehbar springen.

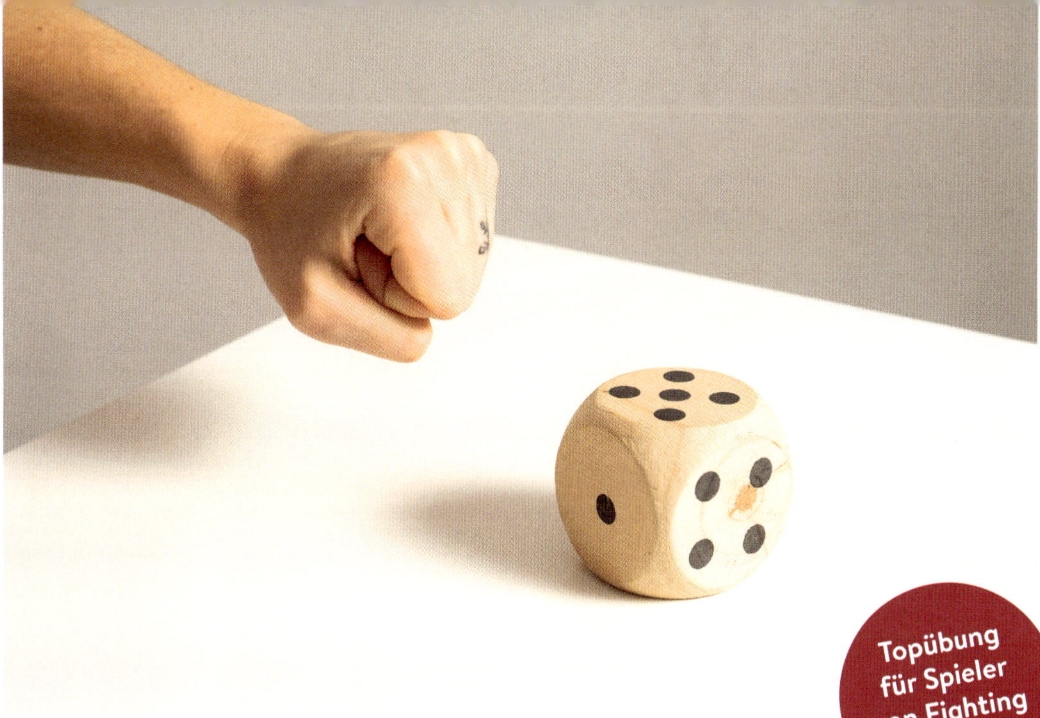

Topübung für Spieler von Fighting Games!

Roll the Dice

Überlege dir sechs Aktionen, die deine Hand je nachdem, welche Augenzahl gewürfelt wird, durchführen soll, zum Beispiel: Bei einem Auge schnipse mit der rechten Hand, bei zwei Augen strecke Zeige-, Mittel- und kleinen Finger der linken Hand, beuge Daumen und Ringfinger und lass sie sich berühren, bei drei Augen klatsche in die Hände, bei vier Augen berühre mit dem rechten Zeigefinger den linken Mittelfinger, bei fünf Augen bilde eine Faust mit der linken Hand und bei sechs Augen mache mit der rechten Hand das Peace-Zeichen. Stelle dich hin, würfle oder lass deinen Trainer beziehungsweise Trainingspartner würfeln und versuche, so schnell wie möglich die geforderte Aktion durchzuführen.

Trainingsziel: Verbesserung der Reaktion der Hand auf einen fokussierten visuellen Reiz

Ausführung: 15 Würfe, 3 Übungssätze

Hinweis: Diese Übung kann perfekt in deinem Clan als Wettkampf durchgeführt werden. Es gewinnt derjenige, der die geforderte Aktion am schnellsten durchführt. Du kannst die Aktionen natürlich nach Belieben variieren, nach einiger Zeit musst du das sogar, damit wieder neue Reize gesetzt werden.

Tappings

1. Beginne, Tappings auszuführen. Tappings sind maximal schnelle Kontakte mit deinen Füßen am Boden. Stelle dir beispielsweise vor, du willst so schnelle und viele Kontakte am Boden schaffen wie ein Presslufthammer. Sei maximal konzentriert und fokussiert. Deine Hände hast du am besten vor dir, damit du dich auf die Bewegung deiner Füße konzentrieren kannst. Halte die Spannung im Rumpf.
2. Auf Zuruf von deinem Trainer oder Trainingspartner führst du nun schnelle Bewegungen aus. Zum Beispiel: Wenn »Hep« gerufen wird, drehst du dich so schnell du kannst um 90 Grad nach links, bleibst aber weiterhin in den Tappings. Wenn »Hip« gerufen wird, drehst du dich um 90 Grad nach rechts und bei »Hop« machst du einen leichten beidbeinigen Sprung in die Luft.

Trainingsziel: Verbesserung der Reaktion auf einen akustischen Reiz

Ausführung: 10 Sekunden Tappings, 5 Übungssätze, unterschiedliche Reihenfolge der Zurufe in den verschiedenen Sätzen

Hinweis: Du kannst die Zurufe natürlich wieder variieren. Es macht auch hier Sinn, unterschiedliche Varianten auszuprobieren. Wenn dir drei Zurufe zu wenig sind, kannst du dir auch mehr überlegen. Wenn du nur allein trainieren kannst, nimm dir Soundfiles mit deinem Handy auf, auf denen du die Zurufe in unterschiedlichen Reihenfolgen aufnimmst. Spiele die Files dann in zufälliger Reihenfolge ab, damit du nicht weißt, welcher Befehl wann kommt.

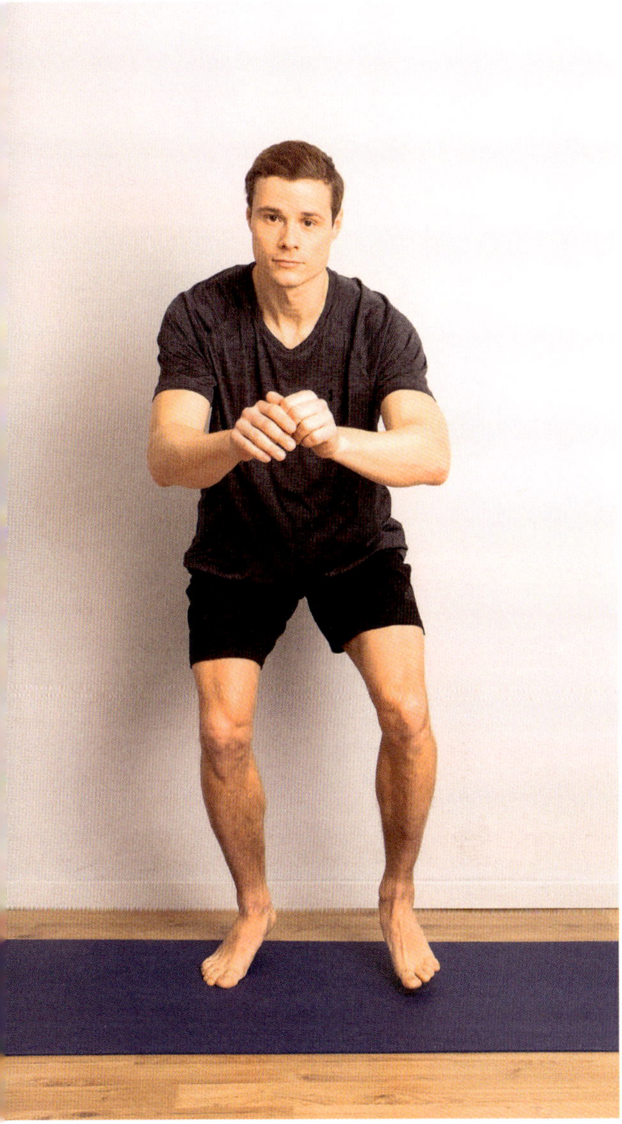

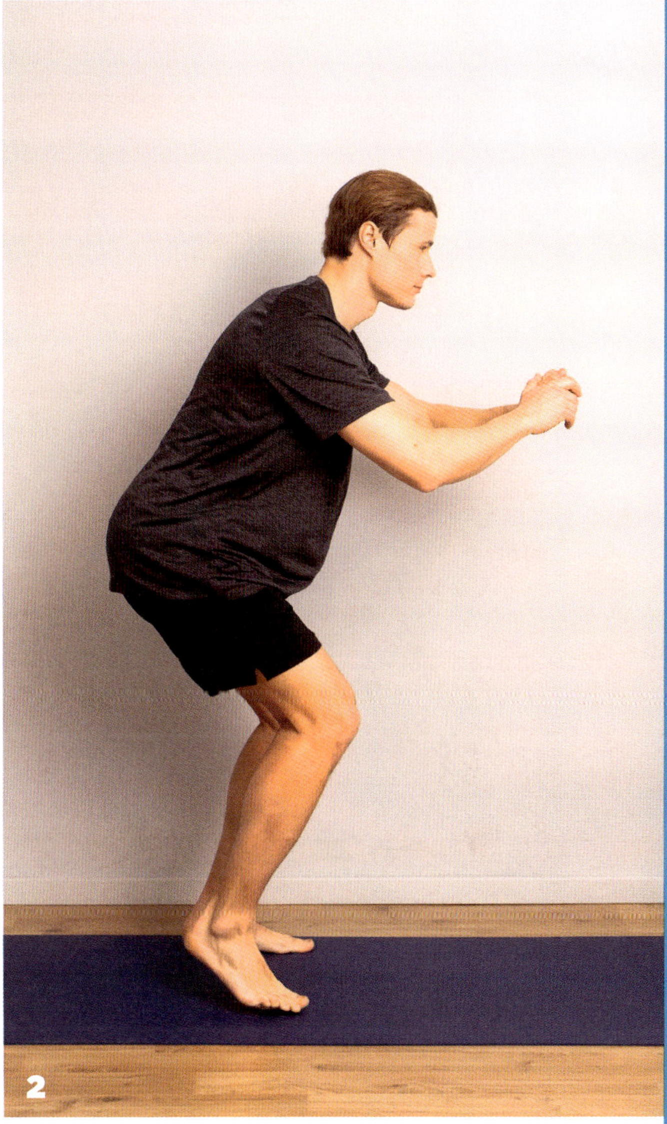
2

Head Game

1. Stelle dich aufrecht hin, die Arme hängen seitlich am Körper herunter, die Handinnenflächen zeigen zur Körpermitte. Lege dir einen kleinen Ball auf den Kopf. Im besten Fall bleibt er kurz ruhig liegen, fällt dann aber herunter, ohne dass du dich dafür viel bewegen musst.
2. Wenn der Ball herunterfällt, versuche, ihn so schnell wie möglich mit einer deiner Hände zu fangen.
3. Als Steigerung lege dir zwei kleine Bälle übereinander auf den Kopf.
4. Wenn die Bälle herunterfallen, versuche so schnell wie möglich, mit jeweils einer Hand einen Ball zu fangen.

Trainingsziel: Verbesserung der Reaktion auf einen peripheren Reiz

Ausführung: 20 × fangen, 3 Übungssätze

Hinweis: Du kannst die Übung erschweren, indem du eine Kappe oder Mütze aufsetzt, sodass du nicht spürst, wenn der Ball losrollt.

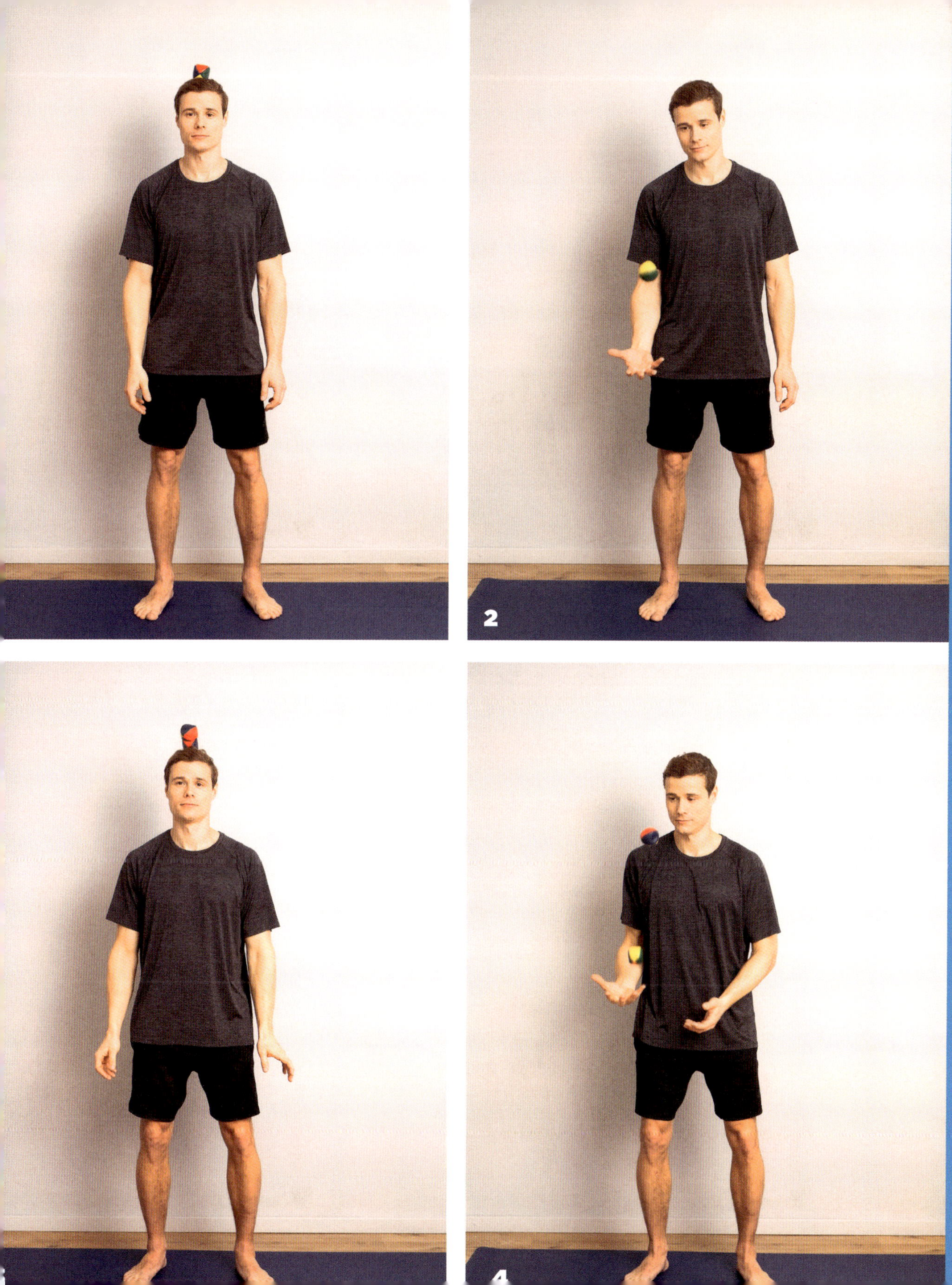
2
4

Schulterklopfen

1. Stelle dich aufrecht hin, dein Trainer oder Trainingspartner steht hinter dir. Sei voll konzentriert. Dein Partner gibt dir in unterschiedlicher Reihenfolge vier verschiedene taktile Reize, indem er dich an bestimmten Punkten berührt. Reagiere so schnell wie möglich und führe die Bewegung aus. Wenn er auf deine rechte Schulter tippt, hebst du dein linkes Bein in einen 90-Grad-Winkel nach oben und senkst es wieder.
2. Wenn er auf deine linke Schulter tippt, hebst du dein rechtes Bein in einen 90-Grad-Winkel nach oben und senkst es wieder.
3. Wenn er auf deine rechte Hüfte tippt, hebst du deinen linken Arm gestreckt nach oben und senkst ihn danach wieder.
4. Wenn er auf deine linke Hüfte tippt, hebst du deinen rechten Arm gestreckt nach oben und senkst ihn danach wieder.

Trainingsziel: Verbesserung der Reaktion auf einen taktilen Reiz

Ausführung: 30 Sekunden mit wechselnden Reizen, 5 Übungssätze

Hinweis: Du kannst die berührten Stellen natürlich verändern und auch die Bewegung, die daraus resultieren soll. Es ist wichtig, dass du hoch motiviert bist und alle Bewegungsabläufe in maximaler Geschwindigkeit ausführst.

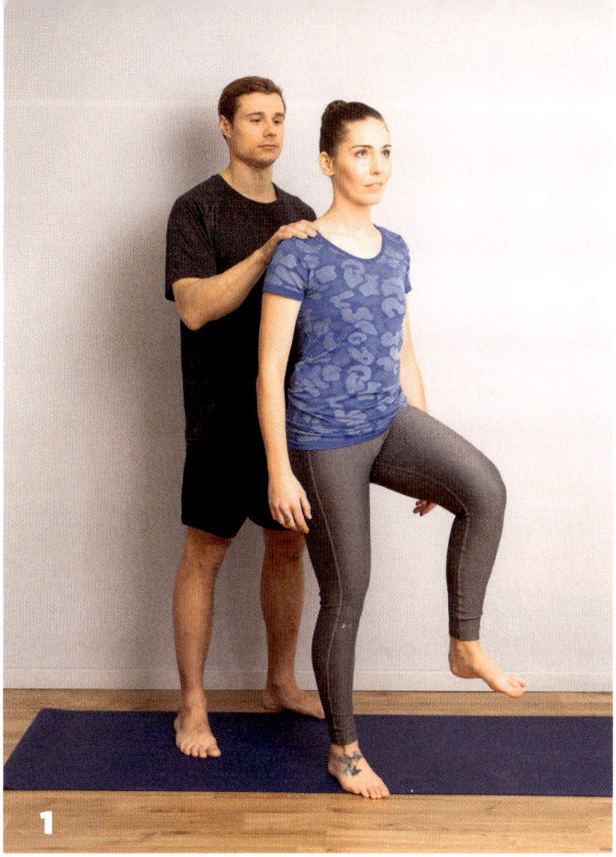
1

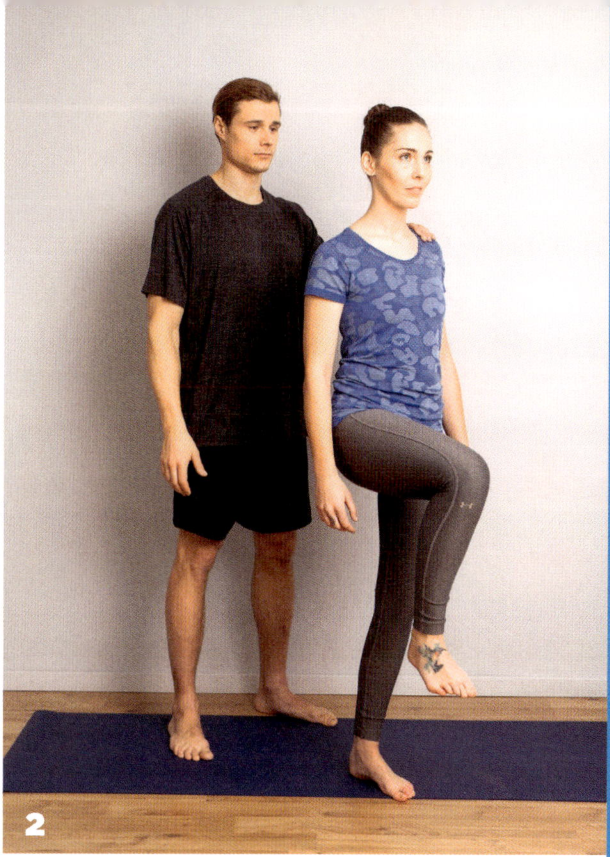
2

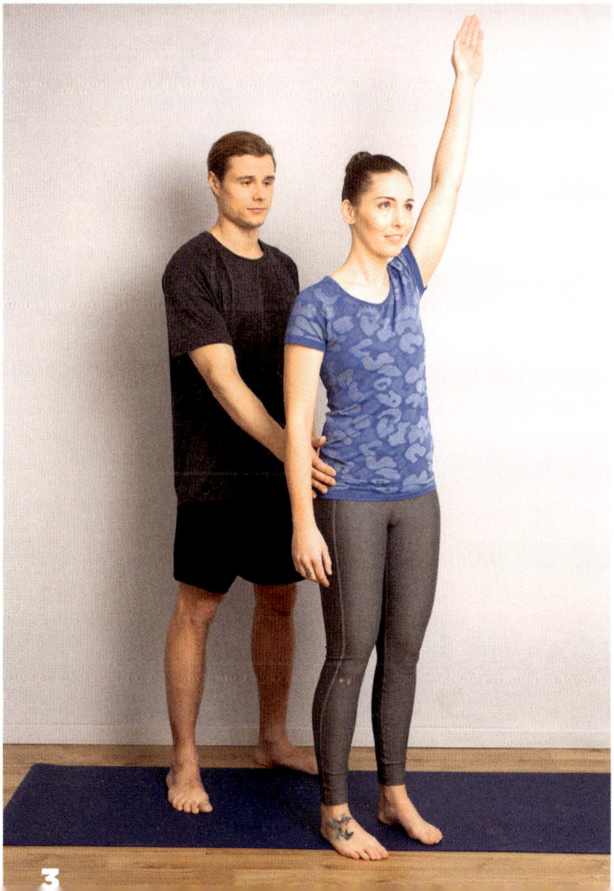
3

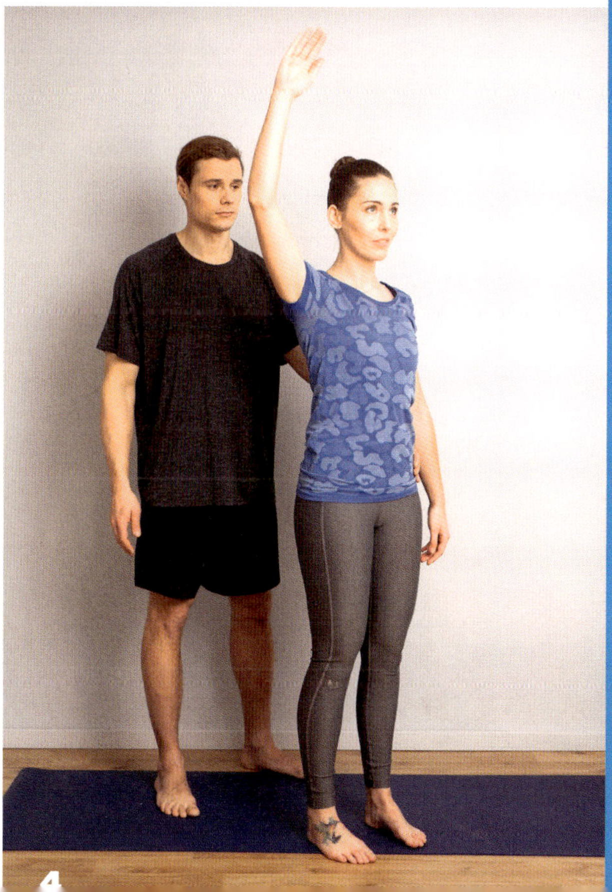
4

ANTIZIPATION

Wo wird dein Kontrahent als Nächstes hinlaufen, wo wird der freie Raum für den wichtigen Steilpass in die Tiefe entstehen? Bewegungen vorauszuahnen und die nächsten Schritte zu antizipieren, ist für dich in-game wichtig. Out-game kannst du es mit folgenden Übungen trainieren.

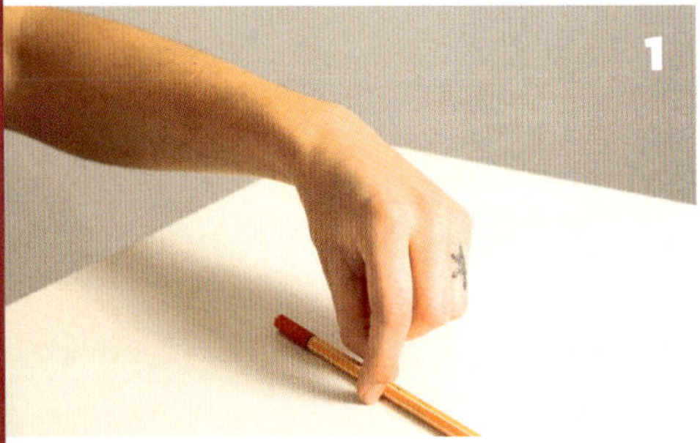

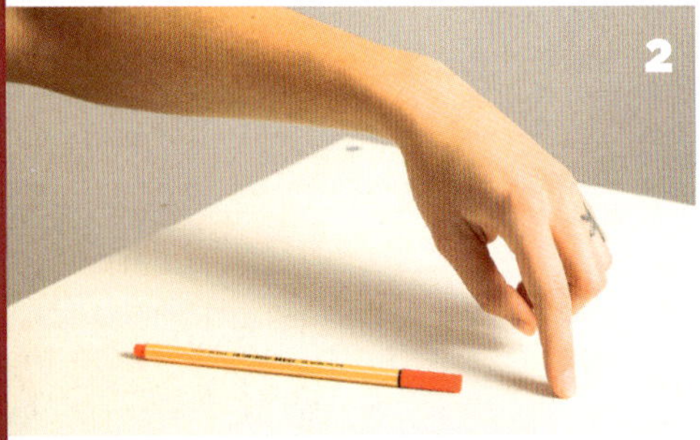

Stiftorakel

1. Lege einen Stift auf einen Tisch, greife ihn in der Mitte mit Daumen und Zeigefinger und drehe ihn. Im Optimalfall dreht sich der Stift eine ganze Zeit und nicht nur für wenige Sekunden.
2. Sobald du glaubst, erahnen zu können, wo die Spitze des Stiftes hinzeigen wird, wenn er aufhört, sich zu drehen, tippe dort mit deinem Zeigefinger auf den Tisch. Du solltest auf jeden Fall dorthin tippen, bevor der Stift aufhört, sich zu drehen. Drehe und tippe im Wechsel mit der linken und mit der rechten Hand.

Trainingsziel: Verbesserung der Antizipation mit Fokus auf deine Finger

Ausführung: 10 Drehungen pro Hand, 5 Übungssätze

Hinweis: Je früher du erahnen kannst, wo der Stift hinzeigen wird, desto besser. Bevor du an der Zeit arbeitest, solltest du jedoch an deiner Präzision arbeiten. Konzentriere dich zunächst darauf, den Punkt überhaupt zu treffen, und erst dann, es immer früher zu erahnen. Wenn du die Schwierigkeit deutlich erhöhen willst, drehe mit beiden Händen jeweils einen Stift in unterschiedlichem Tempo.

Tagged Ring

Markiere einen Ring an einer Stelle mit einem Klebeband, stelle dich aufrecht hin und greife den Ring an der Markierung. Wirf den Ring so vor dir in die Luft, dass er anfängt, sich zu dir zu drehen. Fange den Ring nach einer Umdrehung wieder genau bei der Markierung.

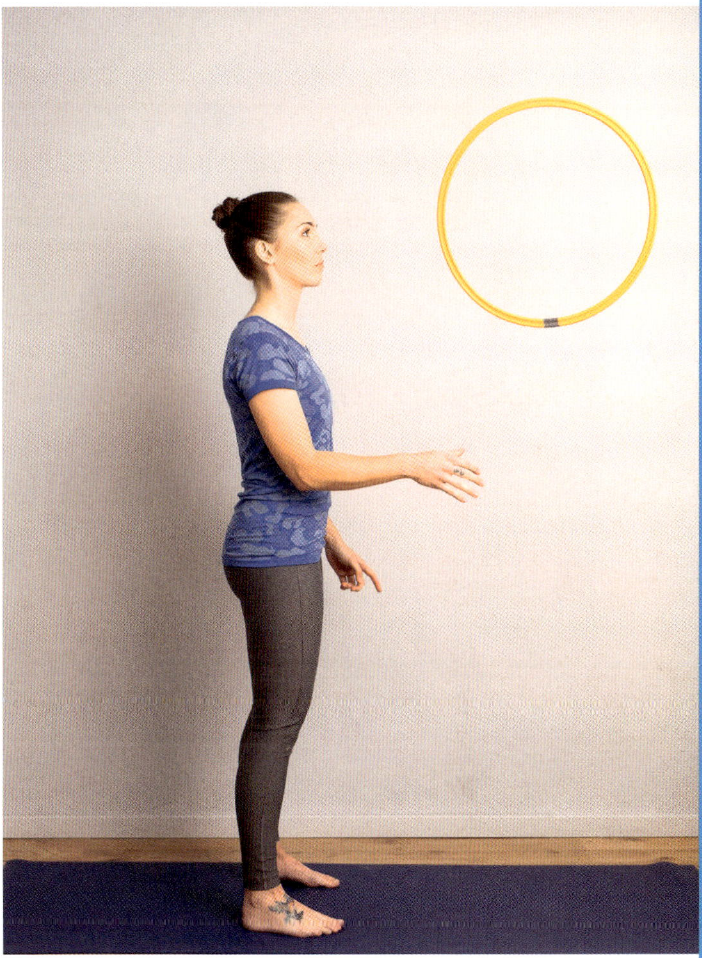

Trainingsziel: Verbesserung der Antizipation mit Fokus auf der Hand

Ausführung: 10 Würfe pro Hand, 3 Übungssätze

Hinweis: Erschweren kannst du diese Übung, indem du den Ring erst nach mehreren Umdrehungen fängst oder indem du kurz nach dem Loslassen die Augen schließt und ihn mit geschlossenen Augen fängst.

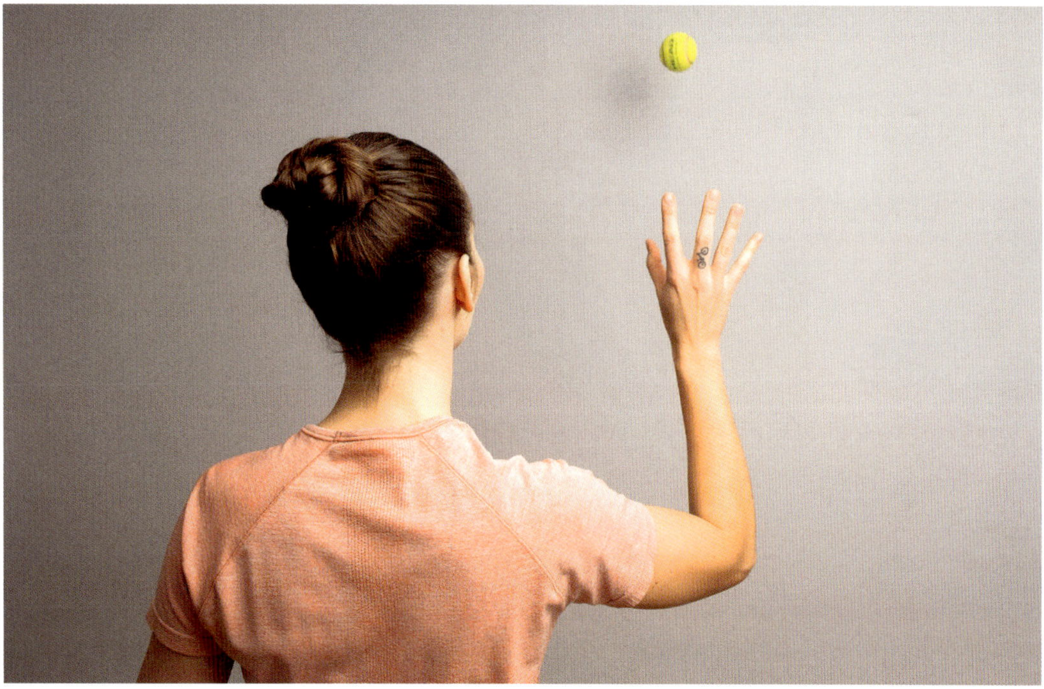

Flummy

Nimm einen springfähigen Ball, beispielsweise einen Tennisball. Stelle dich circa zwei Meter vor eine Wand, wirf den Ball mit der rechten Hand gegen die Wand und fange ihn mit derselben Hand. Stehe dabei aufrecht und fokussiere permanent die Flugbahn des Balles.

Trainingsziel: Verbesserung der Antizipation mit Fokus auf deiner Hand

Ausführung: 15 Würfe pro Hand, 5 Übungssätze

Hinweis: Je weiter du von der Wand weg stehst, desto schwieriger wird es, weil du mehr Kraft benötigst, dass der Ball zu dir zurückspringt. Das verringert automatisch deine Präzision. Taste dich an die maximale Entfernung zur Wand heran.

DIFFERENZIERUNGSFÄHIGKEIT

Wie viel Kraft du bei welcher Bewegung benötigst, wird über die Differenzierung deines Krafteinsatzes festgelegt. Damit du das Fadenkreuz nicht über das gewünschte Ziel hinaus oder deine Spielfigur zu weit in eine Richtung bewegst, solltest du diese Fähigkeit perfekt beherrschen.

Nicht berühren

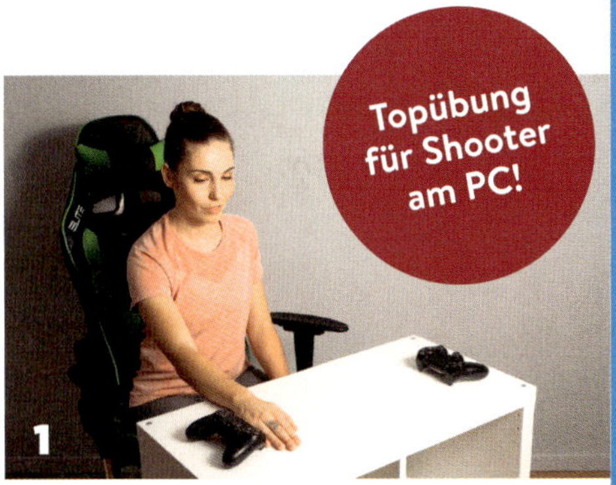

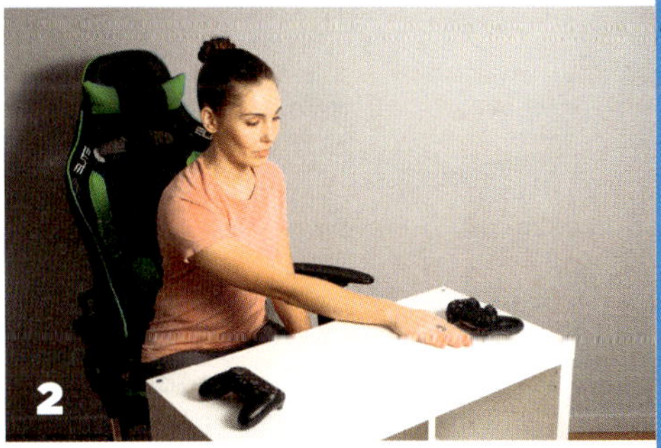

1. Setze dich an einen Tisch und platziere zwei Gegenstände in einem Abstand von circa einem halben Meter voneinander. Dein rechter Arm ist gestreckt und du sitzt aufrecht mit Spannung im Rumpf. Lege deine rechte Hand knapp neben das rechte Hindernis, sodass du es gerade nicht berührst.
2. Bewege deinen Arm so schnell du kannst nach links zu dem Hindernis auf der linken Seite, ohne es zu berühren. Dein Ziel ist, die Bewegung so schnell wie möglich durchzuführen und so knapp wie möglich vor dem Hindernis zu bremsen. Zu keinem Zeitpunkt berührst du eines der Hindernisse. Bewege dann deine Hand wieder nach rechts auf die andere Seite.

Trainingsziel: Verbesserung deines Krafteinsatzes bei der Bewegung der Hand

Ausführung: 20 × pro Hand, 3 Übungssätze

Hinweis: Solltest du Sorge haben, dass du die Hindernisse doch berühren könntest, kannst du auch zwei Blatt Papier verwenden. So vermeidest du, dass du etwas kaputt machst oder dich verletzt. Wenn du noch spezifischer trainieren möchtest, mache die Übung mit deiner Computermaus in der Hand.

Aim Rolling

1. Lege einen Gegenstand zwei Meter entfernt vor dir auf den Boden. Alternativ kannst du auch eine Wand als Hindernis nehmen. Knie dich auf dein linkes Bein. In deiner rechten Hand hast du einen Ball, deine beiden Arme hängen seitlich neben deinem Körper.
2. Hole mit deinem rechten Handgelenk Schwung, indem du den Handrücken in Richtung Unterarm beugst, und rolle den Ball nach vorn in Richtung des Hindernisses. Achte darauf, dass sich möglichst nur das Handgelenk bewegt, der Rest des Körpers ist gespannt.
3. Versuche, den Ball so nah wie möglich an das Hindernis heranzurollen, ohne dass er das Hindernis berührt.

Trainingsziel: Verbesserung der Differenzierungsfähigkeit im Handgelenk

Ausführung: 10 × pro Hand, 3 Übungssätze

Hinweis: Wechsle, wenn möglich, regelmäßig den Ball. So forderst du deine Differenzierungsfähigkeit noch mehr, da du dich immer wieder neu anpassen musst.

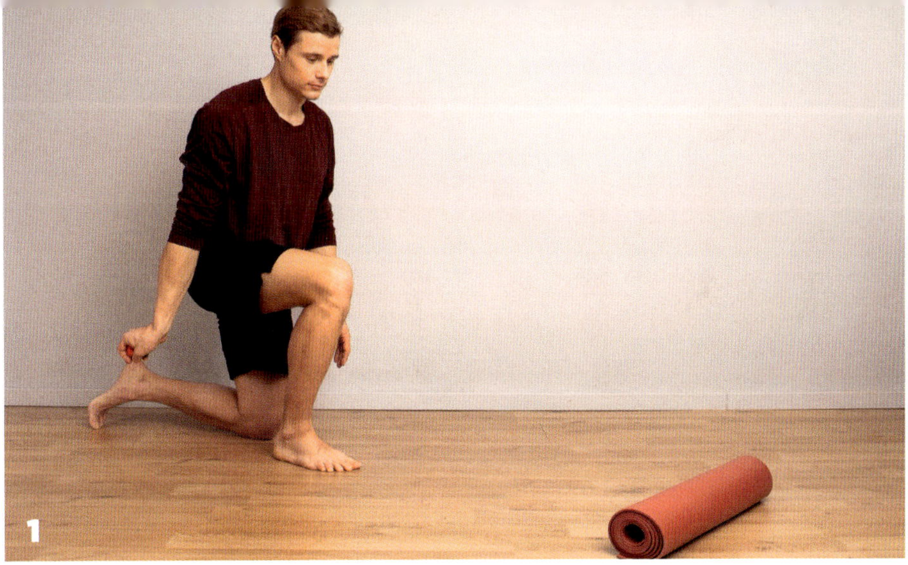

1

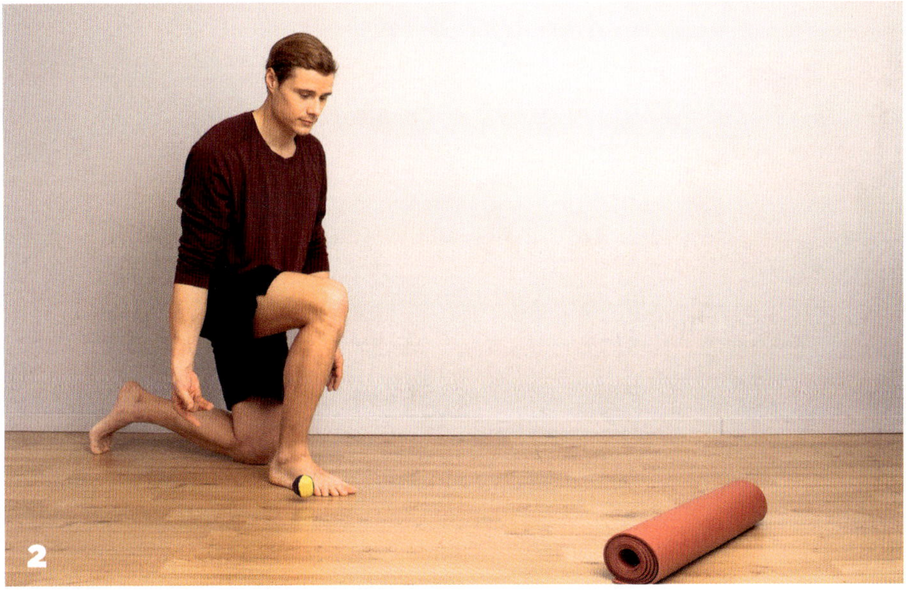

2

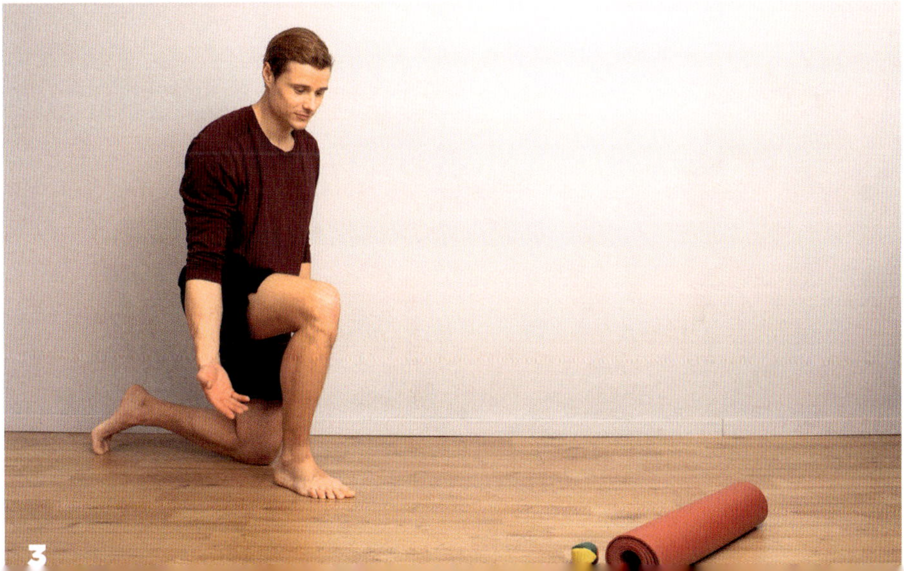

3

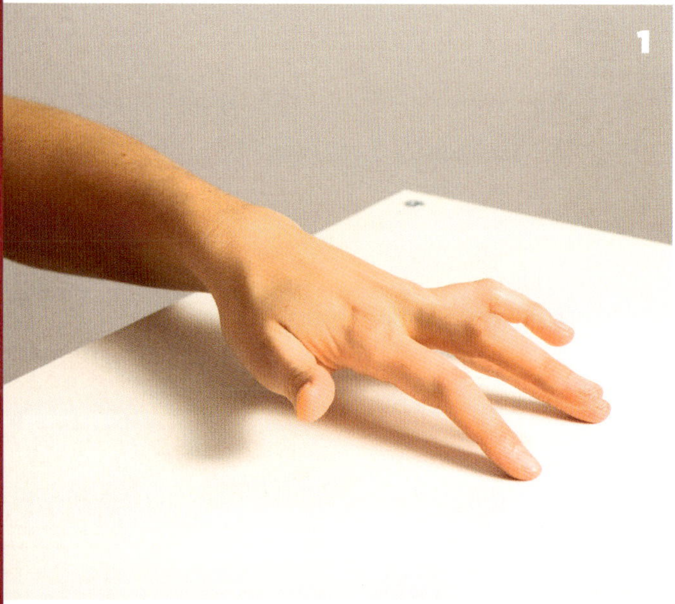

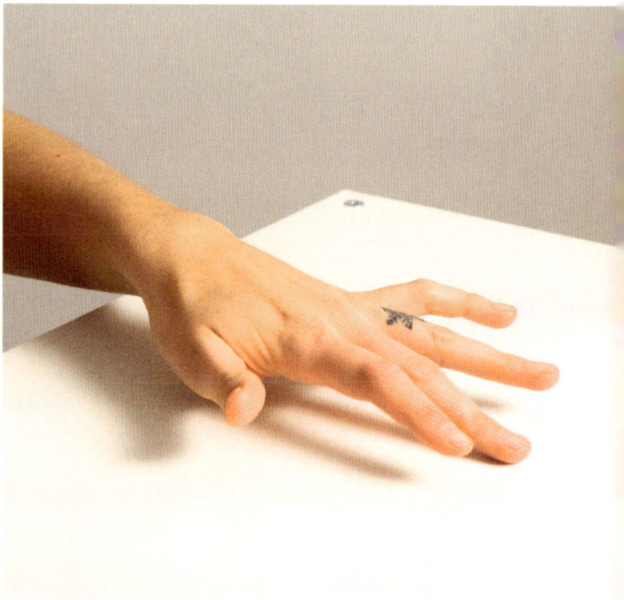

Laut und leise – für PC-Spieler

1. Stelle dich gerade und mit Körperspannung vor einen Tisch, Zeige- und Ringfinger berühren den Tisch, die restlichen Finger sind abgehoben.
2. Wechsle den Kontakt, sodass nur dein Mittelfinger den Tisch berührt, alle anderen Finger sind abgehoben. Dann wechsle wieder in Position 1 und so weiter.

Trainingsziel: Verbesserung der Differenzierungsfähigkeit der Finger

Ausführung: 30 Sekunden pro Hand, 6 Übungssätze. Tippe in drei Sätzen so laut wie möglich auf den Tisch, in den anderen drei Sätzen so leise wie möglich.

Hinweis: Achte darauf, die Bewegung nur aus deinen Fingern einzuleiten, nicht aus deinem Handgelenk oder deinem Arm. Lediglich deine Finger bewegen sich.

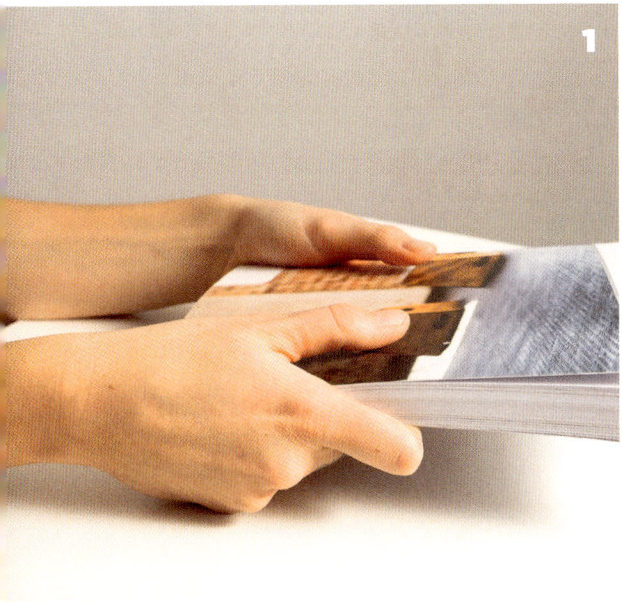
1

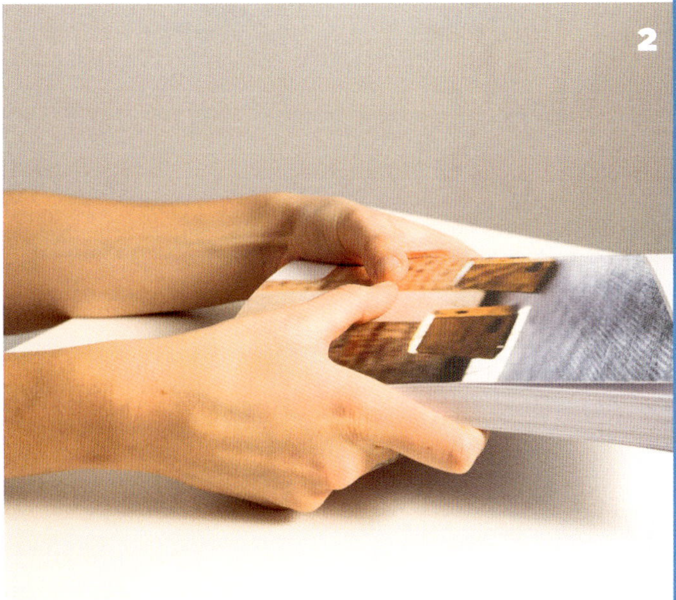
2

Laut und leise – für Konsolenspieler

1. Nimm ein Buch in die Hand und greife mit allen Fingern an die Unterseite. Deine Daumen liegen vorn so weit oben wie möglich auf. Lege deine Unterarme im Stehen auf eine Ablage, stehe aufrecht und halte Spannung im Körper.
2. Bewege deine beiden Daumen so weit es geht nach unten und lege sie dort ab. Danach wandern deine Daumen wieder nach oben.

Trainingsziel: Verbesserung der Differenzierungsfähigkeit der Finger

Ausführung: 30 Sekunden, 6 Übungssätze. Tippe in drei Sätzen so laut wie möglich auf das Buch, in den anderen drei Sätzen so leise wie möglich.

Hinweis: Achte darauf, die Bewegung nur aus deinen Daumen einzuleiten und aufrecht zu stehen.

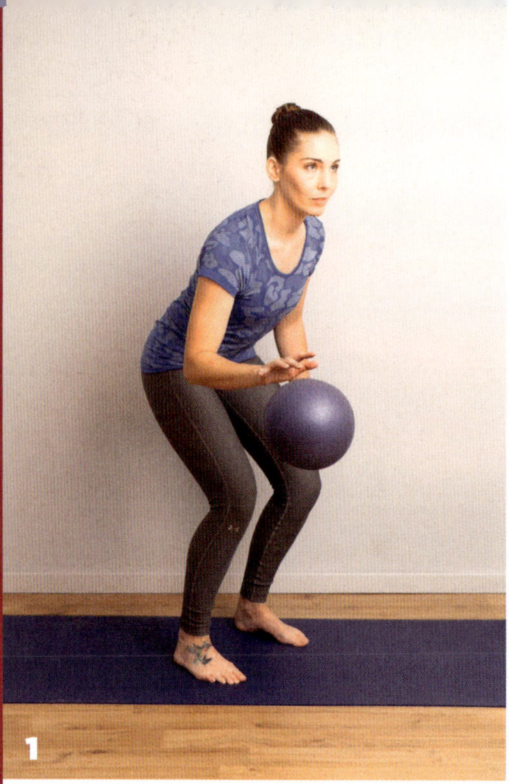

1

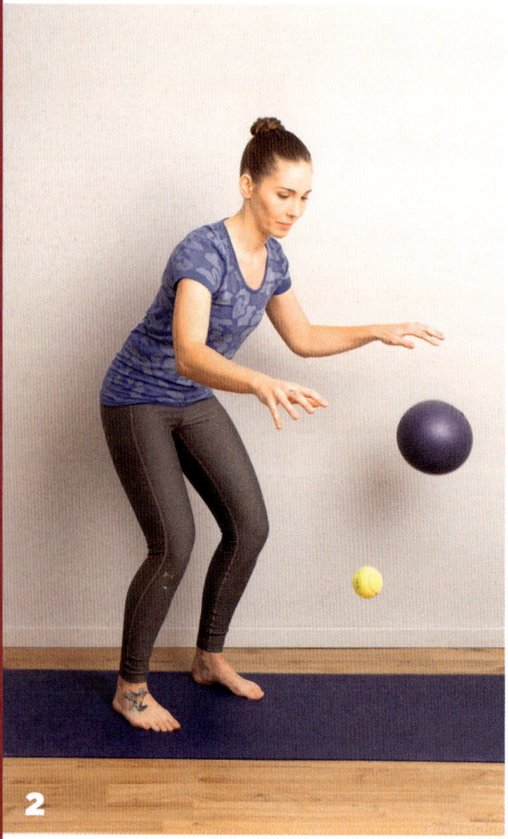

2

Michael Jordan

1. Nimm zur Vorbereitung einen großen Ball, der gut springt. Begib dich in eine leichte Kniebeuge, stehe stabil und halte deinen Rücken gerade. Prelle den Ball auf den Boden, ohne ihn wieder aufzunehmen. Wenn das gut funktioniert, schaue nicht auf den Ball, sondern nach vorn. Wiederhole diese Übung, bis du sie mit beiden Händen beherrschst.
2. Für die eigentliche Übung nimm einen weiteren, kleineren Ball. Prelle mit der linken Hand den großen Ball und gleichzeitig mit der rechten den kleinen Ball. Du meisterst diese Übung, wenn du es schaffst, beide Bälle zeitgleich auf den Boden zu prellen und sie synchron zu halten.

Trainingsziel: Verbesserung der Differenzierungsfähigkeit der Arme

Ausführung: 30 Sekunden möglichst fehlerfrei, 6 Übungssätze, großer und kleiner Ball immer im Wechsel, mal ist der große Ball in der linken, mal in der rechten Hand

Hinweis: Taste dich an diese Aufgabe langsam heran. Mit etwas Übung hast du den Bogen bald raus. Achte am Anfang darauf, dass nichts in deiner Nähe steht, was durch einen verspringenden Ball kaputtgehen könnte.

ORIENTIERUNGSFÄHIGKEIT

Wo befindest du dich auf der Map? Wie viele Räume hat das Haus, in dem sich das gegnerische Team verbarrikadiert hat? Bei solchen Aufgaben hilft dir deine Orientierungsfähigkeit, die du out-game und in-game trainieren kannst. Eine gute Game-Orientierung hilft dir auch, dich virtuell besser und schneller zurechtzufinden.

Feuer, Wasser, Sturm

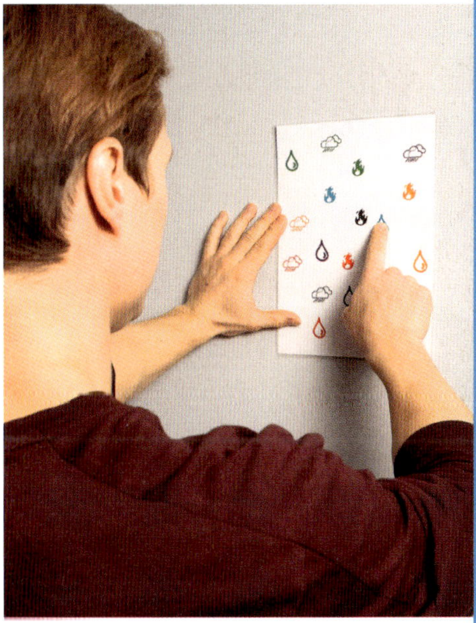

Fixiere das »Feuer, Wasser, Sturm«-Chart mit der linken Hand an einer Wand vor dir. Auf dem Chart sind verschiedene Zeichen zu sehen. Dein Trainer oder Trainingspartner ruft dir nun zum Beispiel »Wasser« zu und du musst mit deinem rechten Zeigefinger schnell auf das Tropfen-Symbol tippen. Die anderen Befehle sind »Feuer« für das Flammen- und »Sturm« für das Regenwolken-Symbol. Als Steigerung nennt dein Partner zusätzlich eine Farbe, die du mitberücksichtigen musst. Wenn er zum Beispiel »grünes Wasser« sagt, musst du auf das grüne Tropfen-Symbol tippen, bei »roter Sturm« auf das rote Sturm-Symbol und so weiter.

Trainingsziel: Verbesserung der Orientierung unter Stress

Ausführung: 30 Sekunden pro Finger, 3 Übungssätze. Trainiere erst alle Finger einer Hand, dann die andere Hand.

Hinweis: Wenn du nur allein trainieren kannst, nimm dir verschiedene Soundfiles mit deinem Handy auf, auf denen du die Zurufe in unterschiedlichen Reihenfolgen aufnimmst. Spiele die Files dann in zufälliger Reihenfolge ab, damit du nicht weißt, welcher Befehl wann kommt.

Round about

1. Lege mehrere Ringe in einer geraden Linie vor dich. Die Übung ist eine Kombination aus Arm- und Beinbewegungen. Trainiere zuerst die Armbewegung: Dein rechter Arm ist dem linken Arm immer einen Schritt voraus. Du machst mit beiden Armen die gleiche Bewegung, nur zeitlich versetzt. In der Ausgangsposition befindet sich dein linker Arm angewinkelt vor der Brust, dein rechter Arm angehoben im rechten Winkel neben dem Körper. Nun lässt du deinen rechten Arm neben dem Körper hängen und winkelst deinen linken Arm zur Seite an. Danach winkelst du deinen rechten Arm an und lässt deinen linken Arm nach unten hängen. Abschließend führst du den rechten Arm wieder im rechten Winkel neben den Körper und deinen linken Arm vor die Brust. Trainiere dann die Beinbewegung: Steige mit dem rechten Bein in den Reifen, stelle das linke Bein dazu. Nun steige mit dem rechten Bein aus dem Reifen und anschließend mit dem linken Bein in den nächsten Reifen. Stelle dein rechtes Bein zum linken Bein. Steige dann mit dem linken Bein aus dem Reifen und mit dem rechten Bein in den nächsten Reifen. Im Reifen gibt es einen Wechsel zwischen ein- und beidbeinigem Kontakt, außerhalb ist immer nur ein Bein und somit auch nur ein Kontakt.
2. Nun versuche, beide Bewegungen zu kombinieren. Wechsle die Armposition jeweils, wenn du in den Reifen und wenn du aus dem Reifen steigst. Bist du mit beiden Beinen im Reifen, verharren deine Arme in der Position.

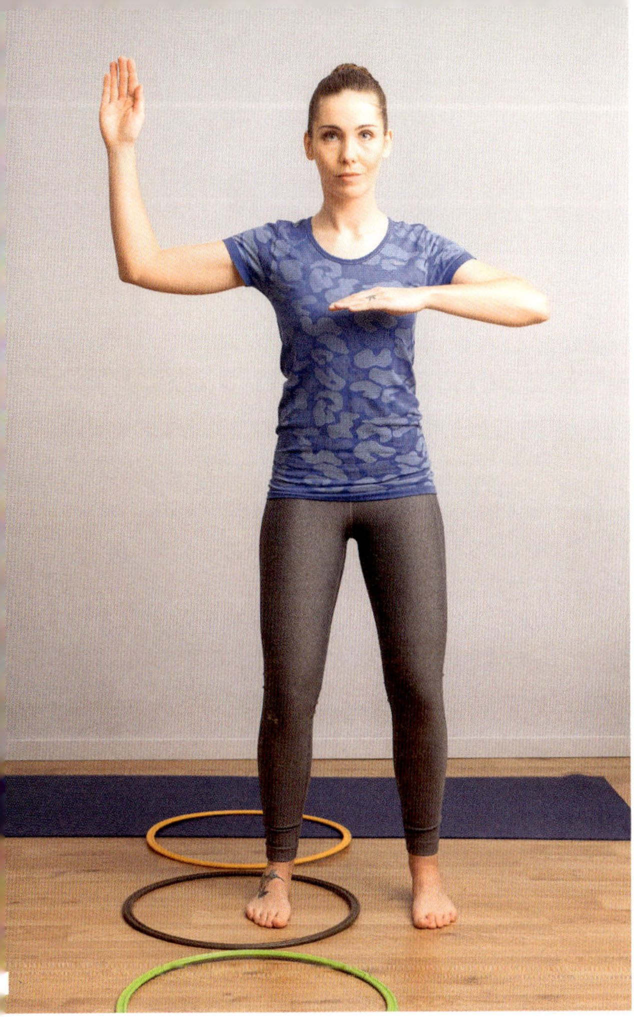

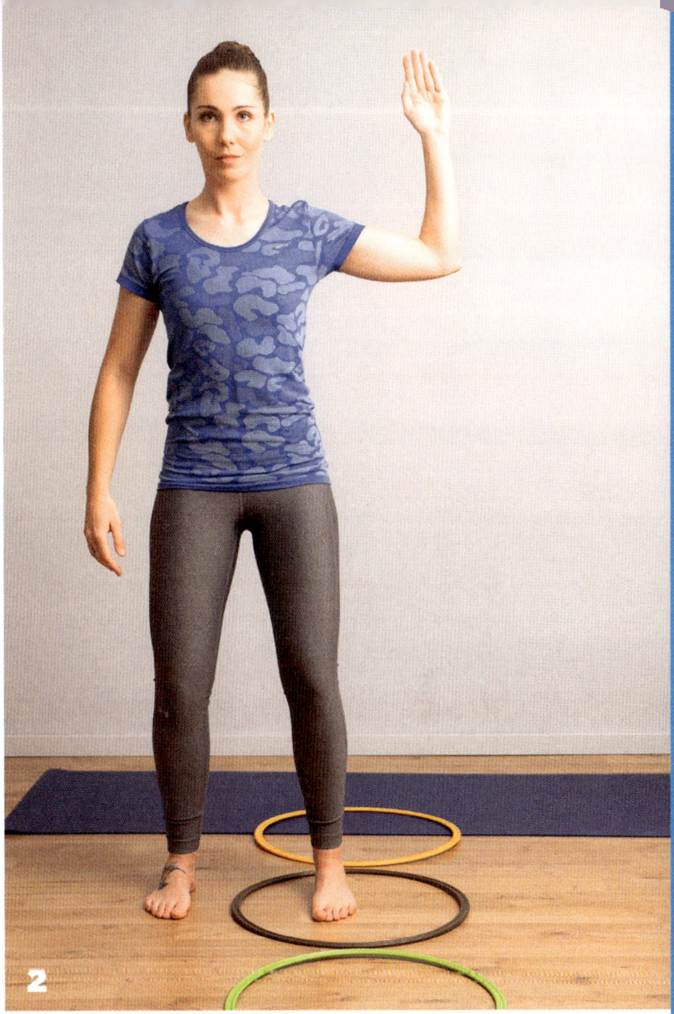

Trainingsziel: Verbesserung der Orientierung

Ausführung: 30 Sekunden, 20 Sekunden Pause, 8 Übungssätze. Fange langsam an und erhöhe dann das Tempo. Achte darauf, dass du fehlerfrei bleibst.

Hinweis: Die Übung ist sehr komplex. Starte mit der Armbewegung und führe dann ausschließlich die Bewegung mit den Beinen in den Reifen durch. Zum Schluss kannst du beides kombinieren. Außerdem kannst du bei dieser Übung sehr kreativ sein. Du kannst dir immer wieder neue Bewegungen überlegen und ausprobieren. Je komplexer die Bein- und Armkombinationen sind, desto schwieriger ist die Ausführung. Statt Reifen kannst du auch eine Koordinationsleiter verwenden. Hast du weder Reifen noch Leiter, kannst du dir auch Papier auf den Boden legen und dieses als Feld benutzen. Achte hierbei aber darauf, dass du nicht zu schnell läufst, da das Papier leicht wegrutschen kann.

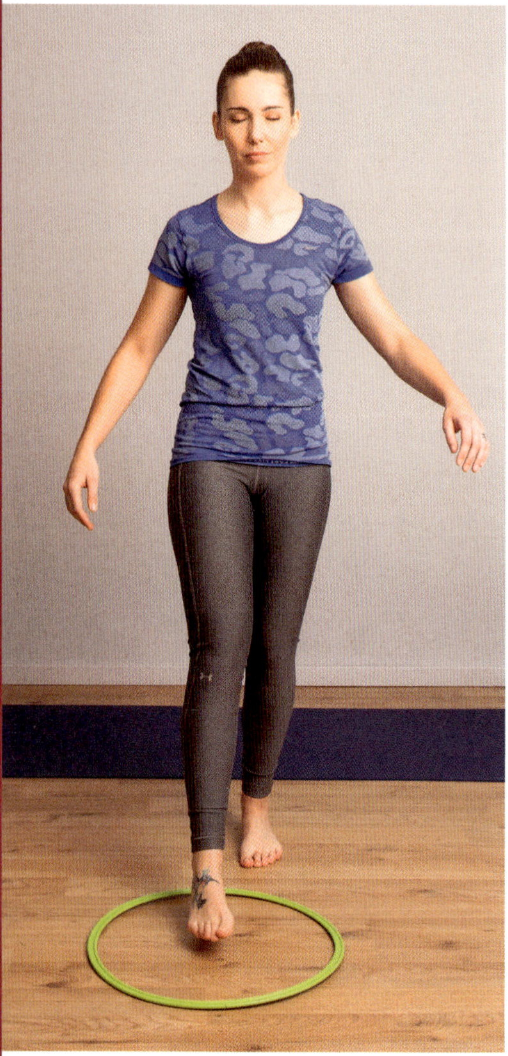

Watch your Step

Lege in einiger Entfernung vor dich einen Ring, ein Blatt Papier oder einen anderen Gegenstand, auf den du treten kannst, ohne dich dabei zu verletzen. Schließe die Augen und gehe auf dein Ziel zu. Versuche, es mit deinem Fuß zu treffen, ohne dass du es erfühlst oder die Augen öffnest. Bewege dich nur auf der Basis der Informationen deiner erinnerten Orientierung.

Trainingsziel: Verbesserung der Orientierung ohne visuellen Input

Ausführung: 10×, 3 Übungssätze, mindestens 60 Sekunden Pause zwischen den Sätzen

Hinweis: Je weiter dein Ziel entfernt ist, desto schwieriger wird es, es zu treffen. Stelle sicher, dass du nirgendwo gegenlaufen kannst, wo du dich verletzen könntest. Wenn möglich, mach diese Übung mit einem Trainer oder Trainingspartner, der aufpasst. Du kannst dieses Training auch in-game gut durchführen. Stelle dich mit deiner Spielfigur an einen Ausgangspunkt, lege einen Punkt fest, zu dem du in der virtuellen Umgebung kommen möchtest, und schließe die Augen. Bewege die Figur dann blind dorthin und öffne die Augen erst, wenn du glaubst, am gewünschten Punkt angekommen zu sein.

Upside down

Stelle deinen Bildschirm auf einen Gegenstand, sodass er circa 40 Zentimeter über dem Boden steht. Lege dich entspannt auf den Rücken, die Beine sind angewinkelt, Tastatur und Maus liegen auf deinem Schoß oder du hältst den Controller in deinen Händen. Richte deinen Blick auf den Bildschirm, den du verkehrt herum siehst, und absolviere ein Trainingsspiel in deinem Game. Bei *FIFA* wähle zum Beispiel ein Skill-Game oder ein Spiel auf dem einfachsten Schwierigkeitslevel. Auch wenn es am Anfang sehr ungewohnt ist: Bleibe dabei, du wirst dich schnell daran gewöhnen.

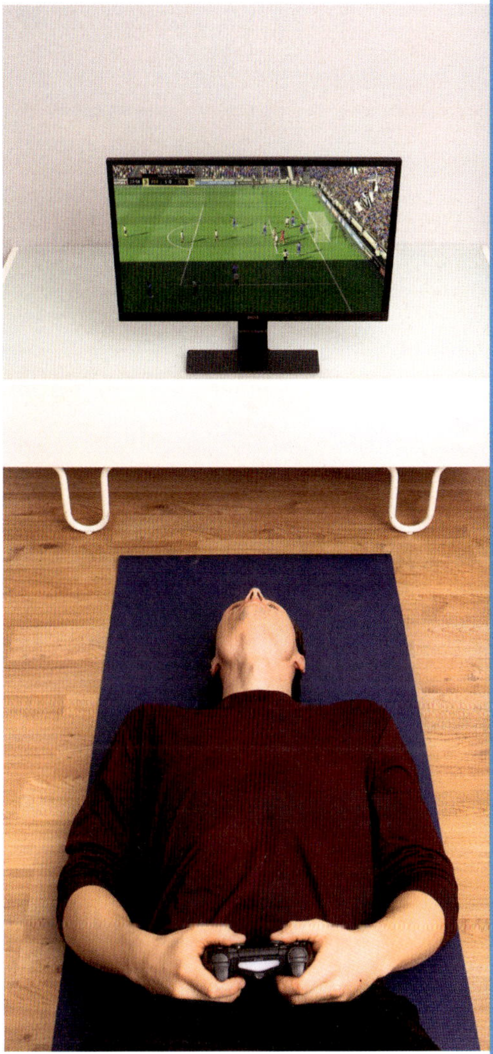

Trainingsziel: Verbesserung der In-Game-Orientierung

Ausführung: 2 Minuten, 3 Übungssätze

Hinweis: Logischerweise wirst du nicht so gut spielen wie sonst. Lass dich davon nicht entmutigen und probiere es weiter. Dein System lernt so das Spiel von Grund auf neu. Wenn sich dein Bildschirm nicht umstellen lässt: Immer mehr Bildschirme bieten die Möglichkeit, gedreht zu werden.

GESCHICKLICHKEIT

Die Koordination deiner Finger ist für dich sehr wichtig. Mit den folgenden Übungen kannst du diese Fähigkeit trainieren und lernen, deine Finger besser unter Kontrolle zu haben.

Topübung für Spieler von Simulationen mit schnellen Aktionen!

Finger Row

1. Bei dieser Fingerübung bleiben die Finger, die sich nicht bewegen, stets locker und können komplett wegstehen oder bewusst gestreckt sein. Wichtig ist, dass du dich auf den Kontakt zwischen den jeweils aufeinanderliegenden Fingern konzentrierst. Stelle dich aufrecht hin, hebe deine Hände ungefähr auf die Höhe deiner Schultern. Führe als Erstes Daumen und Zeigefinger zusammen.
2. Berühre jeweils mit dem Daumen deinen Mittelfinger.
3. Tippe Daumen und Ringfinger gegeneinander.
4. Führe Daumen und kleinen Finger zusammen. Gehe dann die Reihe wieder zurück, sodass der Daumen nacheinander kleinen Finger, Ringfinger, Mittelfinger und Zeigefinger berührt.

Trainingsziel: Verbesserung der Fingergeschicklichkeit

Ausführung: 60 Sekunden, so schnell und fehlerfrei, wie du kannst, 3 Übungssätze

Hinweis: Die Finger Row soll in einer Abfolge durchgeführt werden. Du tippst nie doppelt, sondern immer direkt zum nächsten Finger. Beginne langsam und finde dich in die Bewegung ein. Das ultimative Ziel ist, die Abfolge so schnell wie möglich, aber auch so fehlerfrei wie möglich durchzuführen. Als Steigerung schließe deine Augen bei der Ausführung.

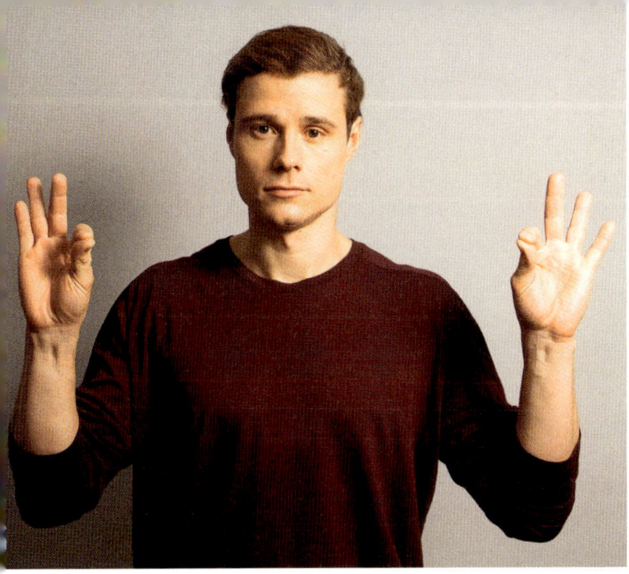

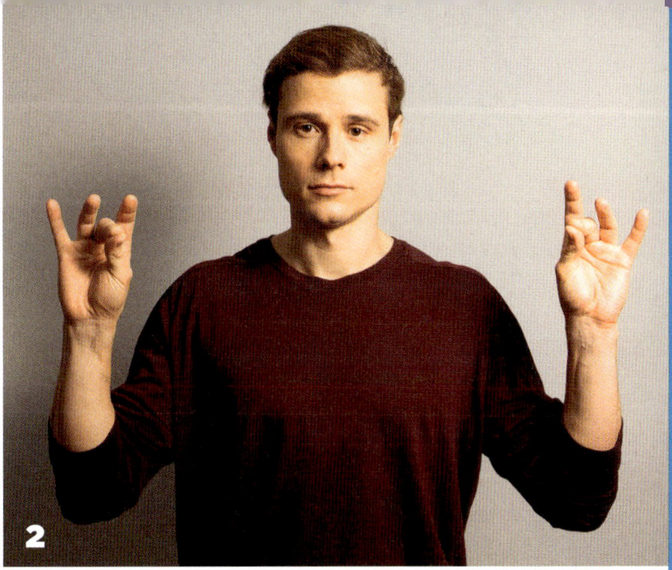

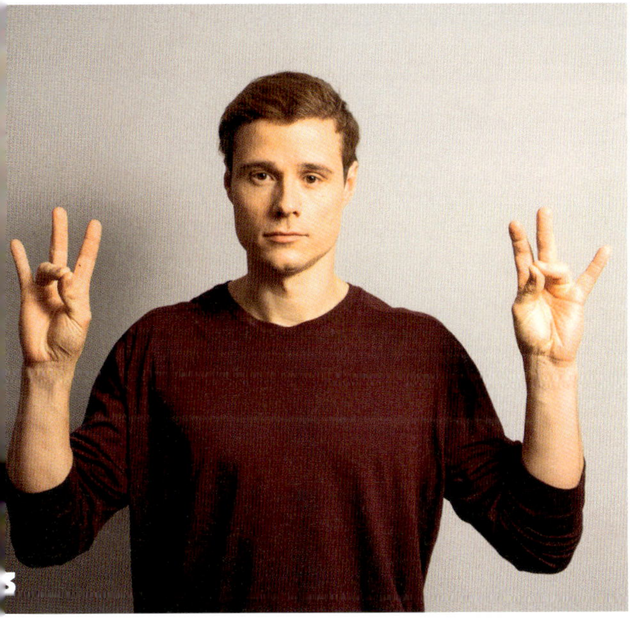

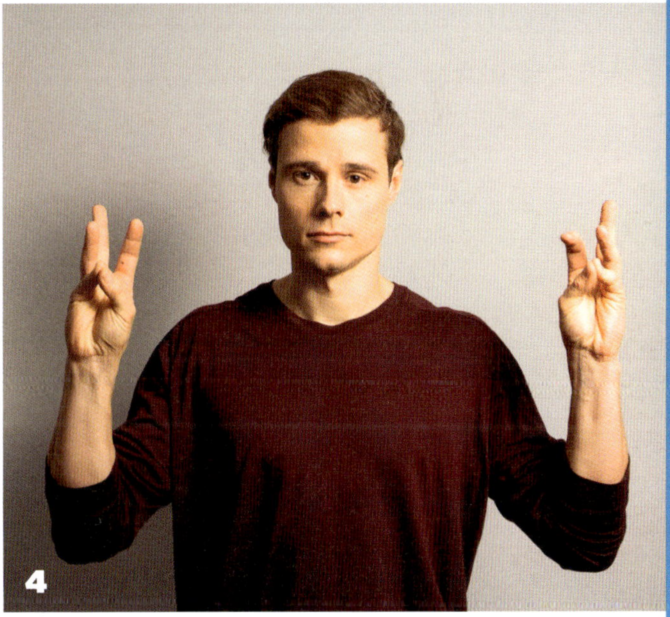

Lvl 100: Wenn du eine Herausforderung suchst, probiere diese Variante: Tippe mit links und rechts wie in Schritt 1 beschrieben. Dann tippe mit links wie in Schritt 2 beschreiben, aber mit rechts wie in Schritt 1. Danach tippe mit links wie in Schritt 3 beschrieben, mit rechts wie Schritt 2, dann mit links wie Schritt 4 und rechts wieder wie in Schritt 2 erklärt. Du tippst mit rechts jede Position doppelt, während du mit links die normale Finger Row machst. Wechsle bei dieser Variante auch die Seiten und führe die Übung ebenfalls für 60 Sekunden aus.

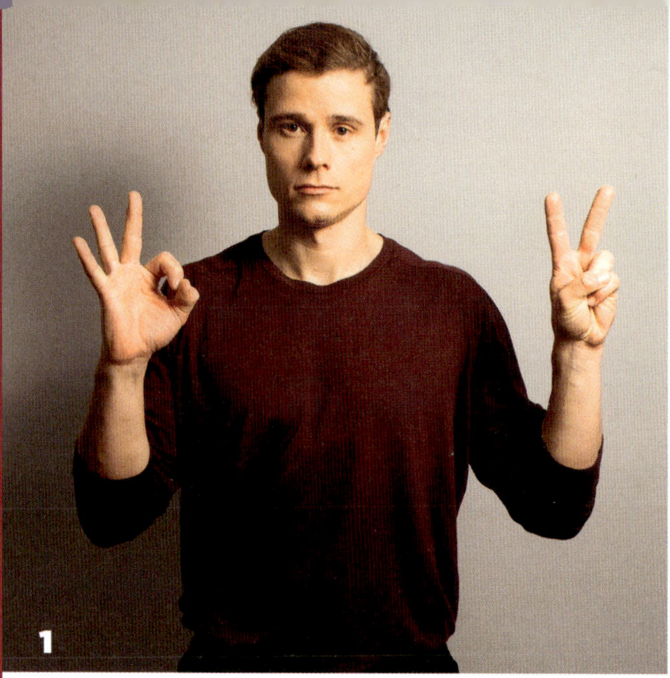

1

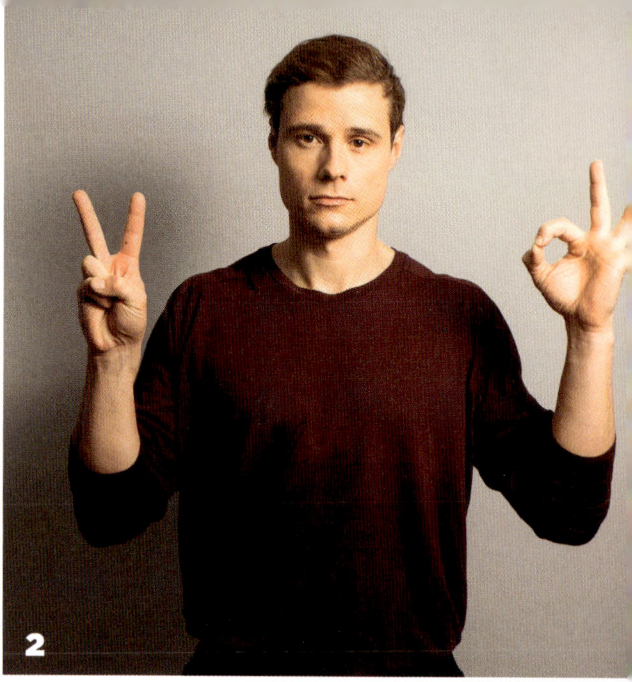

2

Peace

1. Stelle dich aufrecht hin, die Hände auf Höhe deiner Schultern. Forme mit deiner rechten Hand das Okay-Zeichen. Dafür berühren sich Daumen und Zeigefinger, die anderen drei Finger sind bewusst gestreckt. Mit der linken Hand mache das Victory-Zeichen: Strecke deinen Zeige- und Mittelfinger, dein Daumen liegt auf dem kleinen Finger und dem Ringfinger.
2. Forme mit deiner linken Hand das Okay-Zeichen, mit der rechten das Victory-Zeichen.

Trainingsziel: Verbesserung der Fingergeschicklichkeit

Ausführung: 60 Sekunden, so schnell und fehlerfrei wie möglich, 3 Übungssätze

Hinweis: Wechsle zwischen den zwei Positionen so schnell wie möglich. Versuche dabei, fehlerfrei zu bleiben. Achte auf die genaue Ausführung und Bewegung der Finger.

Thumb Around

1. Lege einen Stift mit dem oberen Drittel auf deinen Zeige- und Mittelfinger und fixiere ihn mit deinem Daumen. Bringe Spannung auf den Stift, indem du leichten Druck mit deinem Mittelfinger und dem Daumen ausübst. Dein Zeigefinger verhindert, dass sich der Stift dreht, indem er dagegenhält. Baue nicht zu viel Druck auf.
2. Löse deinen Zeigefinger und schiebe gleichzeitig mit deinem Mittelfinger den Stift weiter an, sodass sich der Stift in einer Drehung um den Daumen bewegt.
3. Lass den Stift nach der Drehung wieder in deine Finger fallen und fixiere ihn wie in Schritt 1.

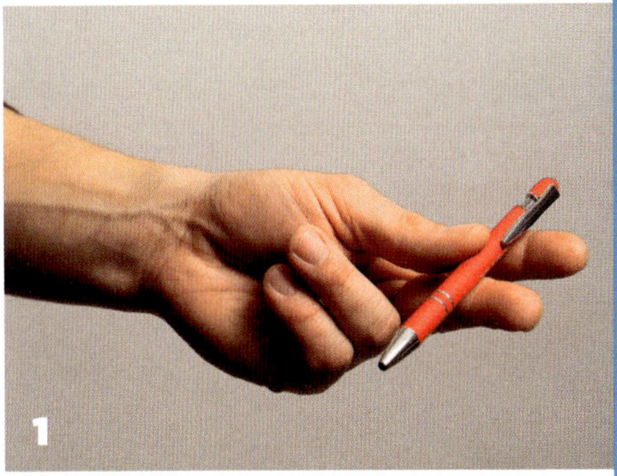

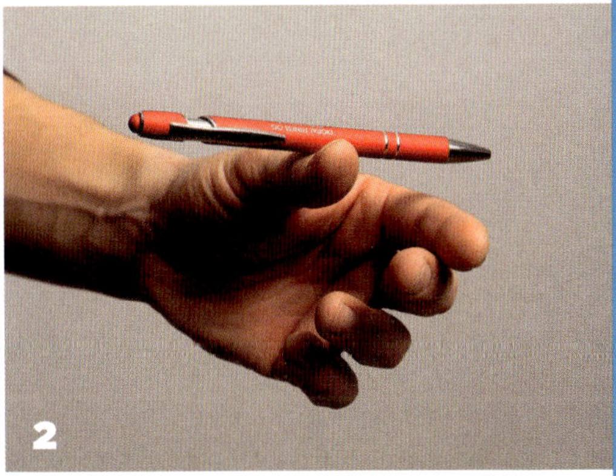

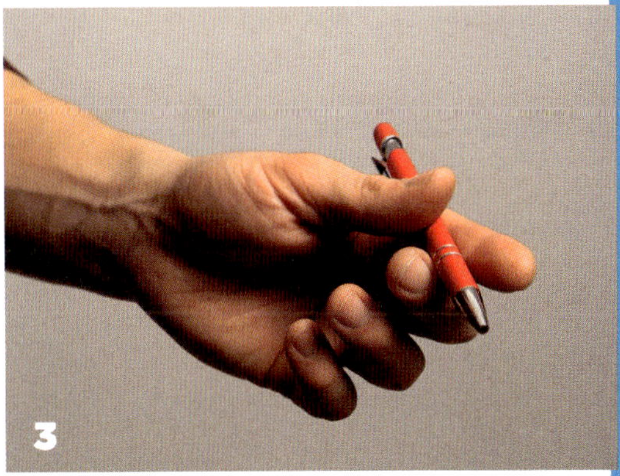

Trainingsziel: Verbesserung der Fingergeschicklichkeit

Ausführung: 20 Versuche pro Hand, 3 Übungssätze

Hinweis: Sei nicht frustriert, wenn der Stift bei den ersten Versuchen auf den Boden fällt. Das ist vollkommen normal und geht jedem so. Versuche, dranzubleiben und den richtigen Krafteinsatz deiner Finger, besonders deines Mittelfingers, herauszufinden. Da der Stift manchmal recht wild durch den Raum fliegen kann, führe die Übung an einem Ort durch, wo er nichts kaputt machen kann. Halte deinen Fortschritt fest und notiere, wie viele Thumb Arounds du pro Versuch geschafft hast.

Walk the Pen

1. Nimm einen Stift und halte ihn, indem du ihn mit leichtem Druck von Daumen und Zeigefinger auf deinem Mittelfinger fixierst.
2. Führe mit dem Stift eine Drehung um deinen Mittelfinger von deinem Körper weg aus. Löse dafür den Druck von deinem Daumen und wandere mit ihm unter den Stift. Nimm kurz danach den Mittelfinger unter dem Stift weg, sodass er sich in einer Drehung von deinem Körper wegbewegt. Du hältst den Stift quasi für kurze Zeit nur mit Daumen und Zeigefinger. Greife dann mit dem Ringfinger von unten kommend neben deinen Zeigefinger an den Stift und löse den Zeigerfinger. Bring deinen Mittelfinger neben deinen Daumen, um den Stift dort wieder unter Kontrolle zu bringen. Der Zeigefinger ist abgespreizt.
3. Führe die gleiche Bewegung mit dem nächsten Finger durch. Dafür fixiere den Stift zwischen Daumen und Ringfinger. Löse den Druck von deinem Daumen und wandere mit ihm unter den Stift. Nimm kurz danach deinen Ringfinger unter dem Stift weg. Du hältst den Stift für kurze Zeit quasi nur mit Daumen und Mittelfinger. Greife mit dem kleinen Finger von unten neben deinen Mittelfinger an den Stift und löse den Mittelfinger. Jetzt hältst du den Stift nur mit Daumen und kleinem Finger. Um den Stift wieder unter Kontrolle zu bringen, bringe deinen Ringfinger neben deinen Daumen. Drehe den Stift um den kleinen Finger und lass ihn wieder nach oben wandern.

Trainingsziel: Verbesserung der Fingergeschicklichkeit

Ausführung: 60 Sekunden pro Hand, so schnell wie möglich, 3 Übungssätze

Hinweis: Die Beschreibung hört sich komplizierter an, als die Übung eigentlich ist. Versuche, den Stift immer einen Finger weiter wandern zu lassen, indem du ihn um die Finger drehst und mit deinen restlichen Fingern fixierst. Beginne langsam und bleibe konzentriert.

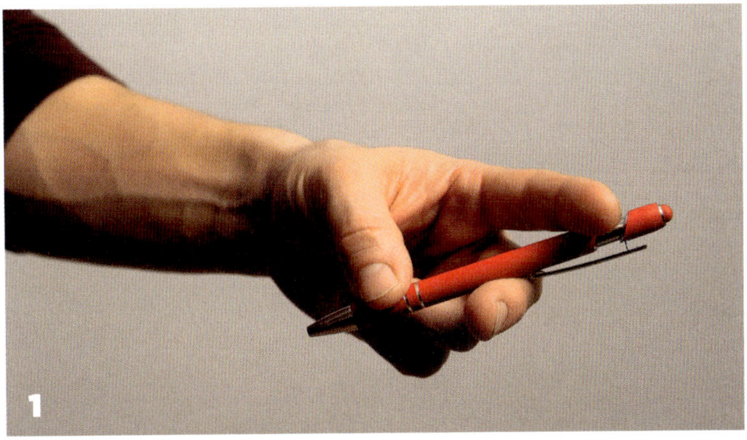
1

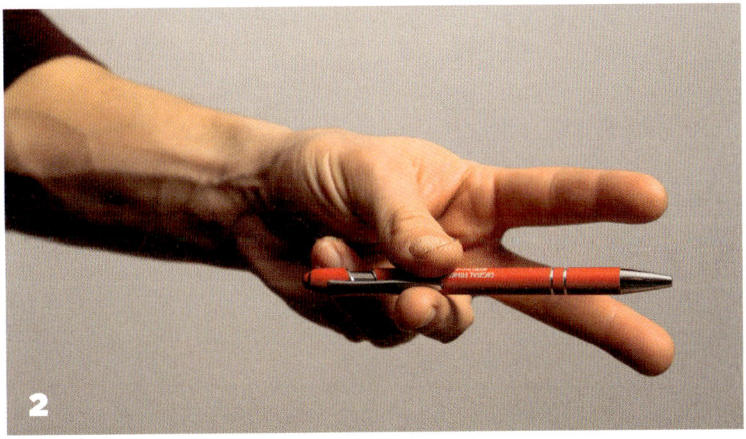
2

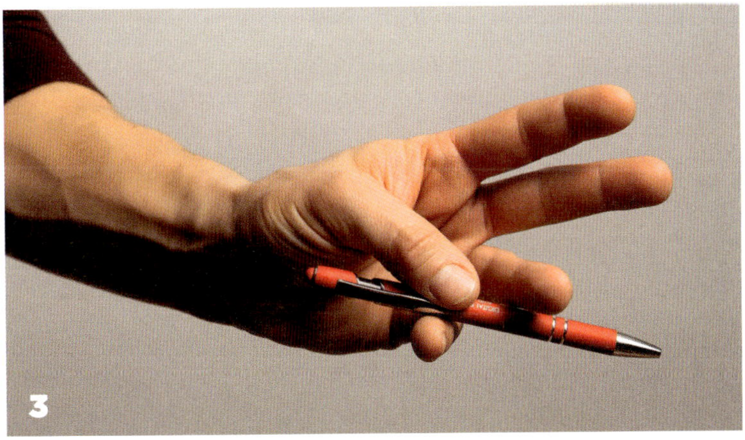
3

KOPPLUNGSFÄHIGKEIT

Deine linke und deine rechte Hirnhälfte müssen häufig gleichzeitig arbeiten und Informationen austauschen, damit du schnell in deinem Game bist. Um das zu meistern und zudem die Kombination von mehreren gleichzeitigen Bewegungen zu beherrschen, trainiere mit den folgenden Übungen deine Kopplungsfähigkeit.

Snap and Clap

1. Stelle dich aufrecht hin, die Beine hüftbreit auseinander. Mache mit deinem linken Fuß einen Schritt nach links vorn und klatsche in die Hände.
2. Mache mit deinem rechten Fuß einen Schritt nach rechts vorn und klatsche in die Hände.
3. Mache mit deinem linken Fuß einen Schritt nach hinten rechts und klatsche in die Hände.
4. Mache mit deinem rechten Fuß einen Schritt nach hinten links und schnipse mit deinen Händen.
5. Mache mit deinem linken Fuß einen Schritt nach vorn links und schnipse mit beiden Händen.
6. Mache mit deinem rechten Fuß einen Schritt nach vorn rechts und schnipse mit beiden Händen.

7. Mache mit deinem linken Fuß einen Schritt nach hinten rechts und klatsche in die Hände.
8. Mache mit deinem rechten Fuß einen Schritt nach hinten links und klatsche in die Hände.
9. Mache mit deinem linken Fuß einen Schritt nach vorn links und klatsche in die Hände.
10. Mache mit deinem rechten Fuß einen Schritt nach vorn rechts und schnipse mit beiden Händen.
11. Mache mit deinem linken Fuß einen Schritt nach hinten rechts und schnipse mit beiden Händen.
12. Mache mit deinem rechten Fuß einen Schritt nach hinten links und schnipse mit beiden Händen.

Trainingsziel: Verbesserung der Kopplung mehrerer Ganzkörperbewegungen

Ausführung: 30 Sekunden, so schnell und fehlerfrei wie möglich, 8 Übungssätze, 20 Sekunden Pause zwischen den Sätzen

Hinweis: Wenn du alle Positionen einmal durchlaufen hast, beginne wieder von vorn. Sicher erkennst du das Muster: Der V-Schritt besteht aus vier Bewegungen (1. links vor, 2. rechts vor, 3. links zurück, 4. rechts zurück) und die Hände haben ein anderes Muster (dreimal klatschen, dreimal schnipsen). Verinnerliche die Übung zunächst, indem du langsam und konzentriert beginnst, und erhöhe dann die Geschwindigkeit.

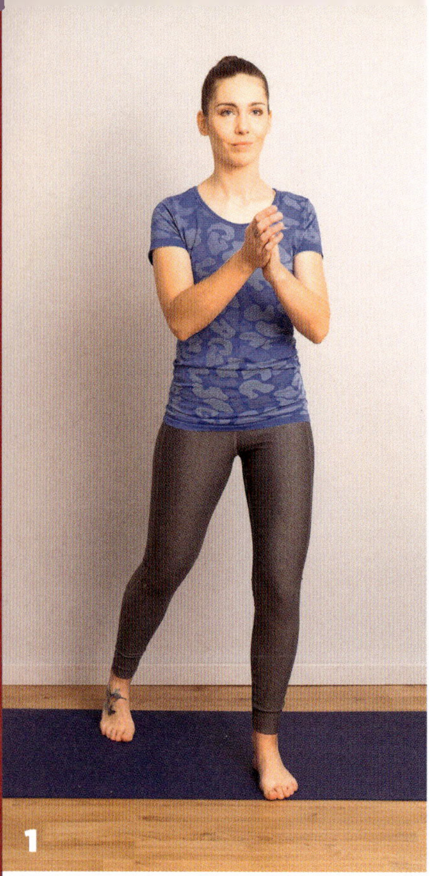
1

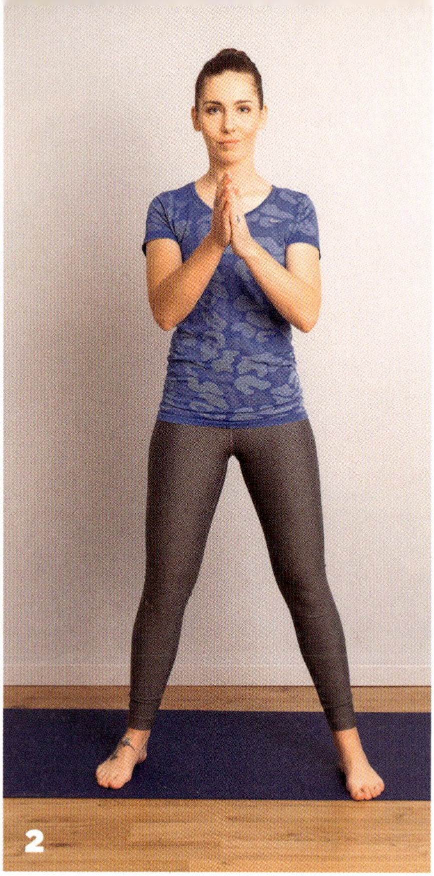
2

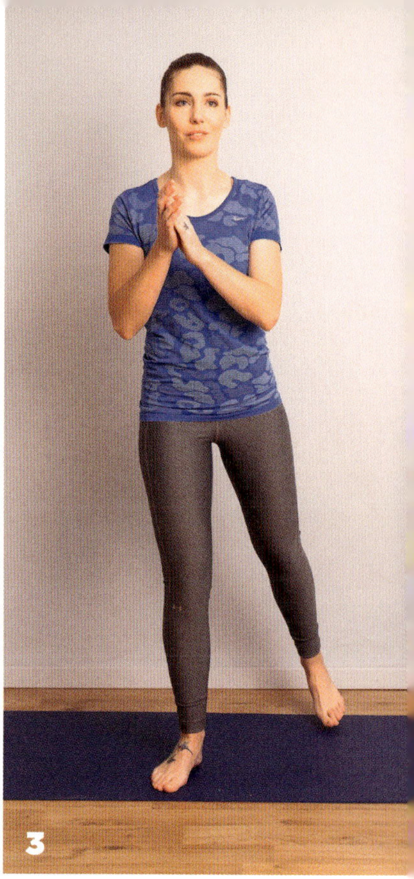
3

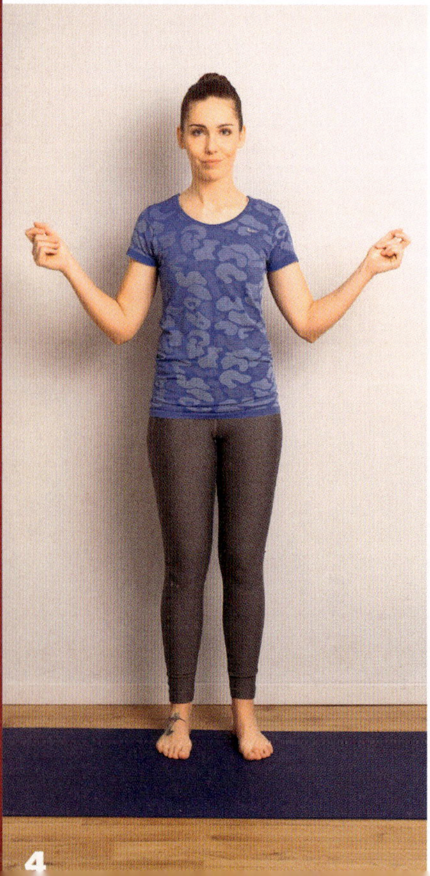
4

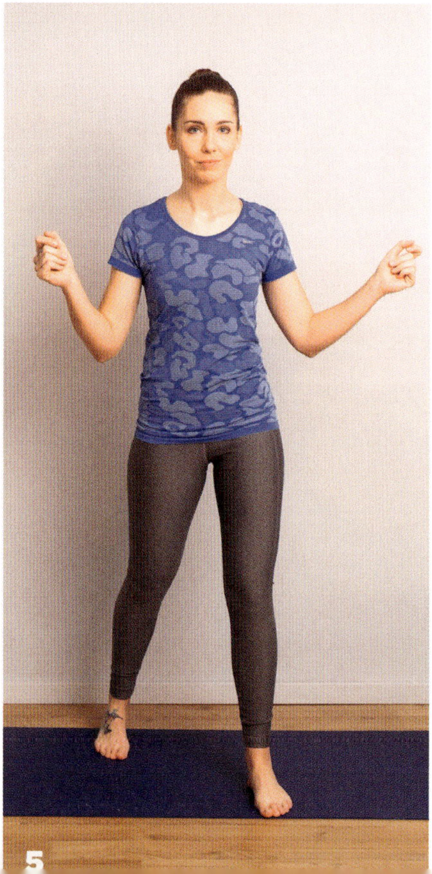
5

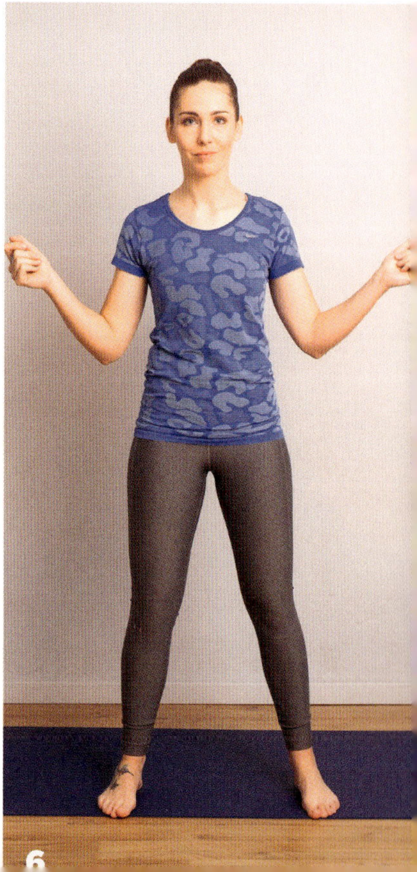
6

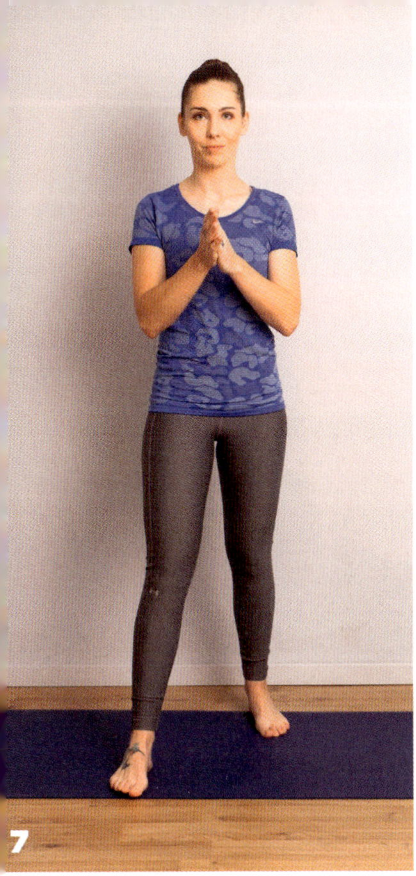
7

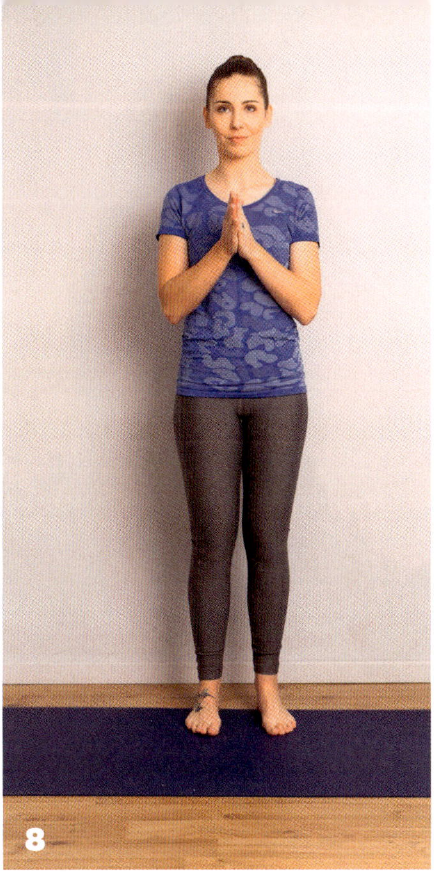
8

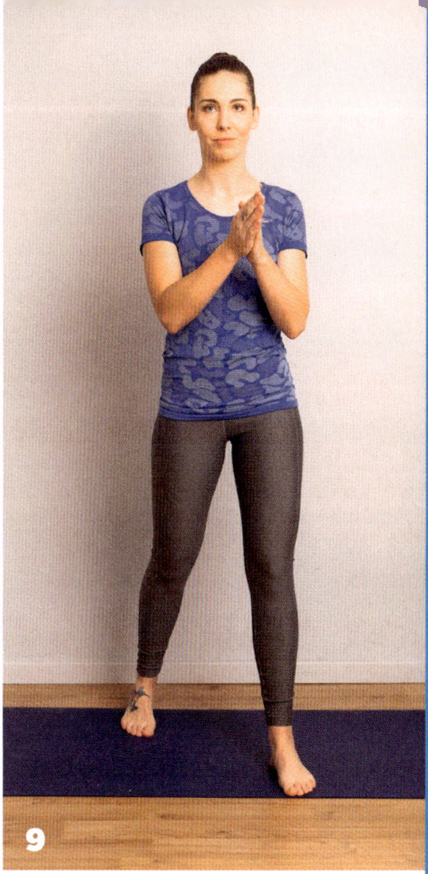
9

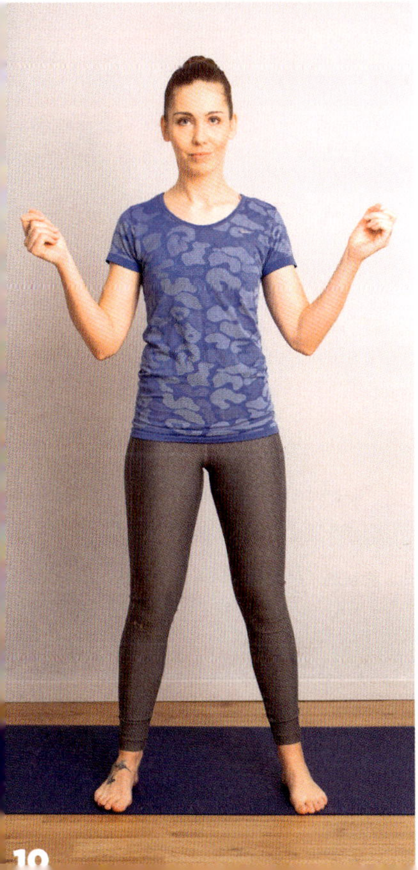
10

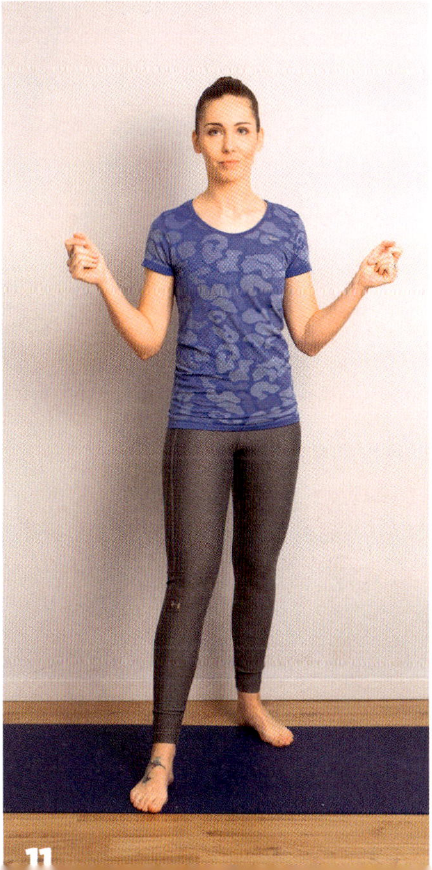
11

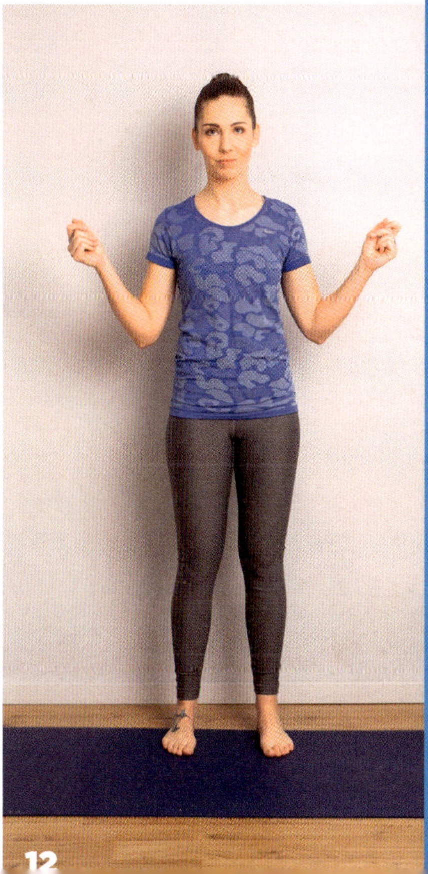
12

Wechselnde Fäuste

1. Laufe locker auf der Stelle, halte Spannung im Rumpf und bleibe aufrecht. Deine Hände sind auf Höhe deiner Schultern gehoben. Bilde mit der rechten Hand eine Faust und strecke deine linke Hand maximal.
2. Laufe weiter locker auf der Stelle. Strecke deine rechte Hand maximal und bilde mit deiner linken Hand eine Faust.
3. Laufe weiter locker auf der Stelle. Bilde mit beiden Händen eine Faust.
4. Laufe weiter locker auf der Stelle. Strecke beide Hände maximal.

Trainingsziel: Verbesserung der Kopplung von Handbewegungen

Ausführung: 30 Sekunden, so schnell und fehlerfrei wie möglich, 8 Übungssätze, 20 Sekunden Pause zwischen den Sätzen

Hinweis: Konzentriere dich bei dieser Übung auf einen sauberen Lauf und gleichzeitig auf die Hände. Beginne langsam und erhöhe das Tempo der Handbewegung, sobald du sie verinnerlicht hast. Wechsle bei Bedarf die Reihenfolge der Handbewegungen, um neue Reize zu setzen.

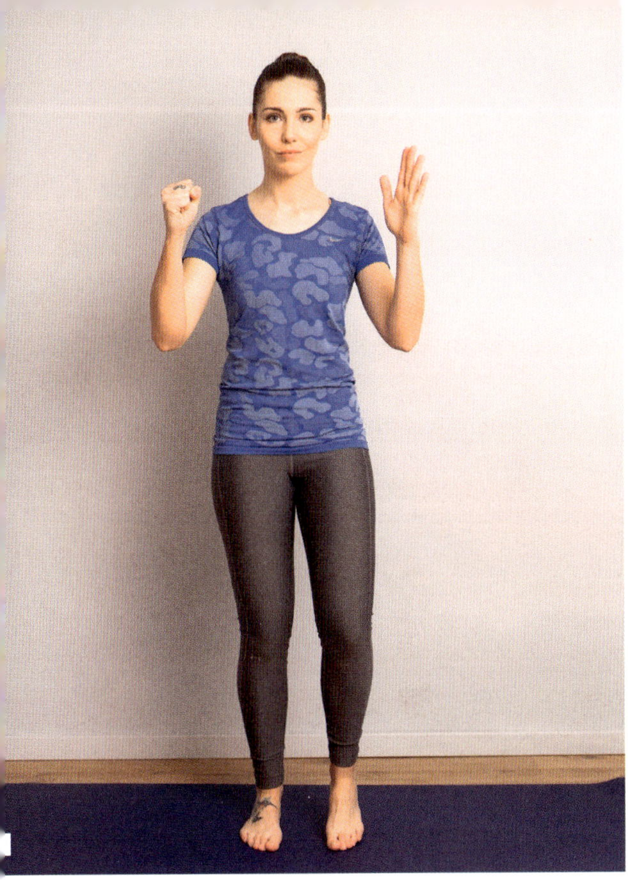

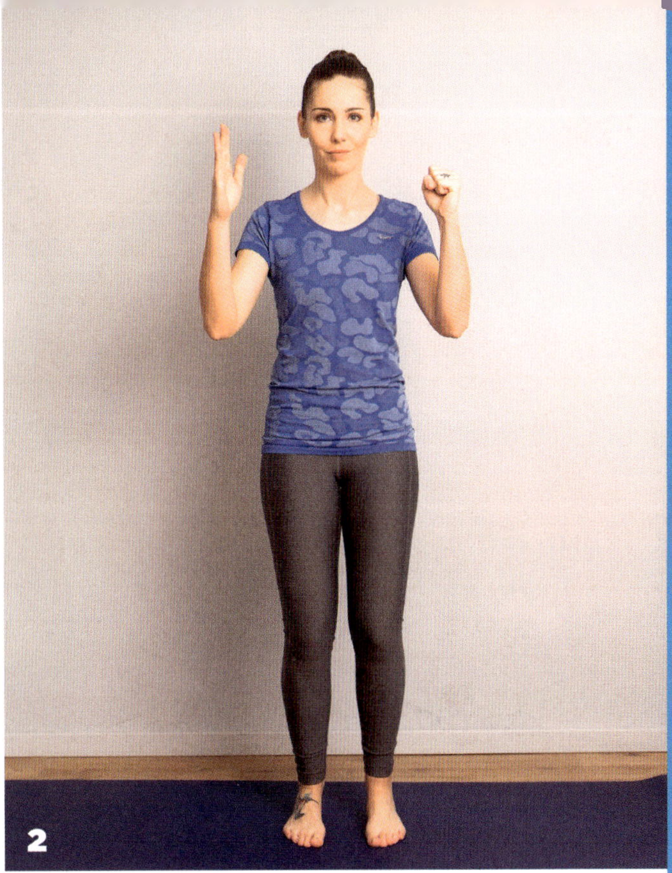
2

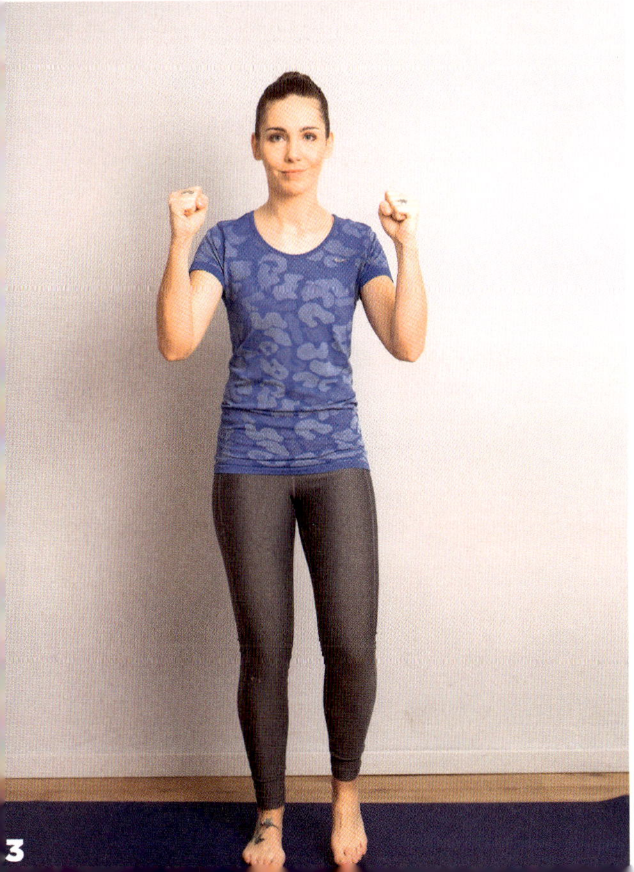
3

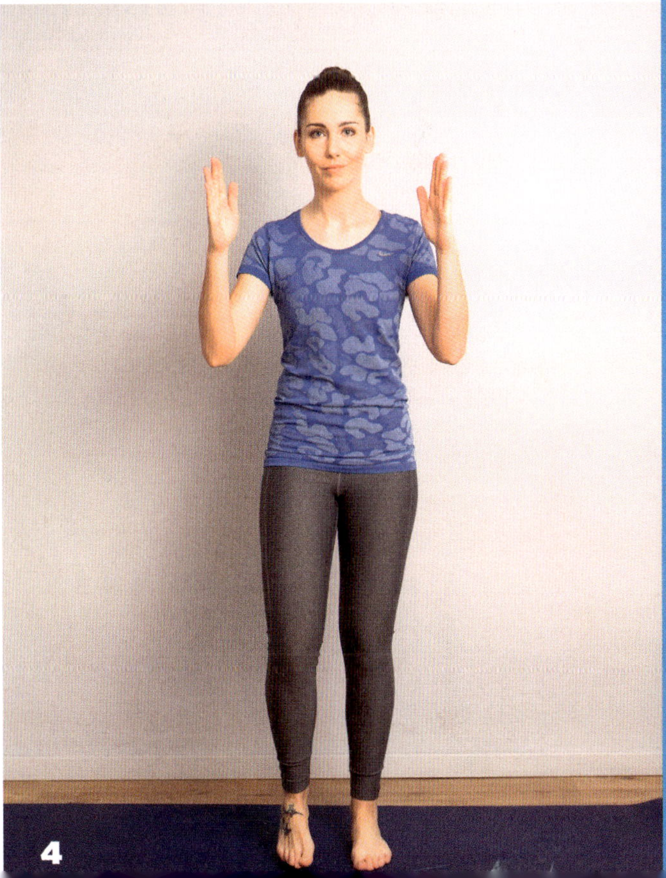
4

Armkoordination

1. Ferse locker auf der Stelle an. Dabei geht es nicht darum, dass du mit deinen Fersen dein Gesäß berührst, sondern dass du gefühlt deine Fersen in Richtung deiner Schultern bringst. Wenn es dir hilft, kannst du in einer leichten Vorderlage laufen. Winkle deinen linken Arm an, der Ellenbogen zeigt nach unten. Winkle deinen rechten Arm ebenfalls an, der Ellenbogen zeigt aber nach rechts.
2. Ferse weiter an. Strecke deinen linken Arm, die Hand zeigt nach unten. Winkle deinen rechten Arm an, der Ellenbogen zeigt nach unten.
3. Ferse weiter an. Strecke deinen linken Arm gerade zur Seite aus. Strecke deinen rechten Arm gerade nach unten.
4. Ferse weiter an. Winkle deine linke Hand an, der Ellenbogen zeigt nach links. Strecke deinen rechten Arm gerade zur Seite aus.
5. Ferse weiter an und komme wieder in die Anfangsposition: Winkle deinen linken Arm an, der Ellenbogen zeigt nach unten. Winkle deinen rechten Arm ebenfalls an, der Ellenbogen zeigt aber nach rechts.

Trainingsziel: Verbesserung der Kopplung von Armbewegungen

Ausführung: 30 Sekunden, so schnell und fehlerfrei wie möglich, 8 Übungssätze

Hinweis: Wenn du bei dieser Übung Probleme haben solltest, beginne zunächst mit den Armen und übe die Bewegung langsam. Wenn es gut funktioniert, fange an, dabei auf der Stelle zu laufen. Wenn auch das gut geht, wechsle ins Anfersen. Achte beim Anfersen darauf, die Spannung im Rumpf zu halten. Im besten Fall wechseln deine Armbewegungen immer in dem Moment, in dem du auch dein Standbein wechselst.

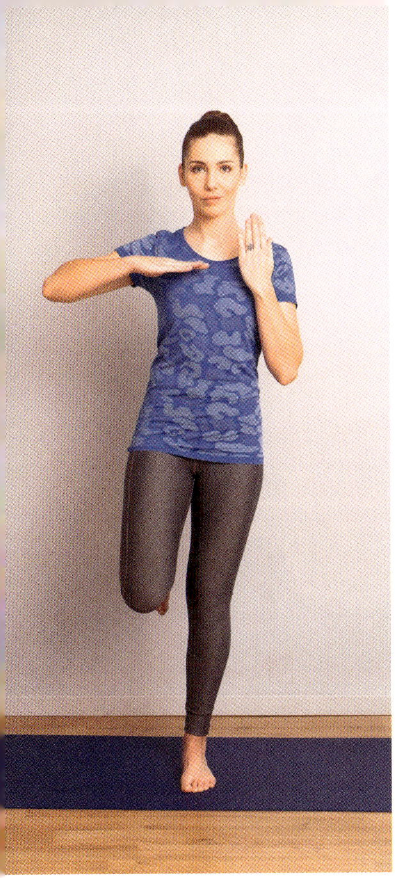

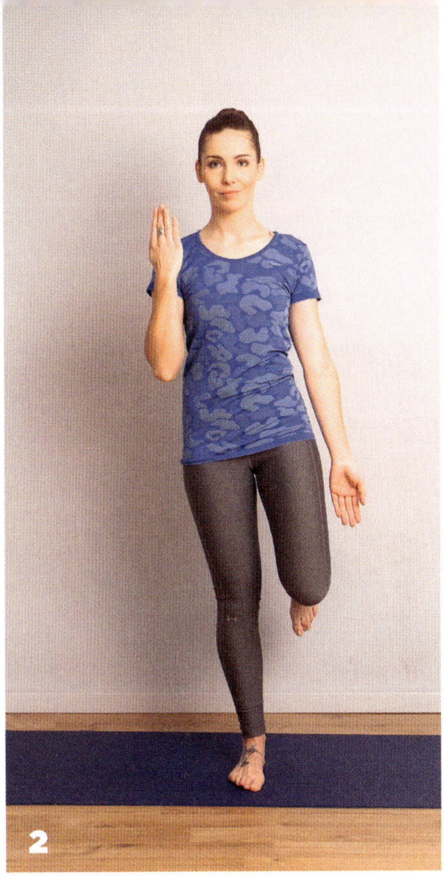

2

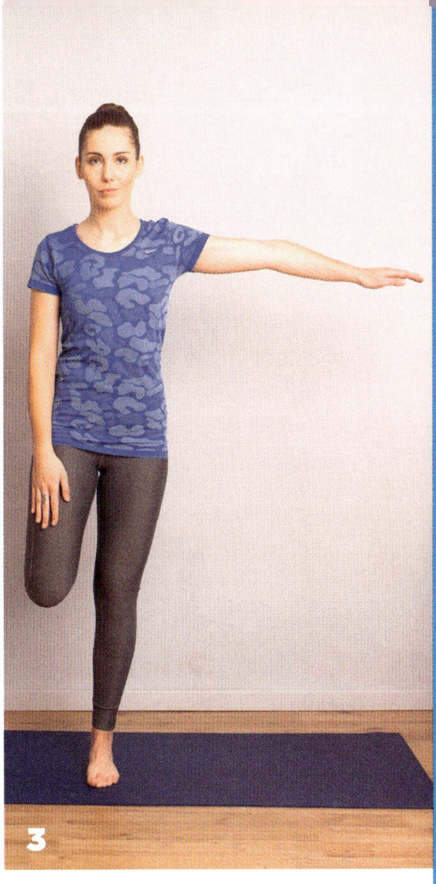

3

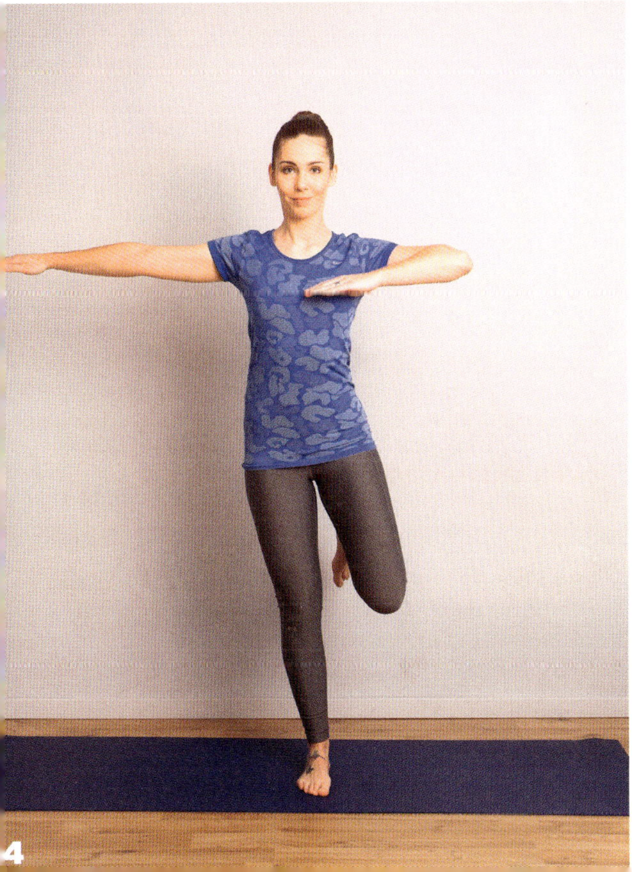

4

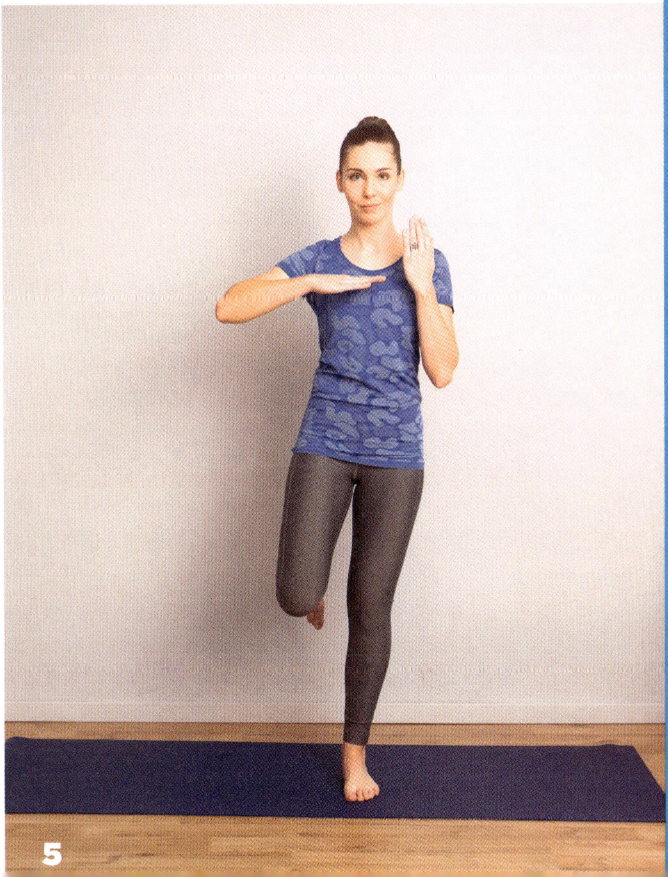

5

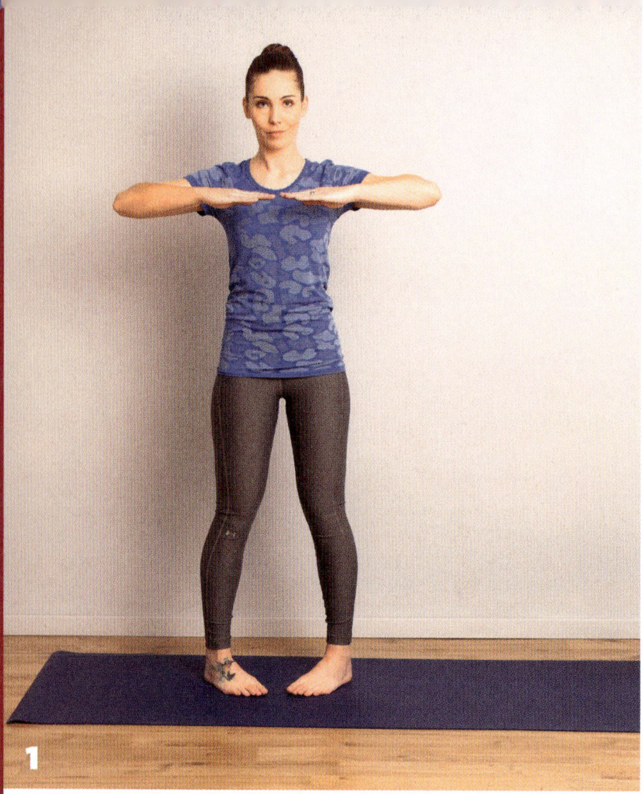

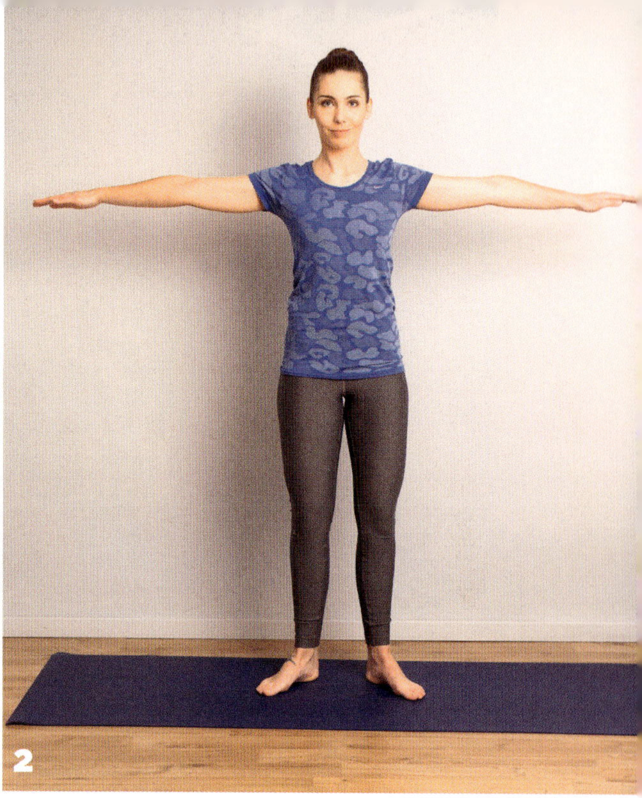

Michael Jackson

1. Stelle dich aufrecht hin. Bringe deine Zehenspitzen zueinander und drehe deine Fersen voneinander weg. Winkle deine Ellenbogen an, die Fingerspitzen beider Hände zeigen zueinander und die Arme bilden eine gerade Linie vor deinem Körper.
2. Wandere mit deinen Füßen nach links, indem du deinen linken Fuß über die Ferse und deinen rechten Fuß über den Fußballen nach links drehst. Strecke gleichzeitig deine Arme zu den Seiten. Führe diese Bewegung weiter nach links fort.

Trainingsziel: Verbesserung der Kopplung von Arm- und Beinbewegungen

Ausführung: 10 × von rechts nach links, 10 × von links nach rechts, 3 Übungssätze

Hinweis: Wenn dir die Übung schwerfällt, beginne zunächst nur mit den Füßen und finde dich in die Bewegung ein. Im Prinzip drehst du die Füße immer im Wechsel – mal über die Ferse, mal über den Fußballen.

ELEMENTARE SCHNELLIGKEIT

Deine Schnelligkeit entscheidet darüber, wie schnell du Bewegungen ausführen kannst. Die elementare Schnelligkeit bezieht sich dabei auf einfache Bewegungen, die kaum Kraftaufwand oder Koordination benötigen. Trainiere sie vor allem in jungen Jahren, um sie bestmöglich auszubilden. Sei bei diesen Übungen voll motiviert und gib bei jeder Aktion alles, sonst hat das Training kaum einen Effekt.

Clap it

Stelle dich aufrecht hin, bringe deine Hände vor deinen Körper und klatsche so schnell du kannst mit den Händen.

Trainingsziel: Verbesserung der Schnelligkeit der oberen Extremität

Ausführung: 10 Sekunden so schnell wie möglich, 30 Sekunden Pause, 5 Übungssätze

Hinweis: Achte darauf, die Spannung im Oberkörper nicht zu verlieren und die Schultern unten zu halten.

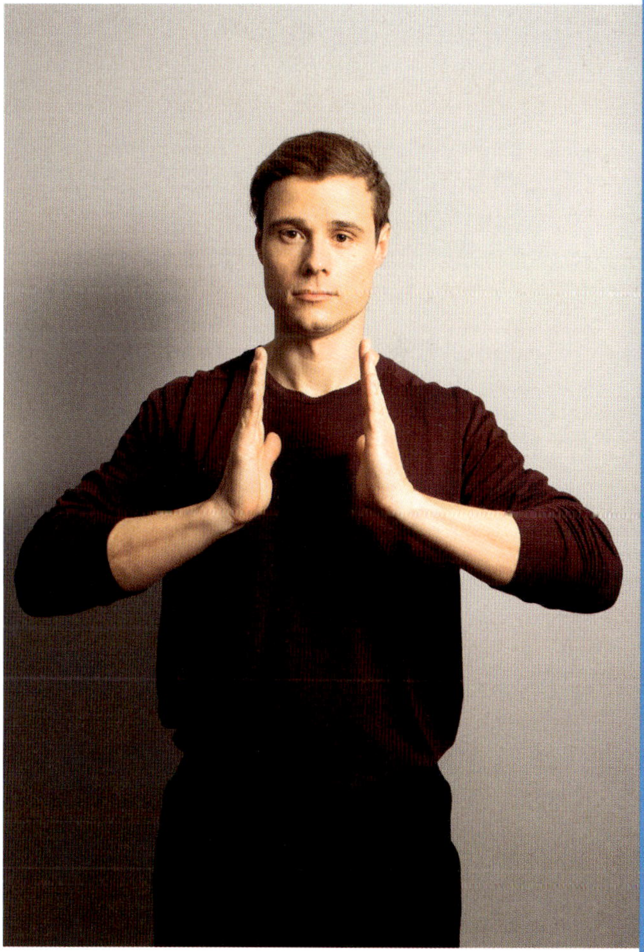

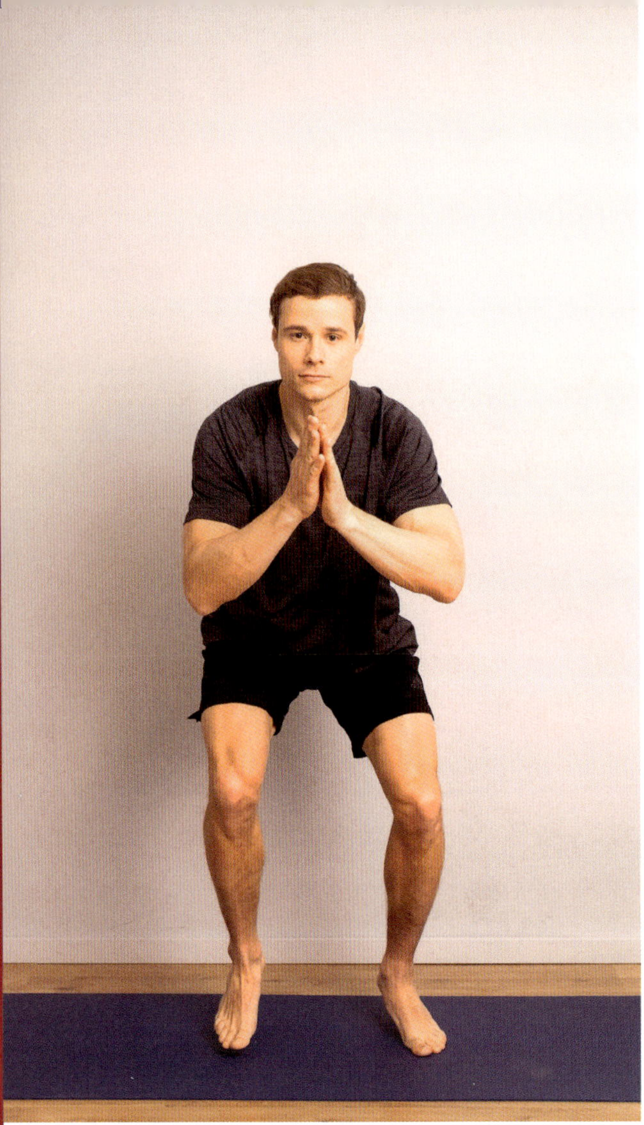

Tap the Clap

Komme im Stand in eine leicht vorgebeugte Position und bringe deine Hände vor den Körper. Führe Tappings durch und schaffe dabei mit deinen Füßen so viele Kontakte wie möglich mit dem Boden. Klatsche gleichzeitig so schnell wie möglich mit deinen Händen.

Trainingsziel: Verbesserung der Schnelligkeit von oberer und unterer Extremität

Ausführung: 10 Sekunden so schnell wie möglich, 30 Sekunden Pause, 5 Übungssätze

Hinweis: Achte darauf, die Spannung im Oberkörper nicht zu verlieren und die Schultern unten zu halten. Sei maximal motiviert und gib alles, was du hast.

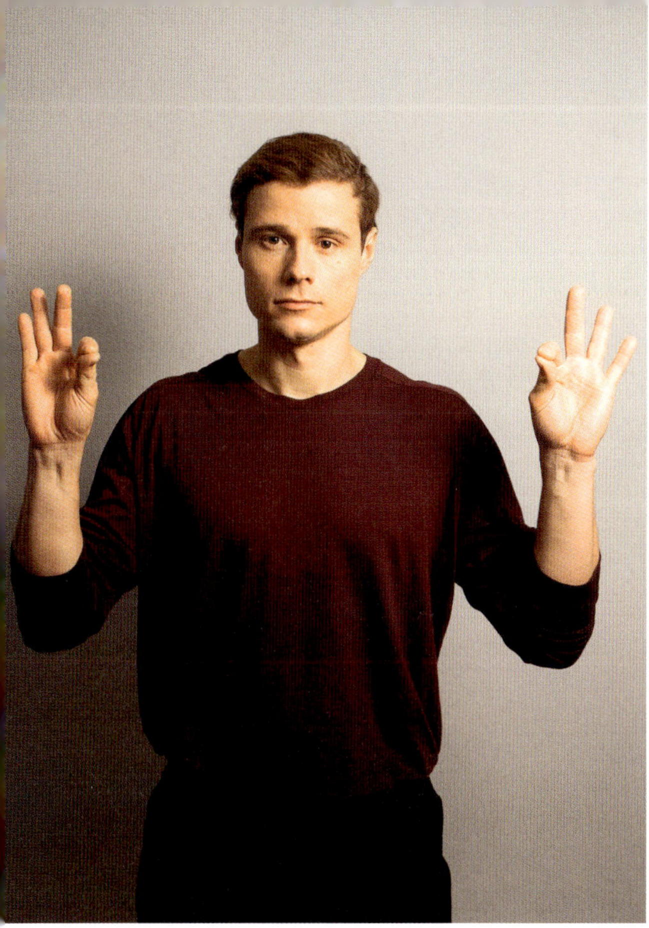

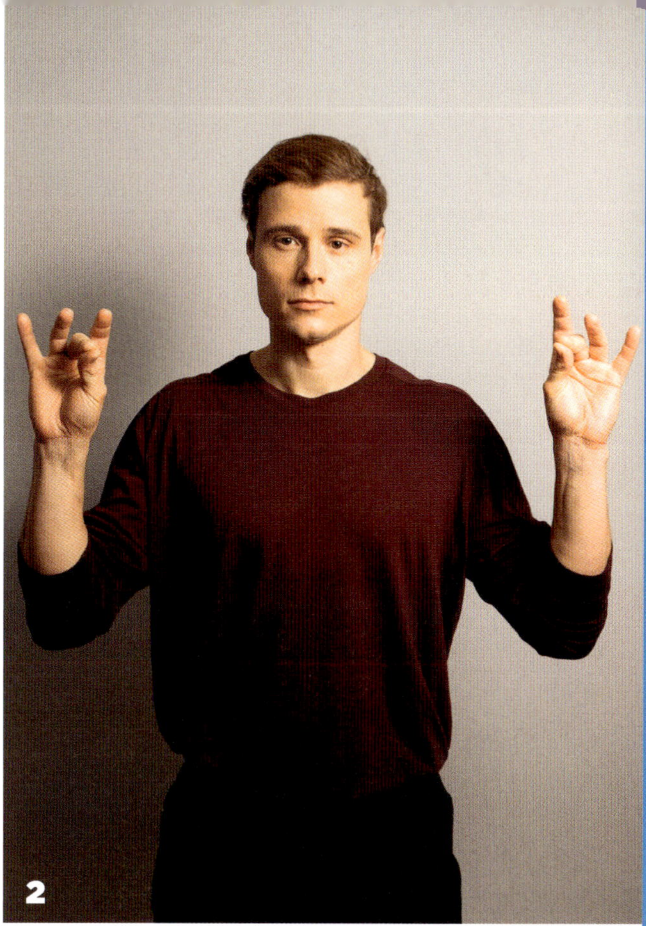

2

Speed Finger

1. Begib dich in eine aufrechte Position. Tippe zehn Sekunden lang so oft wie möglich Daumen und Zeigefinger gegeneinander. Führe die Bewegung mit beiden Händen gleichzeitig durch.
2. Tippe als Nächstes Daumen und Mittelfinger, danach Daumen und Ringfinger sowie Daumen und kleinen Finger so oft wie möglich zehn Sekunden lang gegeneinander. Dein Daumen ist die gesamte Zeit über aktiv.

Trainingsziel: Verbesserung der Fingerschnelligkeit

Ausführung: 10 Sekunden pro Finger, so schnell wie möglich, 3 Übungssätze

Hinweis: Da es um Schnelligkeit geht, musst du maximal konzentriert und motiviert bei der Ausführung sein. Fokussiere dich bei jedem Finger aufs Neue.

FINGERKRAFT

Beim Krafttraining zur Leistungssteigerung im E-Sport und Gaming geht es um die Verbesserung der intramuskulären Koordination. Du willst damit erreichen, dass die Muskelfasern deiner Muskulatur, die letztlich die Finger bewegen, schneller und effizienter zusammenarbeiten. Achte auf ausreichende Pausen (drei bis fünf Minuten) zwischen den einzelnen Übungssätzen, wenn du im intramuskulären Krafttrainingsbereich trainierst.
Wichtig: Wärme dich vor diesem Training besonders gut auf! Dafür eignet sich die Übung »Farming Simulator« gut, du kannst aber auch ein Stück Knete oder ein Handtuch kräftig durchmassieren. Nimm dir auf jeden Fall Zeit für das Aufwärmen, um Verletzungen vorzubeugen!

Farming Simulator

1. Stelle dich aufrecht hin und winkle die Arme an, sodass sich deine Hände etwa auf oder leicht über Schulterhöhe befinden. Strecke die Finger beider Hände so weit, wie du kannst. Deine Schultern bleiben währenddessen unten.
2. Beuge deine kleinen Finger, als Nächstes deine Ringfinger, dann nacheinander Mittelfinger, Zeigefinger und Daumen. Die Finger sollen sich nacheinander beugen – stelle es dir wie eine »Melkbewegung« vor.
3. Halte die Faust mit einiger Kraft für zwei Sekunden geschlossen, um dann die Finger wieder maximal zu strecken.

Trainingsziel: Aufwärmen der Fingermuskulatur

Ausführung: 60 Sekunden, 3 Übungssätze

Hinweis: Führe die Bewegung möglichst flüssig aus. Um deine Finger wirklich gut aufzuwärmen, absolviere die Übung gewissenhaft und lass dir Zeit dabei.

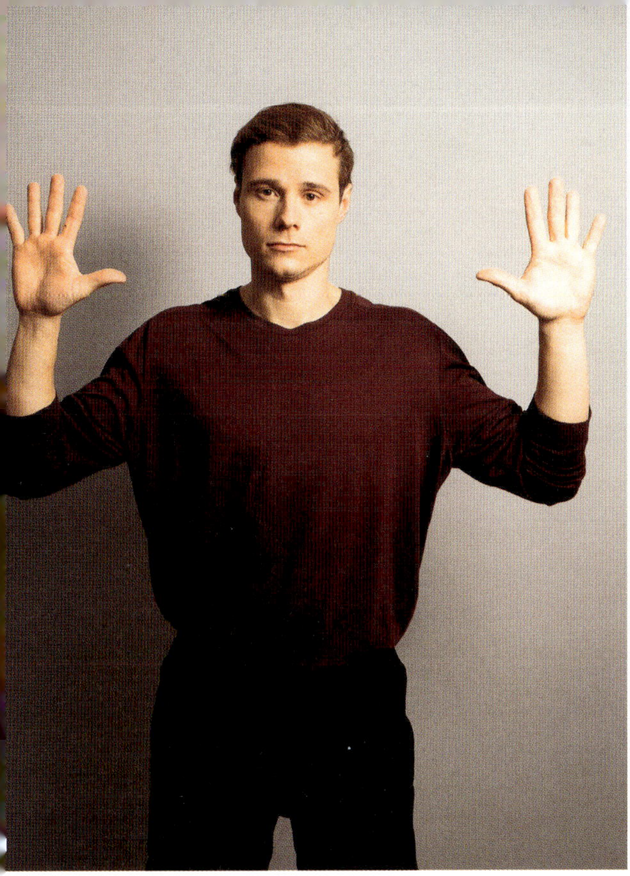

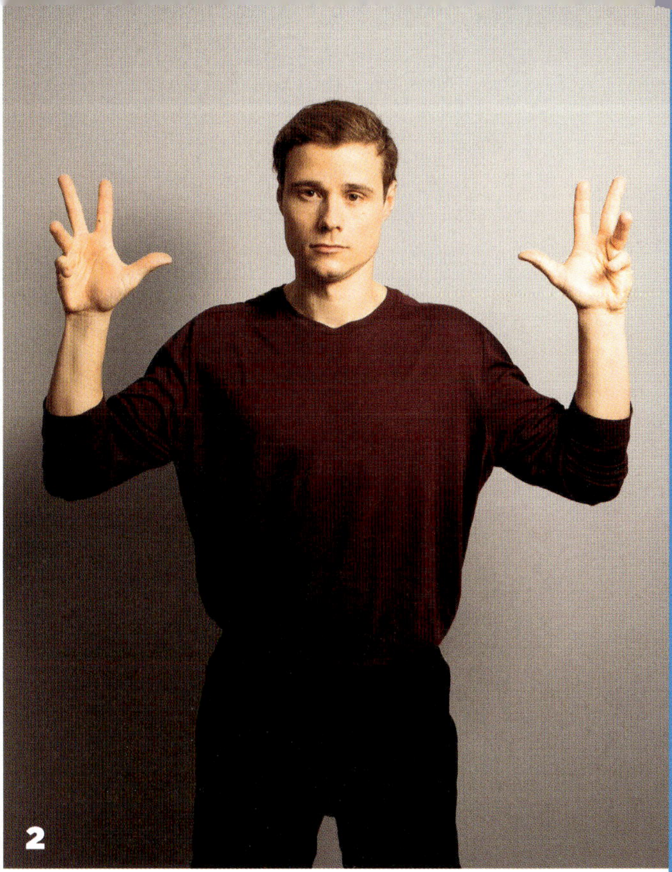

2

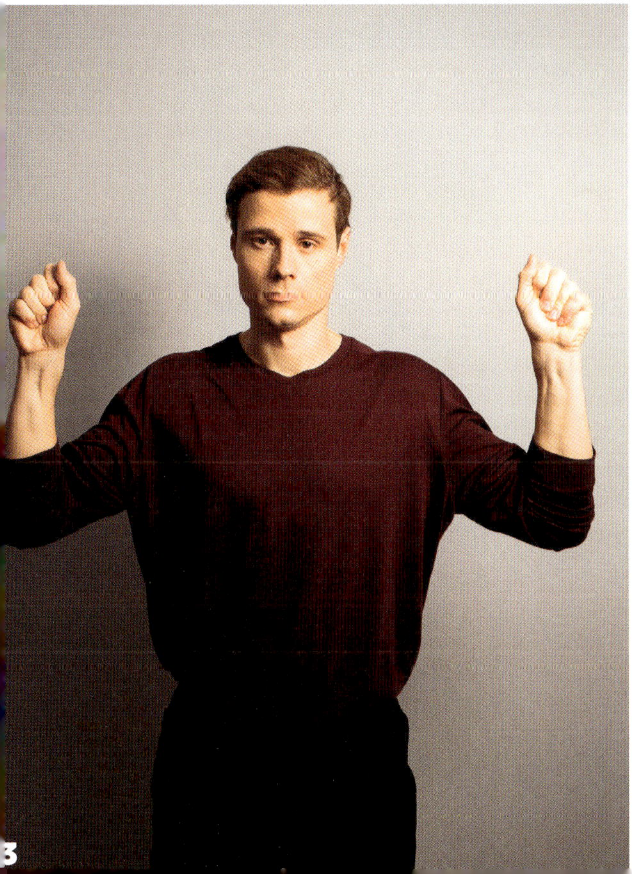

3

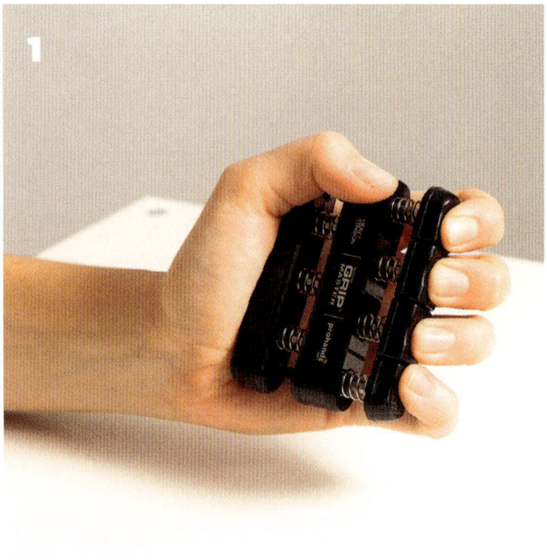

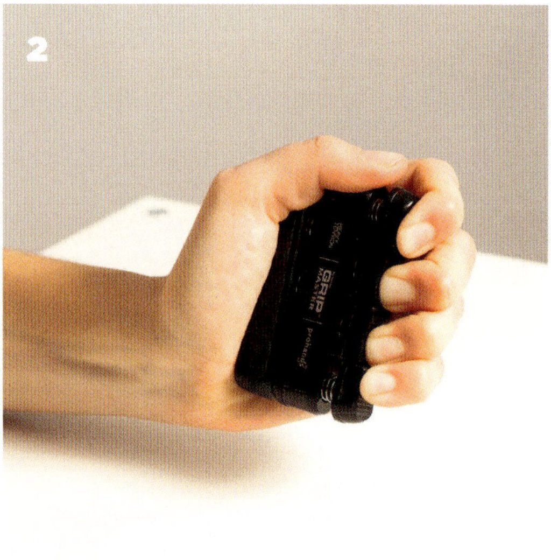

Whole Hand

1. Lege deinen Unterm auf einem Tisch oder einer Ablage ab, ohne dass die Hand den Tisch berührt. Nimm den Gripmaster in die Hand. Daumen und Ballen stützen den unteren Bereich mit dem länglichen Stempen. Die oberen vier Stempen werden von jeweils einem Finger berührt. Die Finger sind leicht aufgestellt.
2. Drücke die Stempen mit Zeige-, Mittel-, Ring- und kleinem Finger gleichzeitig und möglichst gleichmäßig herunter. Halte diese Position für eine Sekunde.

Trainingsziel: Stärkung der Fingerbeugemuskulatur

Ausführung: 1 Sekunde halten, 5–8 × pro Hand, 3 Übungssätze

Hinweis: Führe diese Übung nur nach einem guten Aufwärmen der Finger aus. Wenn du nicht mit allen Fingern den gleichen Druck ausüben kannst, trainiere zuerst mit einem leichteren Gripmaster.

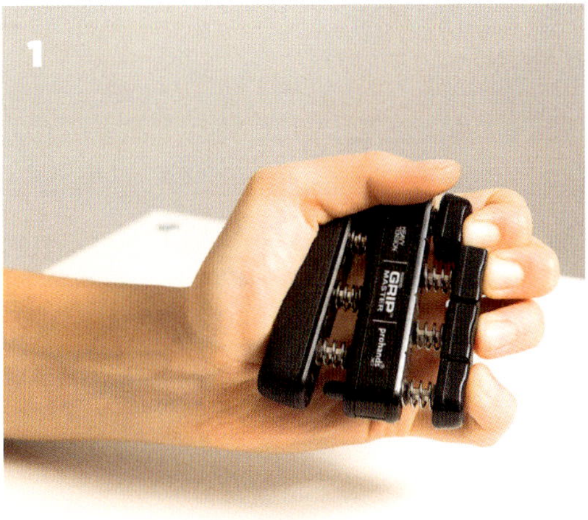

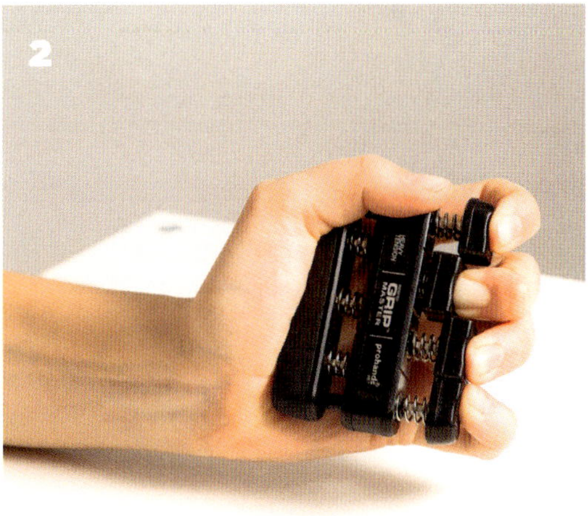

Single Finger

1. Lege deinen Unterm auf einem Tisch oder einer Ablage ab, ohne dass die Hand den Tisch berührt. Nimm den Gripmaster in die Hand. Daumen und Ballen stützen den unteren Bereich mit dem länglichen Stempen. Die oberen vier Stempen werden von jeweils einem Finger berührt. Drücke nur mit dem Zeigefinger den Stempen herunter, halte diese Position für eine Sekunde und löse sie wieder.
2. Drücke mit dem Mittelfinger den Stempen herunter und halte diese Position für eine Sekunde. Danach folgen auf gleiche Weise der Ringfinger sowie der kleine Finger.

Trainingsziel: Stärkung der Fingerbeugemuskulatur einzelner Finger

Ausführung: 1 Sekunde halten, 3–4 × pro Finger und pro Hand, 3 Übungssätze

Hinweis: Führe diese Übung nur nach einem guten Aufwärmen der Finger aus. Wenn du nicht mit allen Fingern den gleichen Druck ausüben kannst, trainiere zuerst mit einem leichteren Gripmaster.

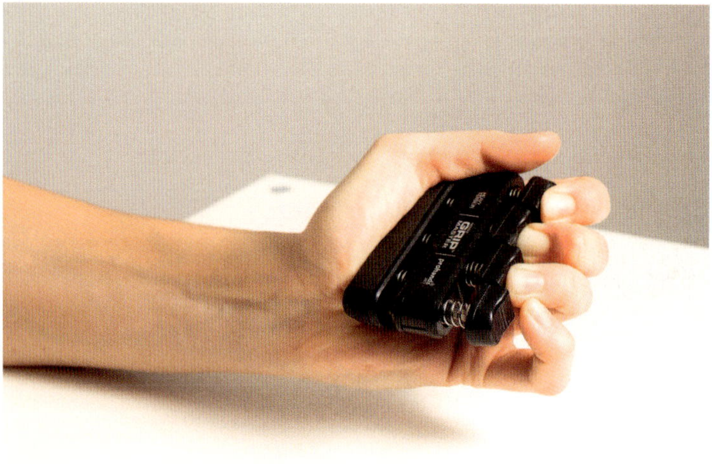

Spare Finger

Lege deinen Unterm auf einem Tisch oder einer Ablage ab, ohne dass die Hand den Tisch berührt. Nimm den Gripmaster in die Hand. Daumen und Ballen stützen den unteren Bereich mit dem länglichen Stempen. Die oberen vier Stempen werden von jeweils einem Finger berührt. Drücke alle Stempen nach unten, außer den des kleinen Fingers, und halte diese Position für eine Sekunde. Fahre so fort, indem du nacheinander Ring-, Mittel- und Zeigefinger oben lässt.

Trainingsziel: Stärkung der Fingerbeugemuskulatur einzelner Finger

Ausführung: 1 Sekunde halten, 3–4 × pro Finger und pro Hand, 3 Übungssätze

Hinweis: Führe diese Übung nur nach einem guten Aufwärmen der Finger aus. Wenn du nicht mit allen Fingern den gleichen Druck ausüben kannst, trainiere zuerst mit einem leichteren Gripmaster.

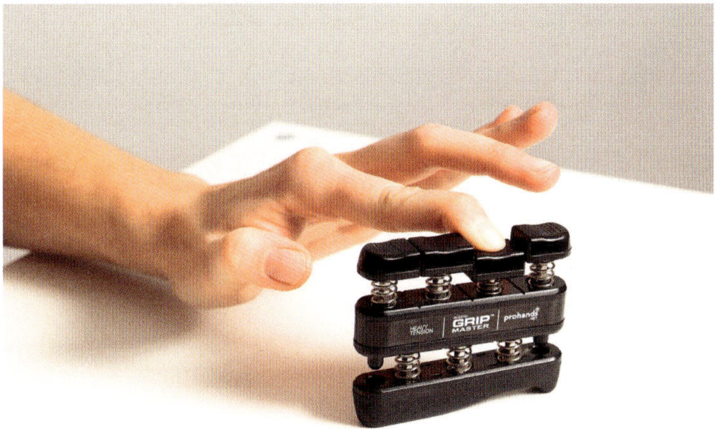

Desk Press

Stelle den Gripmaster aufrecht auf einen Tisch oder eine andere gerade und stabile Ablage. Lege deinen Unterarm auf der Ablage ab. Platziere deinen Zeigefinger auf einem der beiden mittleren Stempen und drücke ihn mit möglichst gestrecktem Finger herunter. Achte dabei darauf, dass der Gripmaster nicht wegrutscht. Halte diese Position für zwei Sekunden. Wiederhole die Übung nacheinander mit Mittel-, Ring-, kleinem Finger und Daumen.

Trainingsziel: Stärkung der Fingerbeugemuskulatur einzelner Finger

Ausführung: 1 Sekunde halten, 3–4 × pro Finger und pro Hand, 3 Übungssätze

Hinweis: Führe diese Übung nur nach einem guten Aufwärmen der Finger aus. Wenn du nicht mit allen Fingern den gleichen Druck ausüben kannst, trainiere zuerst mit einem leichteren Gripmaster.

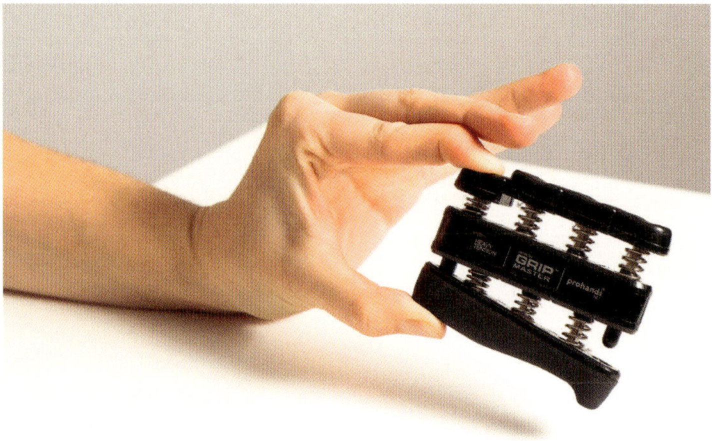

Thumb Pinch

Lege deinen Unterm auf einem Tisch oder einer Ablage ab, ohne dass die Hand den Tisch berührt. Nimm den Gripmaster in die Hand. Dein Daumen greift unten an den länglichen Stempen, dein Zeigefinger liegt auf dem äußeren Stempen. Drücke mit beiden Fingern die Federn des Gripmasters maximal zusammen und halte diese Position für eine Sekunde. Wiederhole die Übung nacheinander mit Mittel-, Ring- und kleinem Finger.

Trainingsziel: Stärkung der Fingermuskulatur mit Fokus auf den Daumen

Ausführung: 1 Sekunde halten, 3–4 × pro Finger und pro Hand, 3 Übungssätze

Hinweis: Führe diese Übung nur nach einem guten Aufwärmen der Finger aus. Wenn du nicht mit allen Fingern den gleichen Druck ausüben kannst, trainiere zuerst mit einem leichteren Gripmaster.

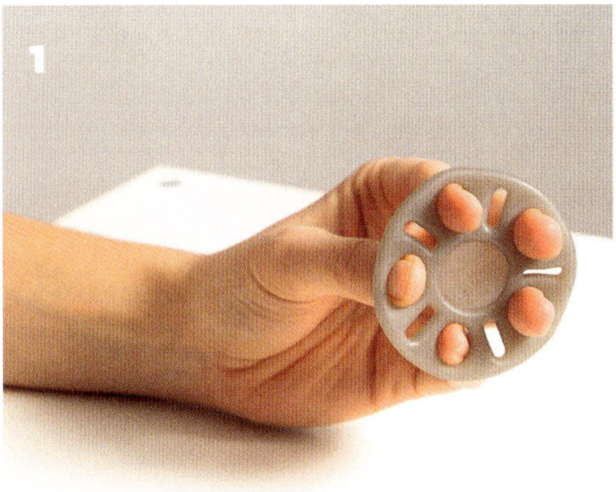

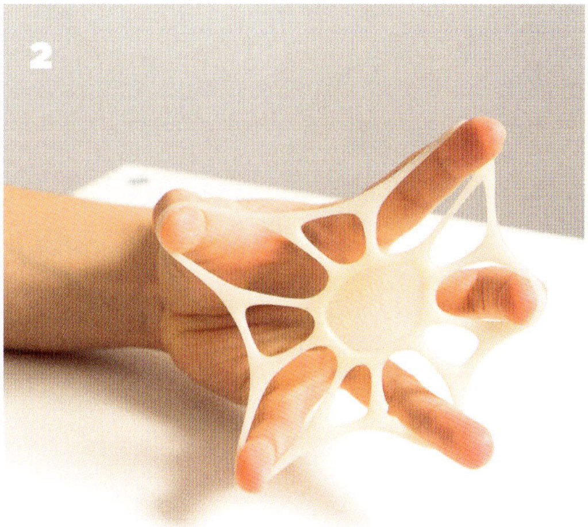

Finger Stretch

1. Lege deinen Unterarm auf einem Tisch oder einer Ablage ab. Stecke jeden deiner Finger einer Hand in eine der dafür vorgesehenen Aussparungen des Powerfingers und baue leichte Spannung auf, indem du die Hand mit öffnest und die Finger auseinander bewegst. Hebe dein Handgelenk bewusst von der Ablage ab und halte es unter Spannung.
2. Spreize die Finger so weit wie möglich. Halte die Spannung im Handgelenk, es sollte nicht aufliegen. Halte diese Position für zwei Sekunden.

Trainingsziel: Stärkung der Fingerstreckmuskulatur

Ausführung: 10 × pro Hand, 3 Übungssätze

Hinweis: Halte innerhalb eines Satzes die Spannung der Finger. Achte ganz bewusst darauf, dass dein Handgelenk unter Spannung steht. Je dunkler die Farbe der Powerfinger ist, desto mehr Kraft benötigst du, um sie auseinanderzuziehen.

FINGERAUSDAUER

Deine Finger müssen oft über Stunden hinweg perfekt angesteuert werden können. Damit deine Muskulatur und auch dein zentrales Nervensystem das schaffen, solltest du Kraftausdauerübungen für deine Finger machen.

Crunch mit Knete

1. Dein Unterarm liegt auf einem Tisch oder einer anderen Ablage, deine Hand hat keinen Kontakt zur Auflagefläche. Nimm ein Stück Knete in die Hand.
2. Bilde eine Faust und drücke die Knete so fest wie möglich zusammen. Halte diese Position kurz und löse die Faust wieder.
3. Solltest du keine Knete haben, kannst du auch ein Handtuch verwenden. Die Bewegung bleibt gleich.

Trainingsziel: Verbesserung der Kraftausdauer der Fingermuskulatur

Ausführung: 30 ×, 5 Übungssätze

Hinweis: Du wirst nach einigen Wiederholungen spüren, dass deine Kraftfähigkeit nachlässt. Versuche aber dennoch, permanent den gleichen Krafteinsatz beizubehalten.

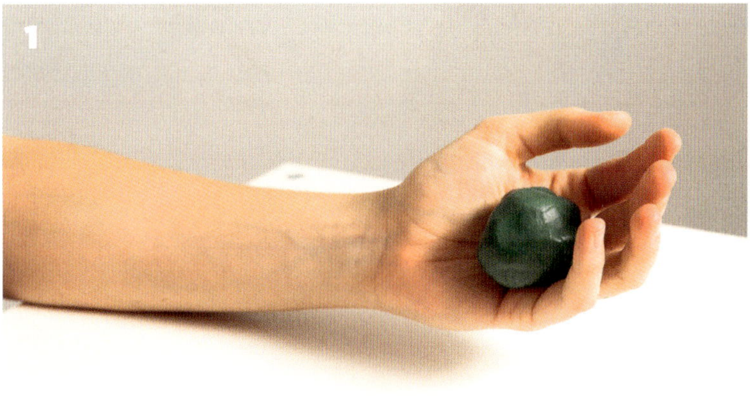
1

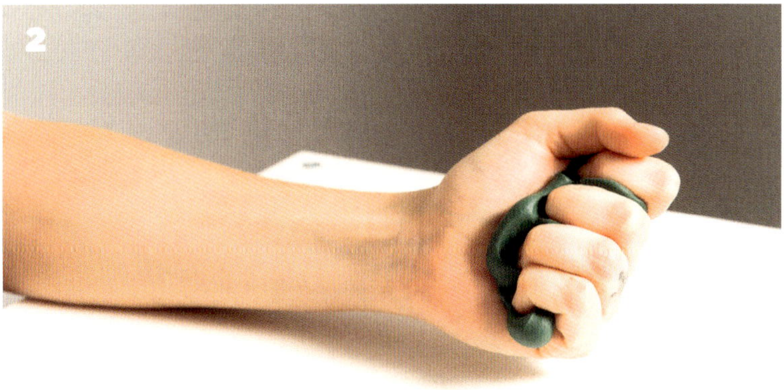
2

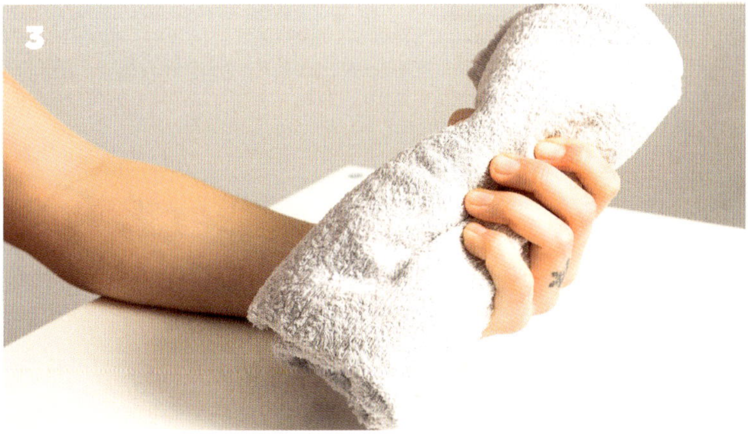
3

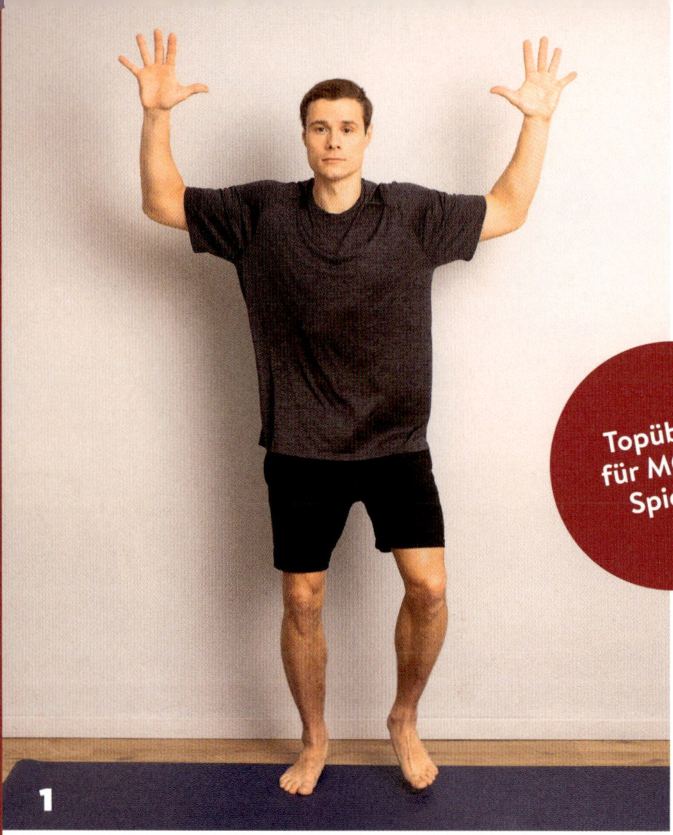

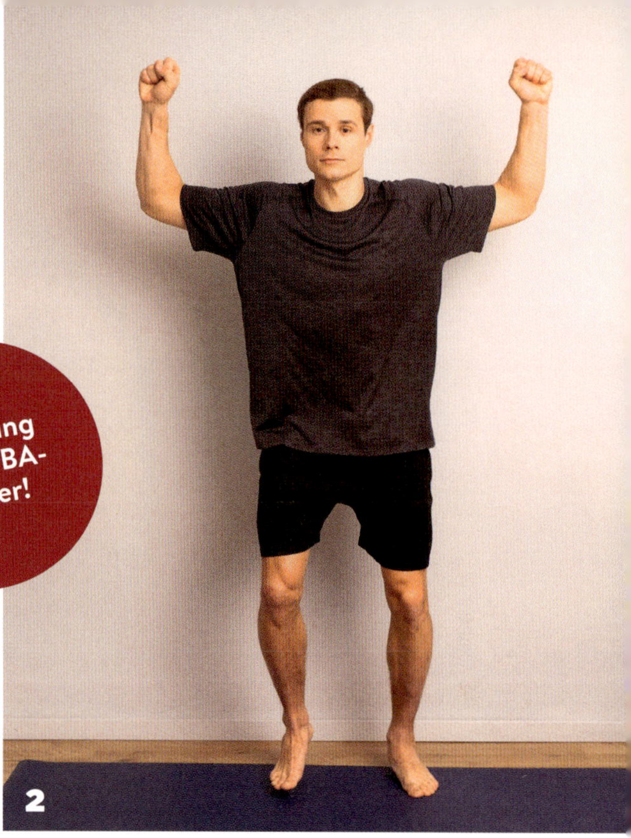

Topübung für MOBA-Spieler!

Run and Crunch

1. Bringe deine Hände auf die Höhe deines Kopfes. Deine Oberarme befinden sich in einem rechten Winkel zu deinem Körper und sollen während der gesamten Übungsdauer dort bleiben. Strecke die Finger für zwei Sekunden so weit wie möglich. Laufe gleichzeitig auf der Stelle. Denke an eine gute Rumpfspannung.
2. Laufe weiter und bilde mit beiden Händen eine Faust. Halte auch diese Fingerposition für zwei Sekunden. Danach strecke deine Hände wieder.

Trainingsziel: Verbesserung der Kraftausdauer der Fingermuskulatur und der allgemeinen Ausdauer

Ausführung: 5 Minuten, 3 Übungssätze, bei Bedarf kann die Zeit auch verlängert werden.

Hinweis: Konzentriere dich darauf, maximalen Krafteinsatz in der Fingermuskulatur aufzuwenden. Wenn dir das Laufen auf der Stelle so zu einfach ist, kannst du auch Skippings (siehe Seite 208) machen.

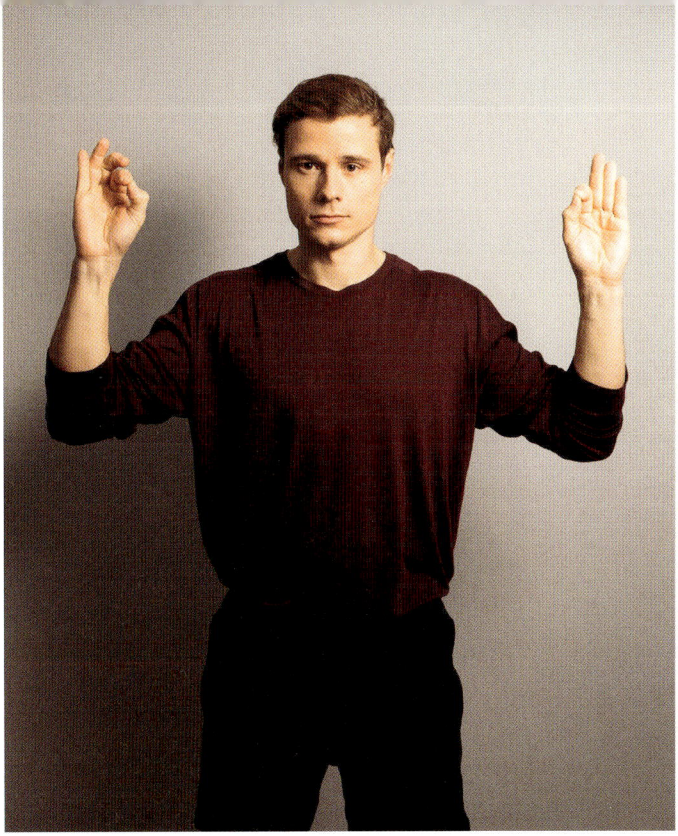

Finger versus Thumb

Begib dich in eine aufrechte, stehende Position, winkle deine Arme an, sodass sich deine Hände auf Schulterhöhe befinden. Bringe Zeigefinger und Daumen zusammen und drücke sie so fest wie möglich zusammen. Halte diese Position für zehn Sekunden, löse sie kurz und wiederhole das Ganze. Wiederhole die Übung nacheinander mit Mittel-, Ring- und kleinem Finger.

Trainingsziel: Verbesserung der Kraftausdauer einzelner Finger

Ausführung: 10 × pro Finger, 3 Übungssätze

Hinweis: Achte darauf, dass die Finger nicht zu aufgestellt sind. Bestenfalls befinden sich die Bereiche der Fingerkuppen, an denen du deinen Fingerabdruck sehen kannst, aufeinander.

AUGENTRAINING

Deine Augen nehmen über Stunden hinweg viele der für dich relevanten Informationen auf. Mit den folgenden Übungen kannst du diesen Prozess trainieren, damit dir wirklich nichts mehr entgeht.

PERIPHERES SEHEN

Damit du auch die Dinge wahrnimmst, die außerhalb des von dir fokussierten Bereiches liegen, solltest du dein peripheres Sehen trainieren. Dafür kannst du beispielsweise ein Peripheral Chartboard verwenden.

Peripheral Chartboard Lvl 1

Stelle dich aufrecht hin und halte das Peripheral Chartboard mit ausgestrecktem Arm mittig vor dein Gesicht. Fokussiere mit deinem Blick den mittleren Punkt auf dem Chartboard und lese den inneren – aus Buchstaben bestehenden – Kreis im Uhrzeigersinn laut vor. Dein Fokus bleibt die gesamte Zeit auf dem Punkt in der Mitte. Wiederhole die Übung gegen den Uhrzeigersinn. Wenn du mit dem inneren Kreis fertig bist, fahre mit dem nächsten fort, bis du beim äußersten Kreis angelangt bist.

Trainingsziel: Verbesserung des allgemeinen peripheren Sehens

Ausführung: 3 × pro Richtung, 3 Übungssätze

Hinweis: Dein Fokus sollte nie vom Punkt in der Mitte wegwandern. Vergiss aber trotzdem nicht, ab und an zu blinzeln. Bringe als Erschwerung das Chartboard näher an dein Gesicht.

Top-übung für Shooter und Sportsimulationen!

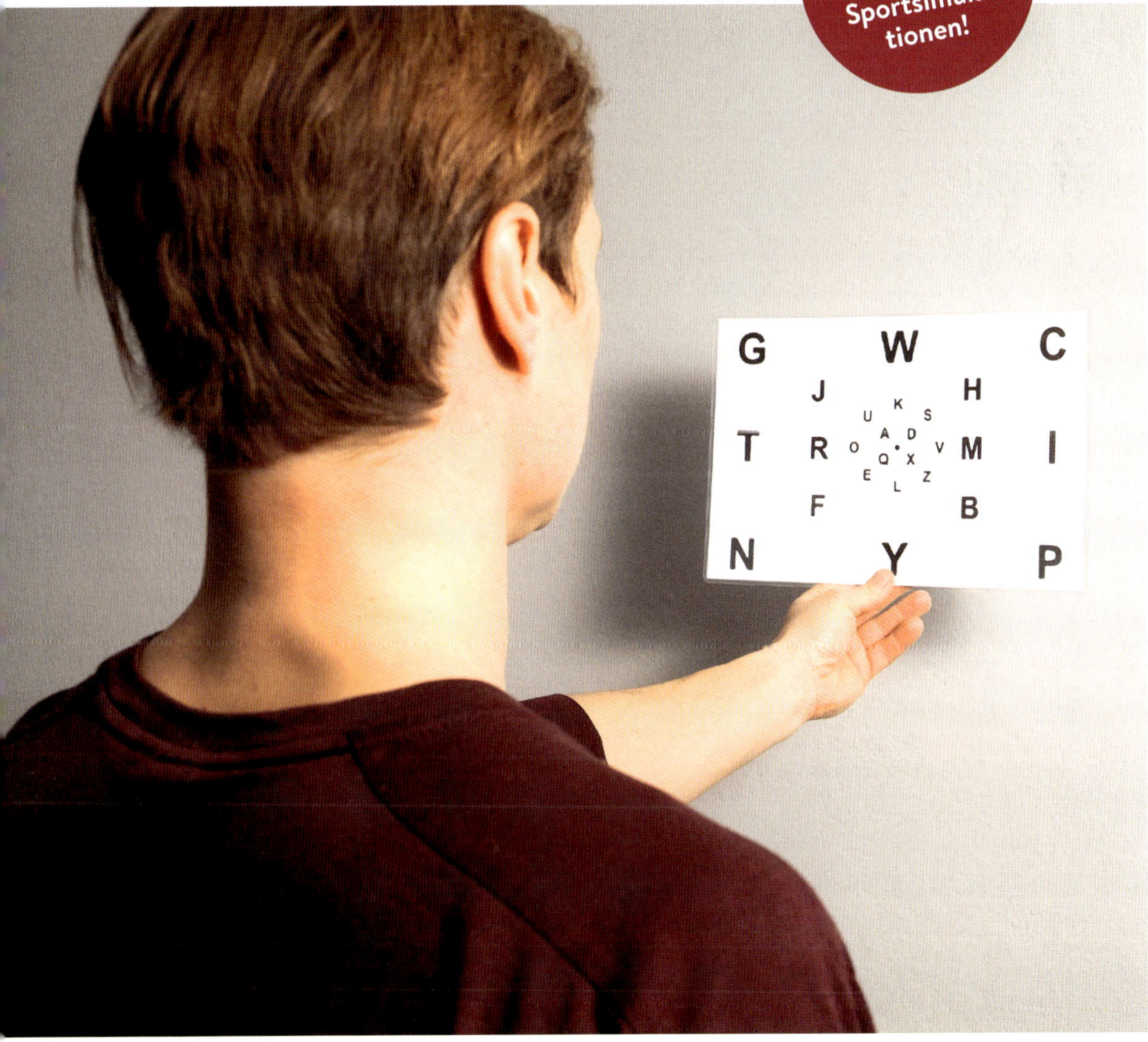

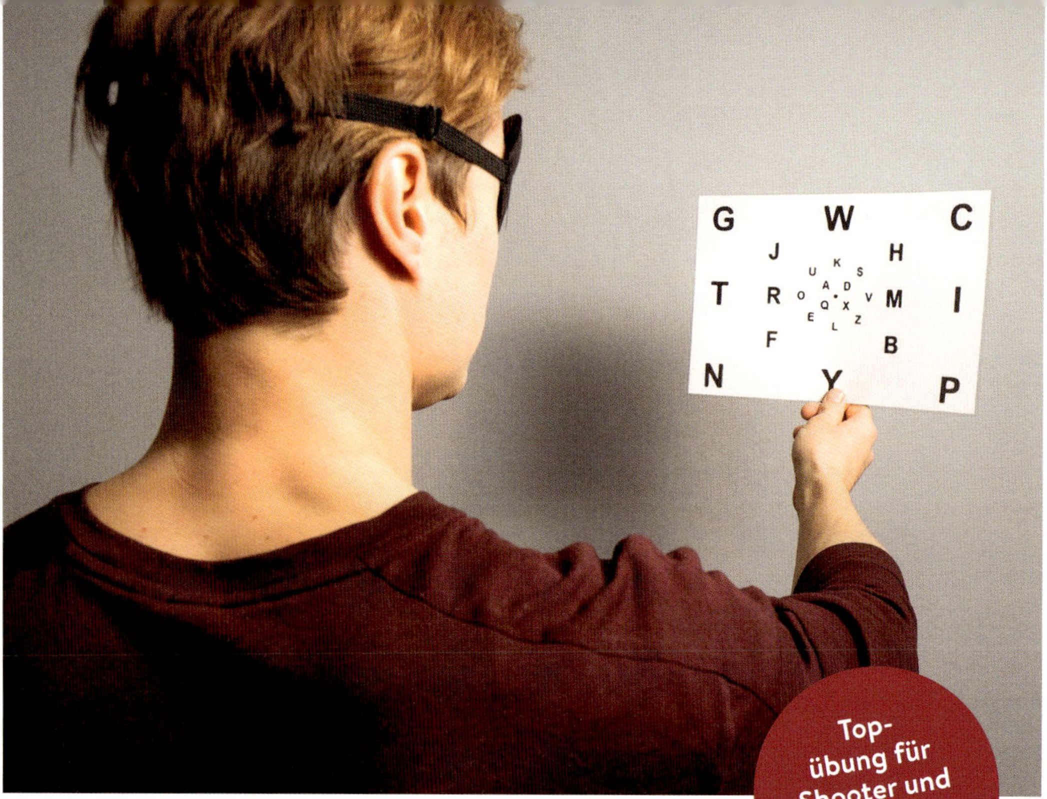

Top-übung für Shooter und Sportsimulationen!

Peripheral Chartboard Lvl 2

Ziehe dir eine Augenklappe an oder schließe eines deiner Augen. Stelle dich aufrecht hin und halte das Peripheral Chartboard mit ausgestrecktem Arm mittig vor dein Gesicht. Fokussiere mit deinem freien Auge den mittleren Punkt auf dem Chartboard und lese den inneren – aus Buchstaben bestehenden – Kreis im Uhrzeigersinn laut vor. Dein Fokus bleibt die gesamte Zeit auf dem Punkt in der Mitte. Wiederhole die Übung gegen den Uhrzeigersinn. Wenn du mit dem inneren Kreis fertig bist, fahre mit dem nächsten fort, bis du beim äußersten Kreis angelangt bist.

Trainingsziel: Verbesserung des peripheren Sehens eines Auges

Ausführung: 2 × pro Richtung und pro Auge, 3 Übungssätze

Hinweis: Der Fokus deines freien Auges sollte nie vom Punkt in der Mitte wegwandern. Vergiss aber trotzdem nicht, ab und an zu blinzeln. Bringe als Erschwerung das Chartboard näher an dein Gesicht.

Top-übung für Shooter und Sportsimulationen!

Peripheral Chartboard Lvl 3

Stecke dir einen Bereich ab, in dem du circa fünf Meter hin- und hergehen kannst. Gehe diesen Bereich ein paarmal ab, bevor du mit der Übung beginnst, damit du weißt, wie viele Schritte du zwischen den Umkehrpunkten machst. Stelle dich aufrecht hin, halte das Peripheral Chartboard mit ausgestrecktem Arm mittig vor dein Gesicht und gehe so in dem Bereich auf und ab. Fokussiere mit deinem Blick den mittleren Punkt auf dem Chartboard und lese den inneren – aus Buchstaben bestehenden – Kreis im Uhrzeigersinn laut vor. Dein Fokus bleibt die gesamte Zeit auf dem Punkt in der Mitte. Wiederhole die Übung gegen den Uhrzeigersinn. Wenn du mit dem inneren Kreis fertig bist, fahre mit dem nächsten fort, bis du beim äußersten Kreis angelangt bist. Bleibe dabei stets in Bewegung.

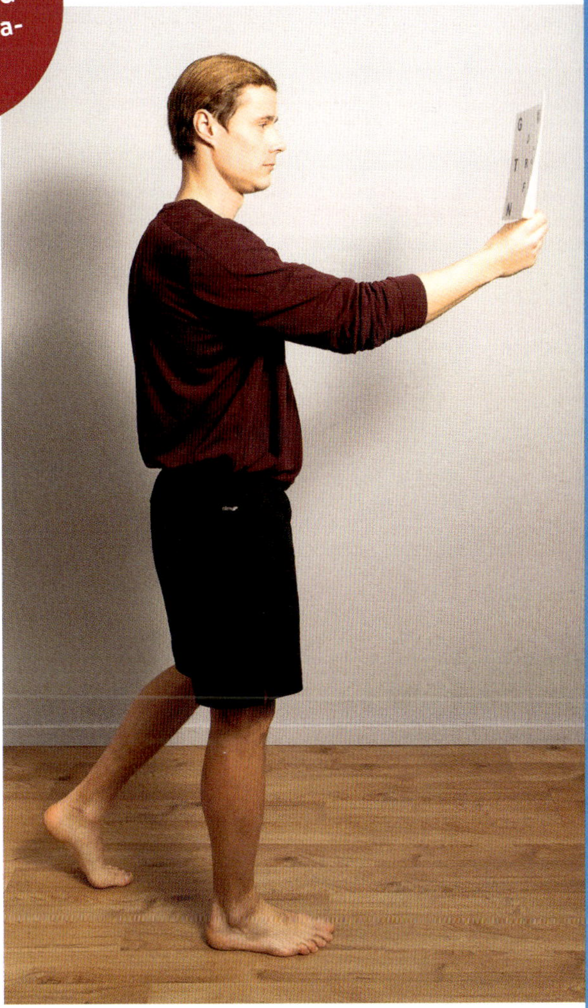

Trainingsziel: Verbesserung des allgemeinen peripheren Sehens in Bewegung

Ausführung: 3 × pro Richtung, 3 Übungssätze

Hinweis: Dein Fokus sollte nie vom Punkt in der Mitte wegwandern. Vergiss aber trotzdem nicht, ab und an zu blinzeln. Vergewissere dich, dass du nirgendwo dagegenlaufen kannst. Bringe als Erschwerung das Chartboard näher an dein Gesicht.

BINOKULARES SEHEN

Damit deine beiden Augen auf dem gleichen Level arbeiten, solltest du binokulares Training absolvieren. Diese spezielle Trainingsform verbessert die Abstimmung deiner Augen und ermöglicht ihnen, Informationen besser und schneller zu verarbeiten.

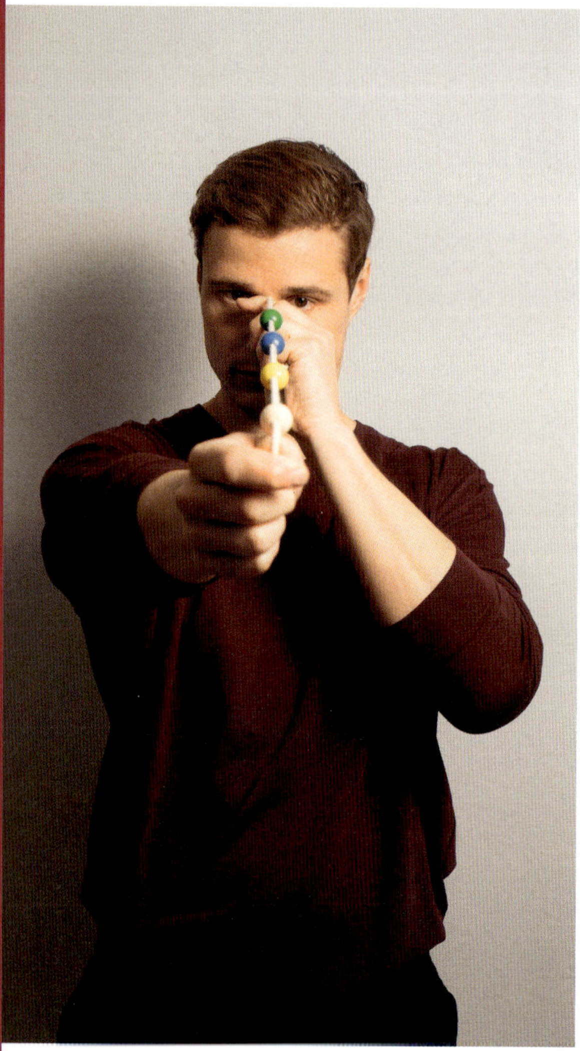

Brock String

Stelle dich in eine aufrechte Position und halte die Brock String mittig vor dein Gesicht. Dabei fixierst du ein Ende der Schnur mit einem Finger auf deiner Nasenwurzel. Das zweite Ende hältst du mit deinem anderen, gestreckten Arm so weit wie möglich von dir weg. Auf der Brock String sind vier Kugeln aufgereiht. Die Kugel, die deinen Augen am nächsten ist, sollte mindestens 20 Zentimeter von deinen Augen entfernt sein. Der Abstand zwischen den restlichen Kugeln kann circa 10 bis 15 Zentimeter betragen. Fokussiere nun die vorderste (im Bild die grüne) Kugel dort, wo die Schnur in die Kugel eintritt. Hinter der grünen Kugel solltest du zwei Schnüre mit zwei blauen, zwei gelben und zwei weißen Kugeln nach hinten laufen sehen. Fokussiere als Nächstes die blaue Kugel. Hier solltest du nun zwei grüne Kugeln vor der blauen sehen und dahinter zwei Schnüre mit zwei gelben und zwei weißen Kugeln. Du solltest also immer vor und hinter der fokussierten Kugel die Schnüre und Kugeln doppelt sehen.

Gewöhne dich so zunächst an die Brock String. Wenn das gut funktioniert, kann dir dein Trainer oder Trainingspartner in beliebiger Reihenfolge Kugelfarben zurufen. Fixiere jeweils die Kugel, deren Farbe genannt wurde. Wenn du nur allein trainieren kannst, nimm über dein Handy verschiedene Soundfiles auf, in denen du die Farben in unterschiedlicher Reihenfolge sagst, und spiele die Files im zufälligen Abspielmodus ab.

Trainingsziel: Verbesserung der Informationsaufnahme der Augen

Ausführung: 60 Sekunden, 3 Übungssätze

Hinweis: Beginne mit dem richtigen Training – dem Hin- und Herspringen zwischen den Farben – erst, wenn du von beiden Augen gleichermaßen Informationen erhältst. Das überprüfst du durch die Sichtbarkeit der nicht fokussierten Schnüre und Kugeln. Achte darauf, deinen Kopf absolut ruhig zu halten.

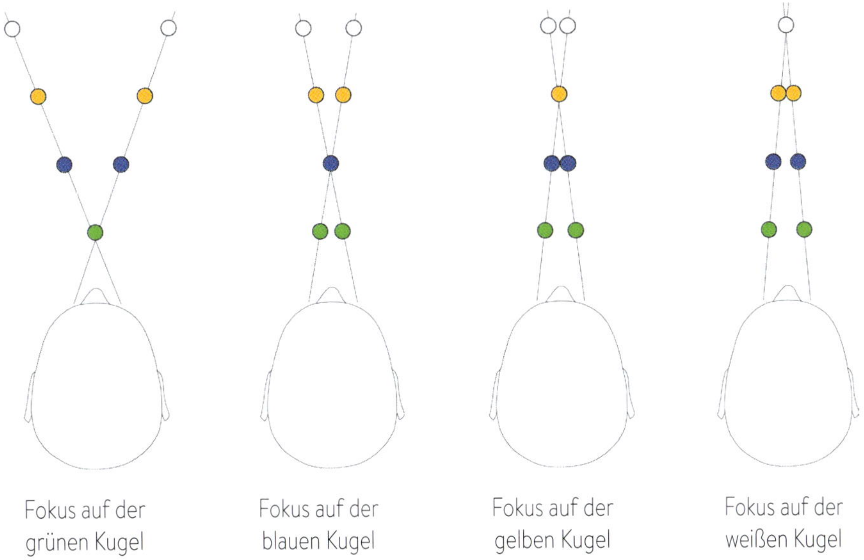

Wenn du eine Kugel fokussierst, solltest du die anderen Kugeln und auch die Schnüre, die zu den Kugeln laufen, doppelt sehen, wie in der Grafik veranschaulicht.

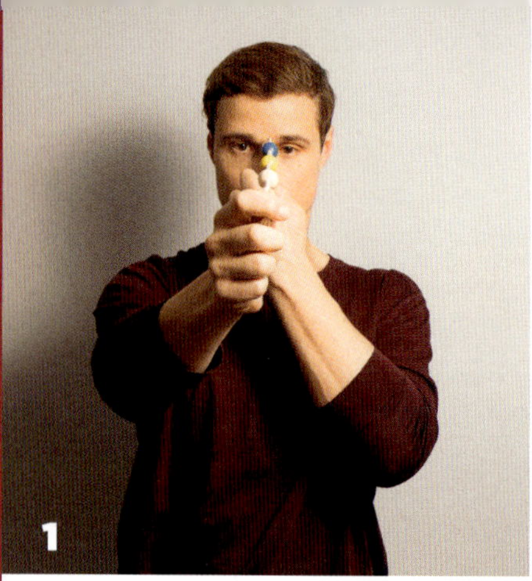

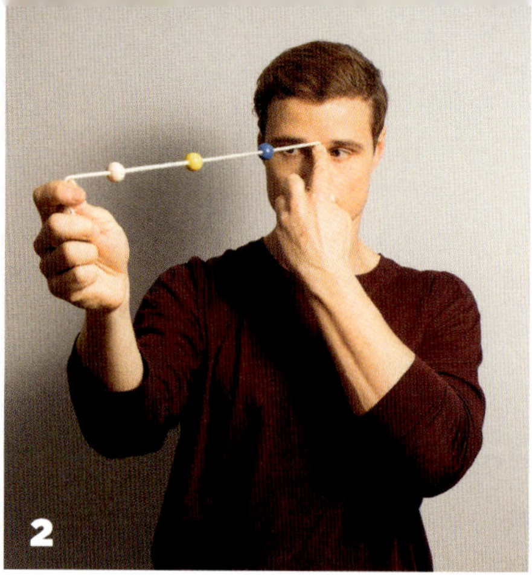

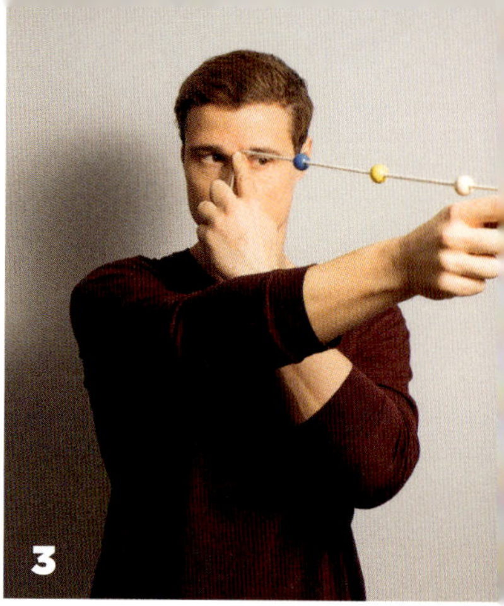

Eye Tracker

1. Stelle dich in eine aufrechte Position und bringe die Brock String mittig vor dein Gesicht. Das körpernahe Ende fixierst du mit einem Finger auf deiner Nasenwurzel, das körperferne hältst du mit deinem anderen, leicht gebeugten Arm von dir weg. Auf der Brock String sind drei Kugeln aufgereiht. Die Kugel, die deinen Augen am nächsten ist, sollte mindestens 20 Zentimeter von deinen Augen entfernt sein. Der Abstand zwischen den restlichen Kugeln beträgt circa 15 Zentimeter. Fokussiere nun die vorderste (im Bild die blaue) Kugel dort, wo die Schnur in die Kugel eintritt. Hinter der blauen Kugel solltest du zwei Schnüre mit zwei gelben und zwei weißen Kugeln nach hinten laufen sehen.
2. Bewege die Brock String nach rechts, fokussiere weiter die blaue Kugel und behalte das binokulare Sehen bei. An einem Punkt wird die zweite Schnur verschwinden, weil du die Kugel nur noch mit einem Auge siehst. Der Blick deines anderen Auges wird durch deine Nase abgeschirmt.
3. Bewege die String nach links und behalte das binokulare Sehen bei, bis du wieder nur eine Schnur siehst. Wiederhole die Übung jeweils mit Fokus auf den anderen Kugeln.

Trainingsziel: Verbesserung der Informationsaufnahme der Augen bei seitlicher Bewegung

Ausführung: 5 × pro Kugel und pro Richtung, 3 Übungssätze

Hinweis: Halte über die gesamte Übung den Fokus auf der jeweiligen Kugel und konzentriere dich darauf, dass du das binokulare Sehen nicht verlierst. Achte darauf, deinen Kopf absolut ruhig zu halten.

WAS, WENN DU NUR EINE SCHNUR SIEHST?

Zu Beginn kann es passieren, dass du die Kugeln und auch die Schnüre der nicht fokussierten Bereiche nicht siehst. Das ist ein Indikator dafür, dass du Probleme mit dem binokularen Sehen hast. Gerade dann solltest du dich mit der Brock String vertraut machen und mit ihr trainieren. Zum Verständnis: Dein rechtes Auge nimmt die linken Kugeln und Schnüre war, dein linkes Auge die rechten Bereiche. Wenn die linken Kugeln oder Schnüre nun nicht erkennbar sind oder nur kurz und dann wieder verschwinden, unterdrückt dein Gehirn die Informationen deines rechten Auges. Dein erstes Ziel muss also sein, dass du die nicht fokussierten Kugeln und Schnüre stabil sehen kannst. Das geht bei den dunkleren Kugeln meist besser, weil sie mehr Kontrast bieten. Auch sind gute Lichtverhältnisse bei der Übung von Vorteil, im besten Fall Tageslicht. Hilft das alles nichts, berühre die nicht sichtbaren Kugeln mit deinem Finger. So hilfst du deinem visuellen System, die Position zu orten, und unterstützt deine visuelle Wahrnehmung. Bleibe diszipliniert und gib deinen Augen die Chance, sich an diese neue Übung zu gewöhnen. Wenn du die Übung von Anfang an beherrschst, versuche, sie zu perfektionieren, und bringe deinen Augen bei, sich schnell und zuverlässig an Situationen anzupassen.

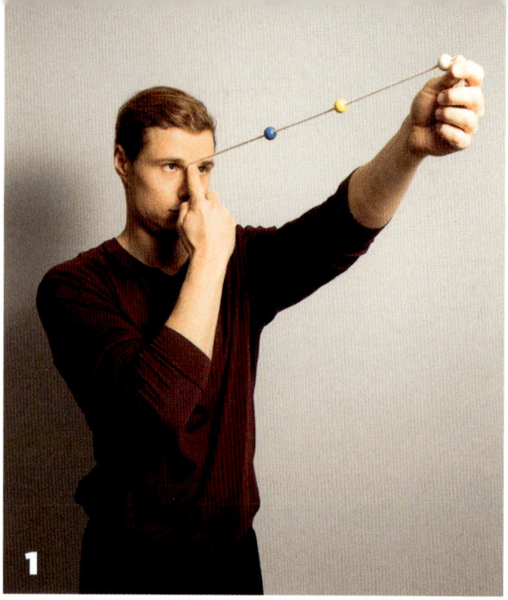

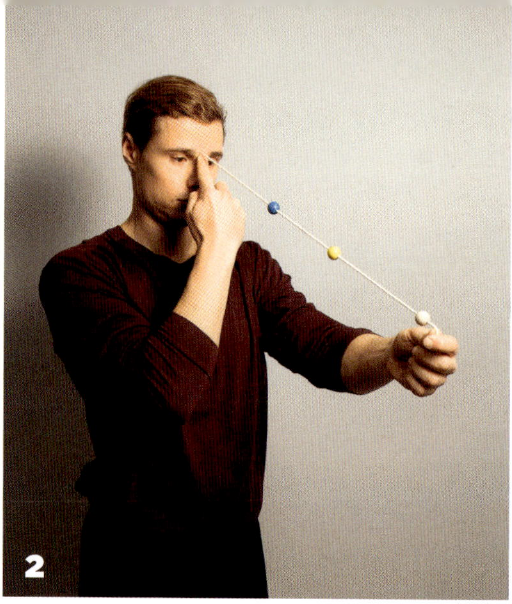

Den Blick stabilisieren

1. Stelle dich in eine aufrechte Position und halte die Brock String gestreckt vor dein Gesicht. Das körpernahe Ende fixierst du mit einem Finger auf deiner Nasenwurzel, das körperferne hältst du mit deinem anderen, leicht gebeugten Arm von dir weg. Auf der Brock String sind drei Kugeln aufgereiht. Die Kugel, die deinen Augen am nächsten ist, sollte mindestens 20 Zentimeter von deinen Augen entfernt sein. Der Abstand zwischen den restlichen Kugeln beträgt circa 15 Zentimeter. Fokussiere nun die vorderste (im Bild blaue) Kugel dort, wo die Schnur in die Kugel eintritt. Hinter der blauen Kugel solltest du zwei Schnüre mit zwei gelben und zwei weißen Kugeln nach hinten laufen sehen. Bewege die Schnur so weit nach oben, bis die Kugeln aus dem Sichtfeld verschwinden.
2. Bewege die Brock String nach unten, fokussiere weiter die blaue Kugel und behalte das binokulare Sehen bei. Wiederhole die Übung jeweils mit Fokus auf den anderen Kugeln.

Trainingsziel: Verbesserung der Informationsaufnahme der Augen bei vertikaler Bewegung

Ausführung: 5 × pro Kugel und pro Richtung, 3 Übungssätze

Hinweis: Halte über die gesamte Übung den Fokus auf der jeweiligen Kugel und konzentriere dich darauf, dass du das binokulare Sehen nicht verlierst. Achte darauf, deinen Kopf absolut ruhig zu halten.

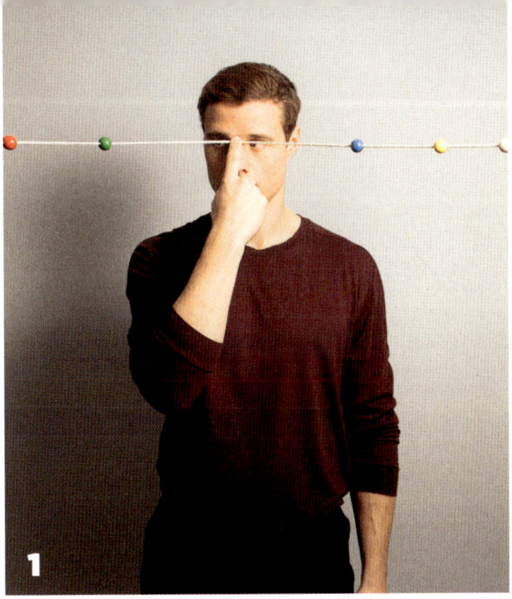

1

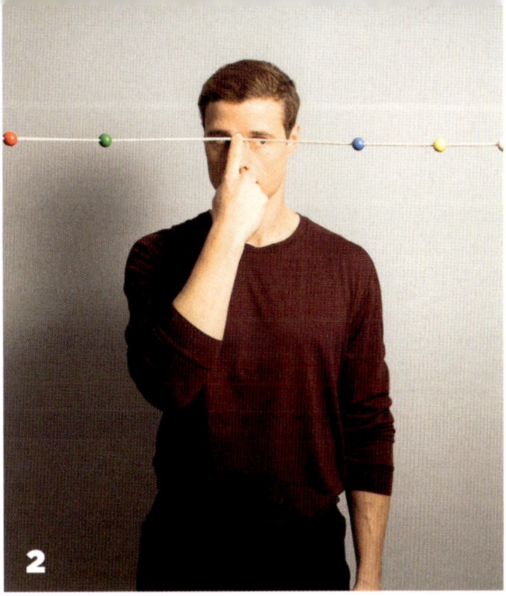

2

Fokuswechsel

1. Stelle dich in eine aufrechte Position und fixiere die Mitte der Brock String auf deiner Nasenwurzel, sodass sich links und rechts von deiner Nase Kugeln befinden. Fixiere die Enden der Brock String, sodass die Schnur gespannt ist (beispielsweise durch Trainingspartner oder durch Festkleben an einer Tür). Achte darauf, dass die beiden Seiten so verlaufen, dass das binokulare Sehen noch funktioniert. Fokussiere nun eine Kugel auf der rechten Seite.
2. Dann rufen deine Trainingspartner im Wechsel zwischen links und rechts eine Farbe der jeweiligen Seite. Fokussiere diese schnell und erzeuge binokulares Sehen. Alternativ kannst du vorher über dein Handy verschiedene Soundfiles aufnehmen, in denen du die Farben in unterschiedlicher Reihenfolge sagst, und die Files im Zufallsmodus abspielen.

Trainingsziel: Verbesserung der Informationsaufnahme der Augen nach einem Blicksprung

Ausführung: 60 Sekunden, 3 Übungssätze

Hinweis: Achte darauf, deinen Kopf absolut ruhig zu halten. Mache den Sprung zur nächsten Kugel erst, wenn du es geschafft hast, binokulares Sehen zu erzeugen. Deine Trainingspartner müssen das ebenfalls berücksichtigen.

STÄRKUNG DER AUGENMUSKULATUR

Auch deine Augenmuskulatur muss gestärkt werden, damit sie leistungsstärker wird und nicht verkümmert. Da du viel auf Bildschirme schaust, bleibt der Fokussierungsabstand meist gleich. Durch die Stärkung der Muskulatur, die für das Fokussieren von Objekten in der Nähe oder der Ferne zuständig ist, bleiben deine Augen leistungsfähig.

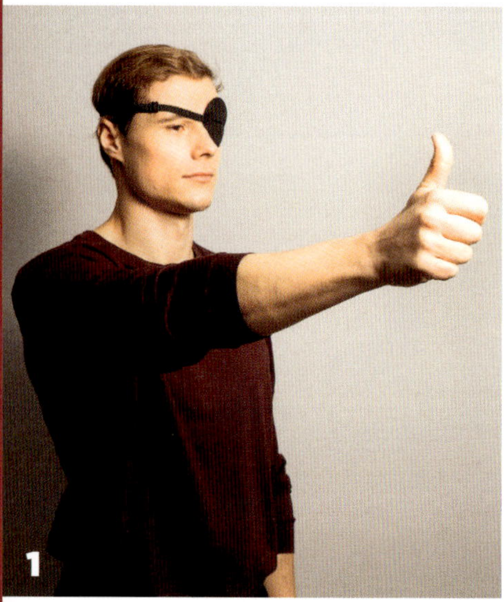

Augen-Push-up Lvl 1

1. Stelle dich in eine aufrechte Position, schließe dein linkes Auge oder setze eine Augenklappe auf. Strecke deinen rechten Arm und halte deinen hochgestreckten Daumen mittig vor dein Gesicht. Fokussiere mit dem freien Auge die Spitze deines Daumens.
2. Bringe deinen Daumen langsam so nah an dein Gesicht, bis du deinen Daumen doppelt siehst. Dann kehre in die Ausgangsposition zurück. Schließe dein rechtes Auge oder setze eine Augenklappe auf und wiederhole die Übung mit der linken Hand.

Trainingsziel: Fokusverbesserung der einzelnen Augen

Ausführung: 3 × pro Auge, 3 Übungssätze

Hinweis: Halte deinen Kopf möglichst ruhig und merke dir den Punkt, an dem du begonnen hast, deinen Daumen doppelt zu sehen. Das Ziel ist, dass du deinen Daumen irgendwann bis zu deiner Nase führen kannst, ohne ihn doppelt zu sehen.

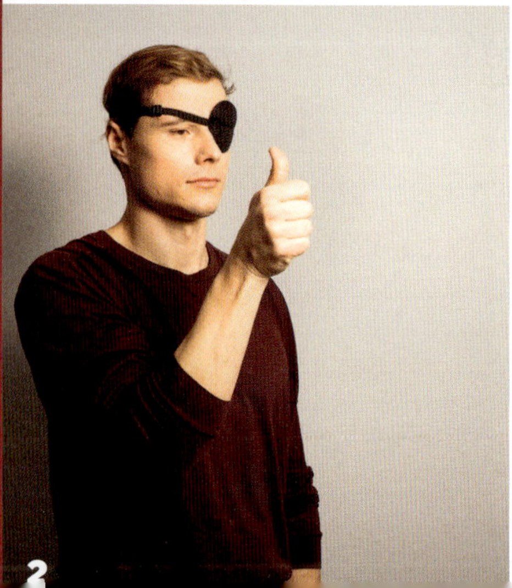

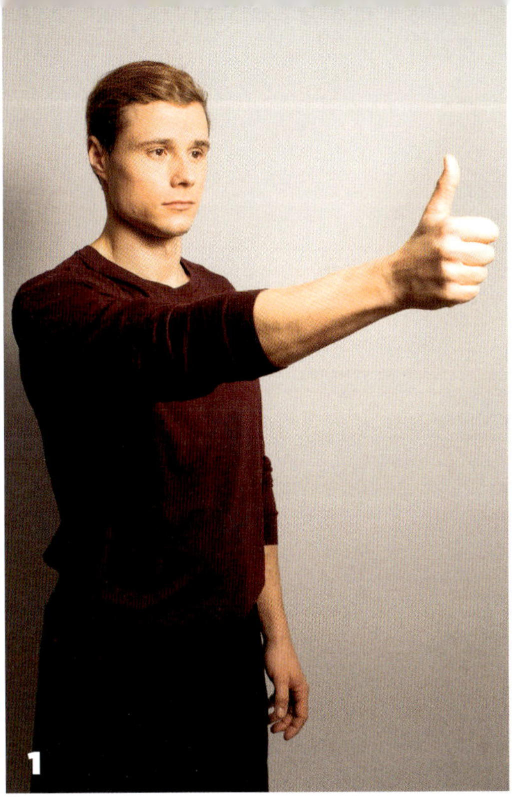

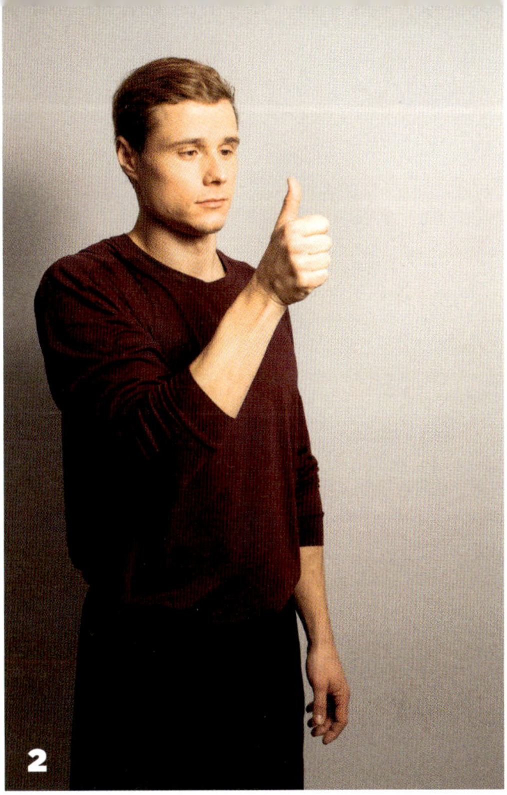

Augen-Push-up Lvl 2

1. Stelle dich in eine aufrechte Position, strecke deinen Arm aus und halte deinen hochgestreckten Daumen mittig vor dein Gesicht. Fokussiere mit beiden Augen die Spitze deines Daumens.
2. Bringe deinen Daumen langsam so nah an dein Gesicht, bis du deinen Daumen doppelt siehst. Dann kehre in die Ausgangsposition zurück und wiederhole die Übung mit der anderen Hand.

Trainingsziel: Verbesserung von Konvergenz und Divergenz beider Augen

Ausführung: 3 × pro Daumen, 3 Übungssätze

Hinweis: Halte deinen Kopf möglichst ruhig und merke dir den Punkt, an dem du begonnen hast, deinen Daumen doppelt zu sehen. Das Ziel ist, dass du deinen Daumen irgendwann bis zu deiner Nase führen kannst, ohne ihn doppelt zu sehen.

KARDIOVASKULÄRES TRAINING

Übungen, die deinen Puls nach oben bringen und dein Herz-Kreislauf-System fordern, kannst du als E-Sportler und Gamer nutzen, um Stress zu simulieren. Die folgenden Übungen können alle ohne Geräte und auch bei wenig Platz durchgeführt werden. Kombiniere sie mit anschließendem In-Game-Training, zum Beispiel in Trainings-Maps, um auch in stressigen Situationen deinen Skill abrufen zu können. Achte dabei aber immer auf eine genaue und richtige Ausführung!

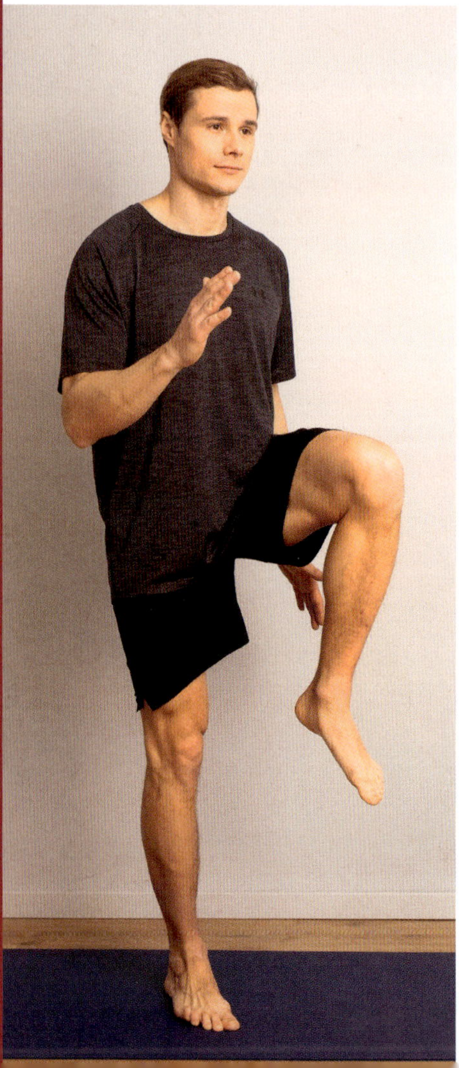

Skippings

Laufe auf der Stelle und bringe im Wechsel dein linkes Knie im rechten Winkel nach oben, dann dein rechtes Knie. Wenn dein linkes Knie gehoben ist, geht dein rechter gebeugter Arm nach vorn, wenn dein rechtes Knie oben ist, kommt dein linker Arm nach vorn. Im Prinzip handelt es sich um einen Kniehebelauf auf dem Platz.

Trainingsziel: Verbesserung des kardiovaskulären Systems

Ausführung: mindestens 20–30 Sekunden in möglichst gleichmäßigem Tempo

Hinweis: Halte die Spannung im Rumpf und bringe deine Knie immer bis in den 90-Grad-Winkel nach oben. Deine Arme sind sehr wichtig, koordiniere die Bewegung lieber erst langsam und richtig, anstatt dass du sie zwar schnell, aber nicht gut koordiniert ausführst. Laufe am besten nur über die Fußballen und setz die Fersen gar nicht komplett auf.

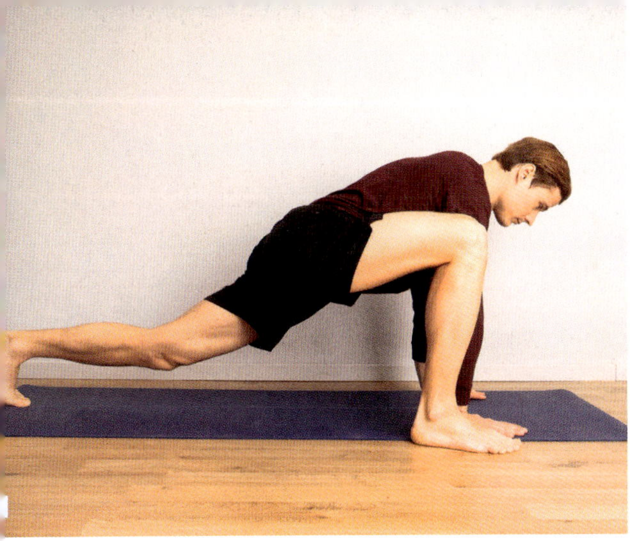

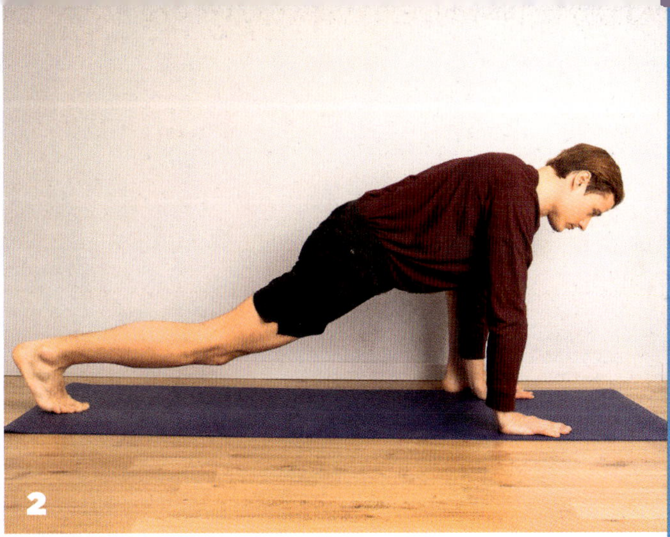

Mountain Climber

1. Bringe deine Hände in etwa schulterbreit auf den Boden, ähnlich wie bei einem Liegestütz. Deine Finger zeigen nach vorn, deine Arme sind durchgestreckt. Dein linkes Bein ist gestreckt und auf den Zehen aufgestellt. Dein rechter Fuß befindet sich rechts neben deiner rechten Hand mit der gesamten Fußfläche auf dem Boden.
2. Bringe durch einen Sprung deinen rechten Fuß in die Position, in der dein linker Fuß zuvor war – gestreckt nach hinten. Bringe gleichzeitig deinen linken Fuß neben deine linke Hand. Wiederhole die Bewegung in einem fließenden Wechsel.

Trainingsziel: Verbesserung des kardiovaskulären Systems

Ausführung: mindestens 20–30 Sekunden in möglichst gleichmäßigem Tempo

Hinweis: Stelle sicher, dass du die ganze Zeit über Spannung im Rumpf hältst und nicht ins Hohlkreuz fällst. Wenn dir die Übung zu Beginn schwerfällt, mache sie mit Zwischenwippen. Je schneller und besser du wirst, desto weniger Pausen musst du zwischen den Sprüngen machen.

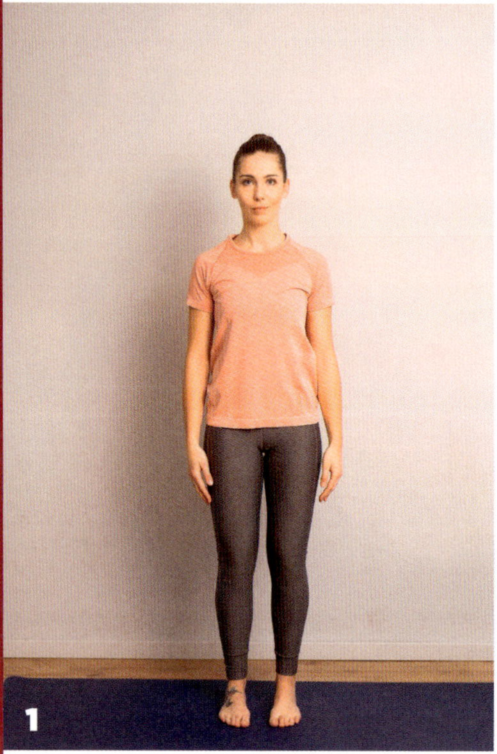

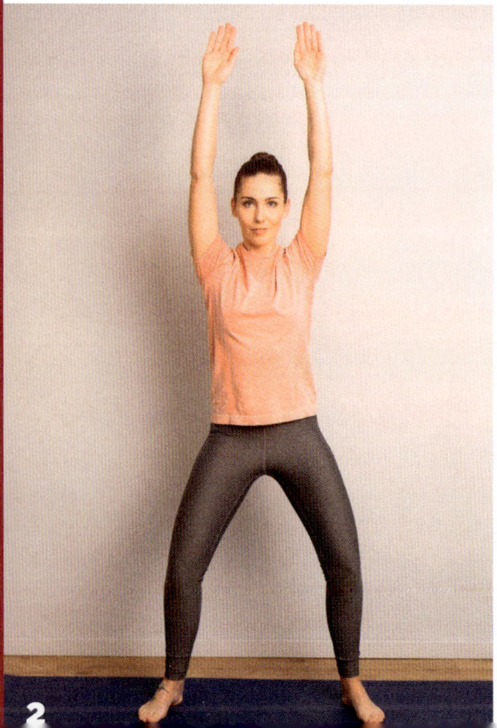

Jumping Jacks

1. Stelle dich aufrecht hin, bringe Spannung in deinen Körper und richte deinen Blick nach vorn. Deine Arme hängen seitlich an deinem Körper herunter.
2. Springe in eine etwas mehr als schulterbreite Position. Achte darauf, den Sprung unter Spannung abzufangen und auch deine Fersen auf den Boden zu bringen. Deine Knie winkeln ebenfalls leicht an, um den Schwung aufzufangen. Zeitgleich bringst du deine Arme nach oben. Danach begibst du dich wieder durch einen Sprung in die Ausgangsposition. Wiederhole die Bewegung in einem fließenden Wechsel.

Trainingsziel: Verbesserung des kardiovaskulären Systems

Ausführung: mindestens 20–30 Sekunden in möglichst gleichmäßigem Tempo

Hinweis: Beginne die Übung langsam, gerne auch mit Zwischenwippen. Je sicherer und besser du dich fühlst, desto schneller kannst du sie ausführen. Vernachlässige aber die Spannung in deinem Körper sowie ein effizientes Abfedern nicht. Deine Arme sollten zudem immer ganz gestreckt sein, wenn du sie nach oben führst.

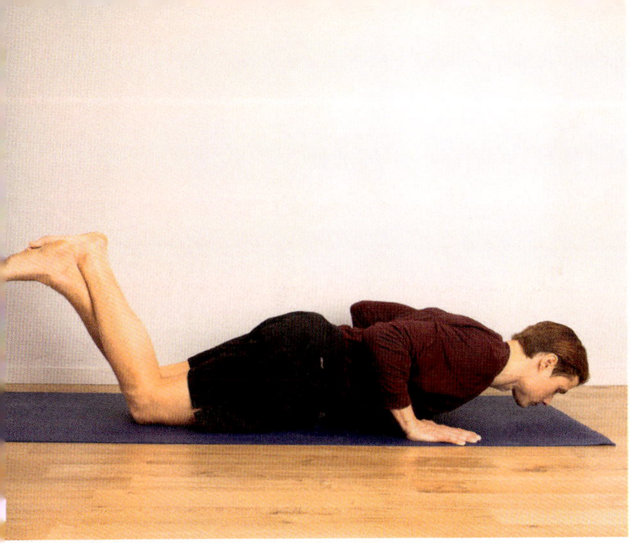

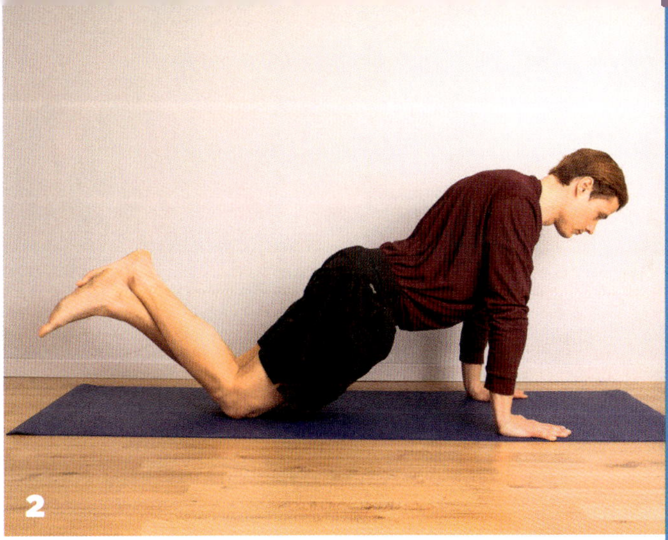

Schneller Push-up Lvl 1

1. Lege dich mit dem Bauch auf den Boden und winkle die Beine an. Setze deine Hände maximal schulterbreit neben deiner Brust auf, die Ellenbogen sind angewinkelt. Drücke gegen den Boden, sodass sich dein gesamter Körper leicht vom Boden abhebt, deine Arme aber noch angewinkelt sind. Achte auf die Streckung der Hüfte, deine Knie befinden sich in einer Linie mit deiner Hüfte und der Schulter. Halte Spannung im Rumpf, sodass du nicht ins Hohlkreuz gehst.
2. Strecke deine Arme durch und hebe deinen Oberkörper weiter vom Boden ab. Halte die Spannung.

Trainingsziel: Verbesserung des kardiovaskulären Systems

Ausführung: mindestens 20–30 Sekunden in möglichst gleichmäßigem Tempo

Hinweis: Nutze deinen Oberkörper bei der Bewegung nicht dazu, um Schwung für die Bewegung zu holen. Kontrolliere die Bewegung zu jeder Zeit und lege deinen Oberkörper auch am unteren Umkehrpunkt nicht ab.

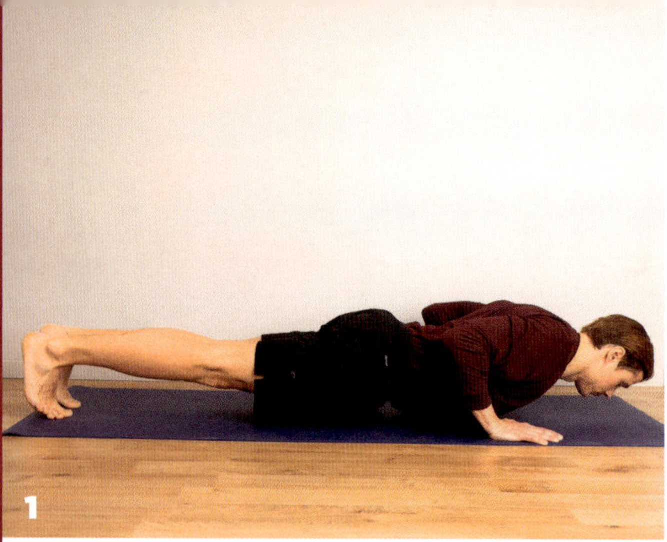

1

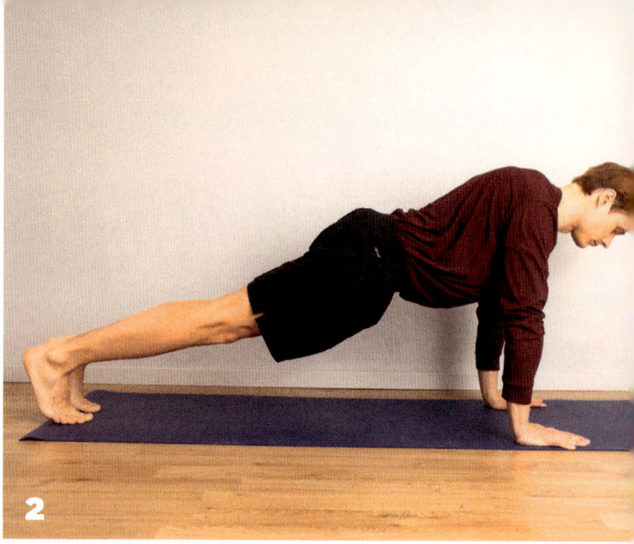

2

Schneller Push-up Lvl 2

1. Lege dich mit dem Bauch auf den Boden, die Beine sind gestreckt und die Füße zusammen. Setze deine Hände maximal schulterbreit neben deiner Brust auf, die Ellenbogen sind angewinkelt. Drücke gegen den Boden, sodass sich dein gesamter Körper leicht vom Boden abhebt, deine Arme aber noch angewinkelt sind. Deine Schulter ist in einer Linie mit deiner Hüfte und deinem Sprunggelenk. Halte Spannung im Rumpf, sodass du nicht ins Hohlkreuz gehst. Führe die Bewegung kontrolliert, aber dennoch schnell durch.
2. Strecke deine Arme durch und hebe deinen Körper kontrolliert und gleichzeitig schnell weiter vom Boden ab. Halte die Spannung, deine Schultern bilden nach wie vor eine Linie mit der Hüfte und den Sprunggelenken.

Trainingsziel: Verbesserung des kardiovaskulären Systems

Ausführung: mindestens 20–30 Sekunden in möglichst gleichmäßigem Tempo

Hinweis: Nutze deinen Oberkörper bei der Bewegung nicht dazu, um Schwung für die Bewegung zu holen. Kontrolliere die Bewegung zu jeder Zeit und lege deinen Oberkörper auch am unteren Umkehrpunkt nicht ab. Es geht bei dieser Variante um Geschwindigkeit! Sollte das für dich bei dieser Übung nicht möglich sein, wähle lieber die vereinfachte Variante!

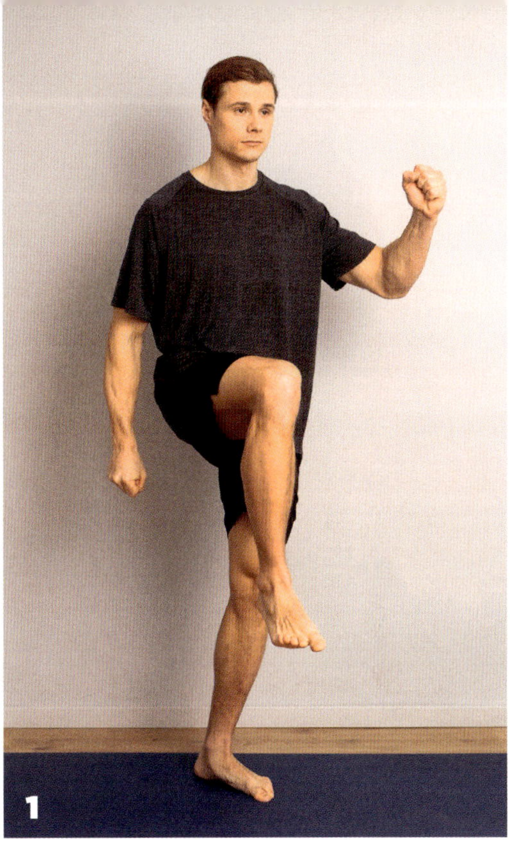

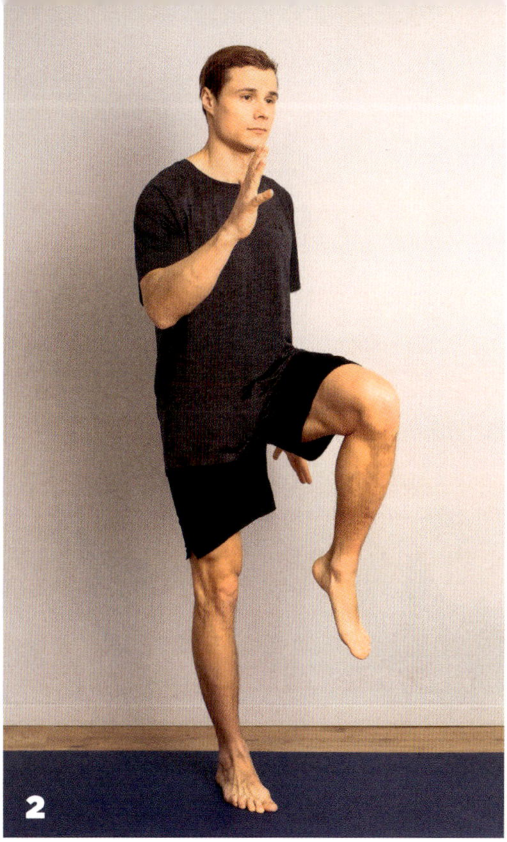

Fist Crunch Skippings

1. Laufe auf der Stelle: Bringe dein rechtes Knie im rechten Winkel nach oben und führe gleichzeitig deinen linken Arm nach vorn. Bilde mit beiden Händen eine Faust.
2. Bringe nun dein linkes Knie im rechten Winkel nach oben und führe gleichzeitig deinen rechten Arm nach vorn. Strecke die Finger beider Hände maximal. Wiederhole die Bewegung in einem fließenden Wechsel.

Trainingsziel: Verbesserung des kardiovaskulären Systems

Ausführung: mindestens 20–30 Sekunden in möglichst gleichmäßigem Tempo

Hinweis: Lerne zunächst, die Bewegung zu koordinieren, und erhöhe dann das Tempo immer weiter. Denke aber weiterhin an deine Rumpfspannung und das Heben des Knies. Laufe am besten nur über die Fußballen und setze die Fersen gar nicht komplett auf.

4

ERGÄNZENDE MASSNAHMEN

Neben In-Game- und Out-Game-Training gibt es weitere wichtige Maßnahmen, die dich in deinem Spiel besser werden lassen. Nur eine Strategie zu verfolgen, führt auf lange Sicht gesehen meist nicht zum Ziel. Deine Ernährung, die Regeneration und auch deine mentale Belastbarkeit können ebenso entscheidende Faktoren sein und sollten nicht unterschätzt werden. Auch, weil sie zu deinem allgemeinen Wohlbefinden beitragen. Denn am Ende sind deine grundsätzliche körperliche und geistige Verfassung und Vorbereitung ausschlaggebend, ob du ein Spiel oder ein Turnier gewinnst oder verlierst.

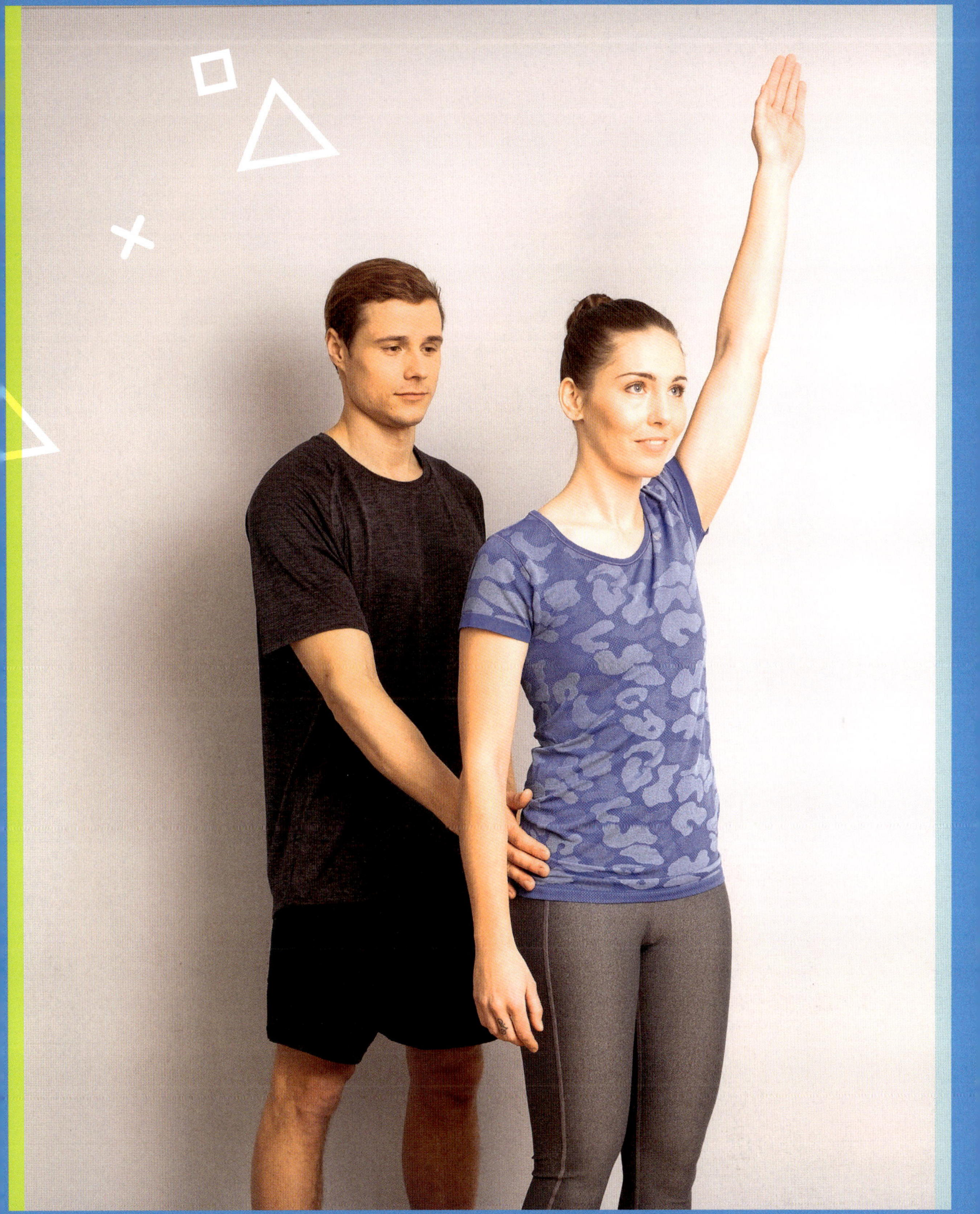

Ausgewogene Ernährung

Leistungsfähigkeit steht immer im Zusammenhang mit ausgewogener Ernährung. Genauso wie beim Training verfolgen wir auch mit einer bewussten Ernährung ein bestimmtes Ziel – sei es zur Gewichtsreduktion, Vorbeugung gesundheitlicher Risiken oder Leistungssteigerung. In diesem Kapitel geben wir dir einen kleinen Einblick, was »gesunde« Ernährung eigentlich ist und wie du diesen Baustein sinnvoll für dich und deine Gaming-Performance nutzen kannst.

Unter Ernährung versteht man die Aufnahme von Nährstoffen, die dein Körper für die Erhaltung der Funktionen von Organen und Muskeln benötigt. Lebensmittel werden in Nahrungsmittel und Genussmittel unterschieden. Vereinfacht dargestellt fallen bei dieser Unterscheidung Makronährstoffe, Wasser und Mikronährstoffe unter die Nahrungsmittel. Unter Makronährstoffen versteht man Kohlenhydrate, Eiweiß und Fette. Mikronährstoffe sind Vitamine, Spurenelemente und Mineralstoffe. Genussmittel hingegen sind Alkohol, Kaffee und Tee.

Die Ernährungspyramide

Da in diesem Buch nur ein kleiner Einblick in die Ernährung gegeben werden soll, konzentrieren wir uns auf die Makronährstoffe Kohlenhydrate, Eiweiß und Fett, die in einem ausgewogenen Verhältnis stehen sollen. Die Deutsche Gesellschaft für Ernährung empfiehlt in ihrer Ernährungspyramide eine Zusammensetzung der Nahrung aus 50 bis 60 Prozent Kohlenhydraten, 10 bis 15 Prozent Eiweiß und 20 bis 30 Prozent Fett. Die Annahme, dass 50 bis 60 Prozent der Energiezufuhr über Kohlenhydrate generiert werden, ist allerdings nicht mehr ganz zeitgemäß. Zwar trifft sie auf sehr sportliche junge Personen zu, auf den Großteil der Bevölkerung jedoch nicht mehr. Auch bei Gamern und E-Sportlern, die eine sitzende Tätigkeit ausüben, wird der Kohlenhydratspeicher bei einem Anteil von 50 bis 60 Prozent Kohlenhydrate an der Gesamtenergiezufuhr nicht aufgebraucht beziehungsweise entleert. So führt diese Ernährungsweise eher zu einer Gewichtszunahme.

Betrachtet man die Funktion der Kohlenhydrate, kann ein Großteil durch Eiweiße und Fette ersetzt werden. Dein Gehirn und dein Nervensystem sind allerdings von einer Kohlenhydratzufuhr abhängig, weswegen nicht komplett auf Kohlenhydrate verzichtet werden sollte. Das ist besonders für dich als E-Sportler wichtig, da du hohen kognitiven Belastungen ausgesetzt bist. Es empfiehlt sich, die Kohlenhydratzufuhr auf 30 bis 40 Prozent zu reduzieren und stattdessen die Eiweißzufuhr auf 25 bis 30 Prozent zu erhöhen.

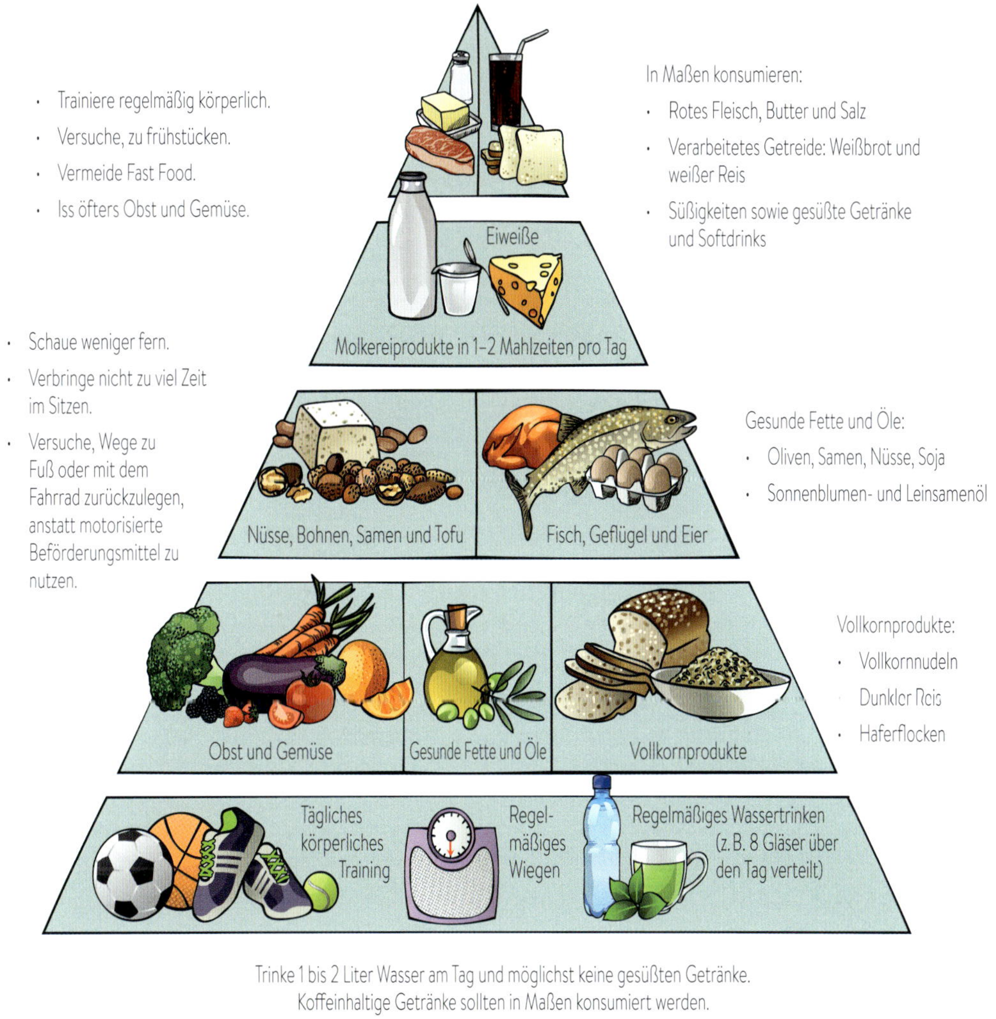

Abbildung einer zeitgemäßen Ernährungspyramide: Ernährung und Bewegung sollten immer im Zusammenhang gesehen werden, weshalb das Fundament der Pyramide Bewegung und das Trinken von Wasser bilden. Die weitere Aufteilung ist nach Relevanz geordnet. Was weiter unten ist, ist wichtiger beziehungsweise sollte verhältnismäßig mehr konsumiert werden als die Bereiche oben in der Pyramide.

Kohlenhydrate

Kohlenhydrate sind der Energielieferant für dein Gehirn, da es sehr viel Energie benötigt und somit auch Kohlenhydrate, um leistungsfähig zu bleiben. Kohlenhydrate werden in kurzkettige und langkettige Kohlenhydrate unterschieden. Kurzkettige Kohlenhydrate sind zum Beispiel in Obst, Honig, Süßes, Marmelade, Milch und Zucker enthalten. Wenn du deinem Körper kurzkettige Kohlenhydrate zuführst, steigt dein Blutzuckerspiegel schnell an und es wird Insulin in der Bauchspeicheldrüse produziert, was dabei hilft, den Blutzucker wieder zu senken. Produziert dein Körper zu viel Insulin, sinkt der Blutzucker zu weit nach unten und du bekommst eine Hungerattacke, die meist mit Schokolade oder Ähnlichem kompensiert wird – und dann geht das ganze Spiel von vorn los. Dies ist ein ganz natürlicher Mechanismus deines Körpers, der versucht, deinen Blutzuckerspiegel unter Kontrolle zu halten – nicht zu hoch und nicht zu niedrig.

Um diesen Kreislauf aufzubrechen, hilft es, wenn du kurzkettige Kohlenhydrate mit langkettigen kombinierst. Langkettige Kohlenhydrate lassen den Blutzucker im Vergleich zu kurzkettigen Kohlenhydraten langsam ansteigen. Durch die Kombination ergibt sich ein Mittelmaß und die Bauchspeicheldrüse kann sich besser vorbereiten. Das bedeutet, dass das Insulin besser abgestimmt ist und somit der Blutzucker nicht zu weit sinkt. Eine Heißhungerattacke kann so vermieden werden. Zudem hat die Kombination den Vorteil, dass du deinen Kohlenhydratspeicher durch die kurzkettigen Kohlenhydrate schnell füllen kannst. Das stellt sicher, dass du schnell Energie bereitgestellt bekommst und dein Gehirn kurz nach der Nahrungsaufnahme optimal leistungsfähig ist. Dennoch erzielst du durch die langkettigen Kohlenhydrate auch einen langfristigen Effekt, was bedeutet, dass du über einen längeren Zeitraum optimale

WHAT YOUR BRAIN NEEDS

Das Gehirn verbraucht etwa 20 Prozent des aufgenommenen Sauerstoffs[1] und die Hälfte der täglich aufgenommenen Kohlenhydrate. Bei Stressbelastungen entzieht das Gehirn dem Blut sogar bis zu 90 Prozent der Glukose. Es ist daher nicht unbedingt zielführend, komplett auf Kohlenhydrate zu verzichten.

Energie zur Verfügung hast. Dies wirkt sich positiv auf deine langfristige Konzentration aus. Gerade im End-Game kannst du dann den entscheidenden Tick schneller sein als dein Kontrahent. Durch das Zuführen der kurzkettigen Kohlenhydrate bist du aber auch von Anfang an voll bei der Sache und lässt deinem Gegner keine Chance.

Eiweiß (Protein)

Die Grundbausteine der Eiweiße sind Aminosäuren. Aminosäuren sind für deinen Körper essenziell und sollten in einer ausgewogenen Ernährung ausreichend enthalten sein. Proteine beeinflussen Aufbau, Erhalt und Reparatur von Körpersubstanzen wie Knorpel, Sehnen und Muskelfasern. Damit dein Körper gut regenerieren kann, benötigt er Eiweiße. Gib deswegen deinen vom Spielen strapazierten Strukturen durch eine richtige Ernährung die Möglichkeit, sich von den Anstrengungen zu erholen. Obwohl Proteine eher als Baustoffe gesehen werden, können sie auch zur Energiegewinnung herangezogen werden. Reduzierst du deine Kohlenhydrataufnahme, bedient sich dein Körper unter anderem an deinen Proteinen, um Energie bereitstellen zu können.

Bei der Eiweißaufnahme solltest du die biologische Wertigkeit der Produkte beachten. Sie wird an den essenziellen Aminosäuren gemessen und gibt an, wie effizient das zugeführte Protein in körpereigenes umgewandelt werden kann, und somit, wie wertvoll das Protein für den menschlichen Organismus ist.[2] Generell ist tierisches Eiweiß hochwertiger, da es dem des menschlichen Körpers ähnlicher ist. Durch gute Kombinationen von Lebensmitteln kann die biologische Wertigkeit verbessert werden. So kannst du auch mit vegetarischer Kost eine gute Proteinzufuhr erreichen.

Kombination = Proteinquelle	Mischungsverhältnis	Biologische Wertigkeit
Kartoffel und Vollei	65 : 35	136
Reis und Fleisch	45 : 55	128
Milch und Weizenmehl	75 : 25	125
Reis und Soja	45 : 55	111
Bohnen und Mais	52 : 48	98

In der Tabelle sind Beispiele von unterschiedlichen Kombinationen von Lebensmitteln aufgeführt. Die Kombination von verschiedenen Lebensmitteln schlägt sich immer in der biologischen Wertigkeit nieder. Als Referenzwert dient das Vollei mit einem Wert von 100.

Fette (Lipide)

Fette dienen zum größten Teil der Energiegewinnung, da der Fettstoffwechsel immer eine Rolle bei der Energiegewinnung spielt. Er ist aber vor allem bei langen, andauernden Belastungen wichtig, wenn dein Körper die benötigte Energie über den Fettstoffwechsel liefert. Das bedeutet jedoch nicht, dass du zusätzlich Fett anlegen sollst. Jeder gesunde Körper hat ausreichend Fettreserven. Fettdepots im Unterhautfettgewebe sind für den Körper lebensnotwendig. Allerdings sind das nur ganz kleine Mengen. Zu viel Fett führt zu Übergewicht und bringt einige negative Folgen, wie große Belastung des Bewegungsapparats und des Herz-Kreislauf-Systems, mit sich.

Lipide können kurz-, mittel-, und langkettig sowie gesättigt, einfach ungesättigt und mehrfach ungesättigt sein. Die mehrfach ungesättigten Fettsäuren kann der Körper nicht eigenständig produzieren, sie müssen daher zugeführt werden. Solltest du das Zuführen von Fetten reduzieren wollen, achte immer darauf, dass du dennoch ausreichend mehrfach ungesättigte Fettsäuren zu dir nimmst. Sie sind in Kaltwasserfischen (Hering, Lachs, Thunfisch) und Pflanzenölen (Leinöl, Walnussöl, Rapsöl) enthalten.

Eine besondere Form der mehrfach ungesättigten Fettsäuren stellen die Omega-3-Fettsäuren dar, die im richtigen Verhältnis zu den Omega-6-Fettsäuren sehr viele positive Auswirkungen haben. Das Verhältnis Omega-6- zu Omega-3-Fettsäuren sollte nach Empfehlungen der WHO zwischen eins zu eins bis vier zu eins liegen. Omega-3-Fettsäuren wirken entzündungshemmend und sind – wie die Proteine – ein wichtiger Baustein bei der Regeneration.

Zudem beeinflussen sie deine Sauerstoffversorgung, was sich wiederum positiv auf deine Denkleistung auswirkt. Dein Gehirn ist ebenfalls maßgeblich von Omega-3-Fettsäuren abhängig. Durch eine erhöhte Omega-3-Zufuhr kann das Erinnerungsvermögen verbessert und Depressionen sowie Müdigkeit verringert werden.[3]

Um wirklich leistungsfähig zu sein und den Körper bei der Regeneration zu unterstützen, müssen ihm Fette zugeführt werden. Achte aber darauf, dass es hochwertige Fette sind und du ausreichend mehrfach ungesättigte Fettsäuren zu dir nimmst.

Empfehlungen

Die kurze Einführung in die Makronährstoffe zeigt, dass eine ausgewogene Ernährung für einen leistungsfähigen Körper und vor allem für eine effiziente Denkleistung unabdingbar ist. Dein Körper benötigt sowohl Kohlenhydrate als auch Eiweiße und Fette. Es sollte auf keinen Makronährstoff verzichtet werden. Vor allem Eiweiße und Fette sind wichtig, da sie essenzielle Nährstoffe, die nicht vom Körper produziert werden können, liefern.

Achte neben der richtigen Verteilung auch auf die Qualität der Lebensmittel. Industriell verarbeitete Lebensmittel beinhalten oftmals nicht mehr die ursprünglichen Inhaltsstoffe beziehungsweise hinzugefügte Inhaltsstoffe, die sich negativ auswirken können.

Wie gesagt sind die einzelnen Makronährstoffe sehr wichtig. Es gibt jedoch Ernährungsformen, bei denen komplett auf Kohlenhydrate verzichtet wird und der Körper seine Energie über Proteine und Lipide gewinnt. Diese spezielle Diät kann zu Mangelernährung führen und sollte im besten Fall durch einen Experten angeleitet werden. Individuelle Anpassungen sind hierbei wichtig.

Das Erproben einer neuen Ernährungsform sollte nie in der Wettkampfphase gestartet werden, da der Körper eine gewisse Zeit braucht, um sich umzustellen. Spezielle Ernährungsformen können für dich durchaus eine sinnvolle Alternative darstellen, sofern sie richtig und auf deinen Körper angepasst durchgeführt werden. Hier empfiehlt es sich, die physiologischen Auswirkungen der Ernährungsform regelmäßig mittels Blutanalyse zu kontrollieren, damit gegebenenfalls reagiert und angepasst werden kann.

Auf der Basis der allgemein empfohlenen Nahrungszufuhr ist es für dich als E-Sportler und Gamer besonders wichtig, eine vielseitige, abwechslungsreiche und ausgewogene Ernährung zu verfolgen. Durch das richtige Verhältnis von Kohlenhydraten, Eiweißen und Fetten kannst du zum einen deine Körpersubstanzen wie Sehnen schützen und sie gleichzeitig bestmöglich bei der Regeneration unterstützen. Zum anderen kannst du die notwendige Grundlage für eine effiziente Arbeitsweise deines Gehirns bilden und Ermüdung vorbeugen.

Eine ausgewogene und bedarfsangepasste Energiezufuhr kannst du garantieren, indem du deine Mahlzeiten planst. Planung ist bei der Ernährung der Erfolgsfaktor Nummer eins. Gehe dafür deinen Tag oder die gesamte Woche durch und stelle dir folgende Fragen:

- Wann habe ich welche Termine?
- Wann habe ich welche Spiele und wie lange gehen sie?
- Wann habe ich Zeit zum Einkaufen?
- Wann habe ich Zeit, Essen zuzubereiten?
- Wann habe ich Zeit zum Essen?
- Wann benötige ich Zwischenmahlzeiten?
- Wann bin ich zum Essen eingeladen?

Wenn du immer zumindest drei Tage im Voraus planst, kannst du dir viel Zeit sparen. Du musst nur einmal einkaufen gehen. Du musst nur ein- oder zweimal kochen, da das Essen wahrscheinlich für mindestens zwei Tage ausreicht. Du kannst das vorgekochte Essen überall mit hinnehmen und hast somit immer die für dich perfekte Mahlzeit dabei. Zwischenmahlzeiten kannst du ebenfalls zu Hause vorbereiten und mitnehmen. Weniger zeitaufwendig und gut geeignet als Snack sind Gemüse, Obst, Nüsse und Trockenfrüchte. Obst und Gemüse solltest du täglich siebenmal in kleinen Portionen essen. Das Verhältnis sollte fünfmal Gemüse und zweimal Obst sein. Ist deine Woche durchgeplant, brauchst du dir nicht jeden Morgen überlegen, was du den Tag über isst. Noch ungünstiger wäre, dass du mit Hunger einkaufen gehst. In diesem Fall ist die Wahrscheinlichkeit, dass das Verhältnis der Nährstoffe nicht ideal ist, sehr groß.

QUICK TIPP

Wenn es für dich zeitlich möglich ist, versuche, öfter so viel zu kochen, dass du zwei Tage davon essen kannst. Dadurch sparst du dir Zeit und Geld, und manche Speisen schmecken am nächsten Tag sogar noch besser als am Tag der Zubereitung.

Wettkampftipps

Wie beim Training ist auch bei der Ernährung eine Routine äußerst wichtig. Finde in deiner Vorbereitungsphase Lebensmittelkombinationen, die deine Konzentration steigern und die Leistungsfähigkeit deines Gehirns optimieren. Achte dabei auch auf die Zeitabstände – wie lange vor dem ersten Game welches Nahrungsmittel zugeführt wird und zu welchem Zeitpunkt du wieder Nachschub benötigst. Wenn es dir gelingt, eine Routine zu finden, die bei jedem Wettkampf gleich ist, und du sie laufend optimierst, wirst du durchgehend konzentriert gamen und die Gegner zur Verzweiflung bringen.

- Reduziere beziehungsweise vermeide den Konsum von zu viel koffeinhaltigen Getränken und Softdrinks. Der aufputschende Effekt ist immer nur sehr kurzfristig und hat einen Leistungsabfall zur Folge. Studien haben bestätigt, dass die häufig angepriesenen Energydrinks keinen merklichen Einfluss auf die Spielperformance von professionellen *League of Legends*-Spielern haben.[4]
- Achte darauf, dass du unmittelbar vor dem Wettkampf keine schwer verdaulichen Lebensmittel zu dir nimmst. Fleisch benötigt beispielsweise viel Energie für die Verdauung. Das hat Müdigkeit und Konzentrationseinbrüche zur Folge. Nimm lieber leicht verdauliche Lebensmittel wie sonnengereiftes Obst, Gemüse oder Getreidearten wie Reis und Hirse zu dir.
- Trinke viel und vorwiegend Wasser.
- Lass es nie zu einer Unterzuckerung kommen, sondern führe regelmäßig Energie zu. Besonders im Wettkampf empfehlen sich kleine und dafür regelmäßige Snacks. So braucht der Körper nie viel Energie für die Verdauung, der Blutzucker ist aber immer im Gleichgewicht.

Es gibt bei der Ernährung kein allgemeingültiges Rezept, da jeder Mensch andere Präferenzen hat. Es bringt dir nämlich nichts, wenn du etwas isst, was hochwertige Nährwerte hat, dir das aber nicht bekommt. Richte dich nach den allgemeinen Empfehlungen, ernähre dich ausgewogen und finde dann dein Geheimrezept.

DOS IN DER ERNÄHRUNG

- Kohlenhydratzufuhr leicht minimieren und Energiedefizit durch Eiweißzunahme beheben
- Mix aus kurz- und langkettigen Kohlenhydraten
- Bei Eiweiß auf die biologische Wertigkeit achten
- Richtige Fettauswahl treffen: Verhältnis Omega-6- und Omega-3-Fettsäuren 1 : 1 bis 4 : 1
- Abwechslungsreich essen
- Selbst kochen und vorkochen
- Tages-/Wochenplan einschließlich Mahlzeiten erstellen
- Wasser trinken
- Obst in Maßen und viel Gemüse konsumieren (Verhältnis zweimal Obst zu fünfmal Gemüse)
- Spezifische Wettkampfernährung befolgen (im Training ausprobieren)

DON'TS IN DER ERNÄHRUNG

- Convenience Food, Süßwaren und Knabberprodukte
- Energy- und Softdrinks
- Übermäßiger Kaffeekonsum
- Neue (einseitige) Ernährungsformen ohne Bluttest und Experten ausprobieren

Regeneration und mentales Training

Um ein qualitativ hochwertiges Training absolvieren zu können, musst du deinem Körper ausreichend Ruhe und Regeneration gewähren. Sind deine Regenerationszeiten zu kurz, wirst du über kurz oder lang mit einem Leistungsabfall konfrontiert werden. Außerdem schädigst du deinen Körper mit zu wenig Regeneration und zu wenig Schlaf nachhaltig. Ist die durchschnittliche Schlafdauer (in Industrieländern geht man dabei von sieben Stunden aus) verkürzt, kann es zu Folgeerkrankungen wie einem erhöhten

QUALITATIVES TRAINING

Damit ein Training einen guten Output generiert, muss es auch ernsthaft durchgeführt werden. Du musst dich wie bei einem Wettkampf verhalten, alles geben und deine beste Leistung abrufen. Wenn du es schaffst, dich voll zu fokussieren und eine gute Performance abzuliefern, hat das Training einen großen positiven Effekt auf deine Leistung, sie wird gesteigert. Dazu gehört aber nicht nur das Training an sich, sondern auch weitere Aspekte wie Ernährung, Regeneration oder mentale Vorbereitung. Sind alle diese Aspekte optimal miteinander verbunden, dann spricht man von qualitativ hochwertigem Training.

Sympathikotonus kommen. Dieser Erregungszustand des sympathischen Nervensystems wird bei negativem Einfluss unter anderem von einem erhöhten Blutdruck und einer beschleunigten Herzfrequenz gekennzeichnet. Ebenso kann sich dein Cortisolspiegel, der ein Indikator für Stress ist, erhöhen oder es kann zu einer verringerten Glukosetoleranz kommen, was schlecht für deine Energiezufuhr wäre.[5] All diese Faktoren haben einen negativen Einfluss auf deinen Körper und vor allem auf deine Leistung.

Richtig schlafen

Wenn du die Mechanismen, die im Schlaf ablaufen, kennst, wird es vielleicht etwas greifbarer, warum ausreichend Schlaf so wichtig ist. Wenn du schläfst, schließen sich deine Augen, deine Muskelspannung vermindert sich und die Atmung wird ruhiger. Zudem laufen kognitiv-emotionale Prozesse ab und die neuronale Plastizität, die Bildung neuer Verbindungen in deinem Gehirn, wird beeinflusst. Auch wenn die Reizverarbeitung reduziert wird, ist dein Gehirn im Schlaf noch aktiv und verarbeitet Ereignisse. Außerdem laufen während des Schlafens Regenerations- und Reparaturmechanismen ab.[6] Damit du eine gute Gaming-Performance abliefern kannst und dabei auch gesund bleibst, ist ausreichender Schlaf enorm wichtig.

Solltest du Schlafprobleme haben, kann dies unterschiedliche Ursachen haben und sollte gegebenenfalls mit einem Arzt abgeklärt werden. Regelmäßige körperliche Aktivität[7] und Meditation können den Schlaf positiv beeinflussen. Auswirkungen auf die

Schlafqualität hat auch das Licht. Künstliches Licht mit einem hohen Blauanteil beeinträchtigt deinen Melatoninspiegel. Melatonin ist für den natürlichen Schlaf-wach-Rhythmus verantwortlich. Wenn es dunkel wird, schüttet dein Körper Melatonin aus und du wirst müde. Wird es wieder hell, wird die Melatoninausschüttung reduziert und du wachst auf. Wird dieser natürliche Rhythmus durch künstliches Licht gestört, hat das eine negative Auswirkung auf deine Schlafqualität. Deswegen solltest du mindestens 30 bis 60 Minuten vor dem Schlafengehen den Computer und das Handy ausschalten und das Licht in der Wohnung dimmen. So wird deinem Körper die Zeit gegeben, seine natürlichen Mechanismen für Müdigkeit in Gang zu setzen. Neben der Regulierung des Lichts solltest du darauf achten, dass du am Abend keine koffeinhaltigen Getränke zu dir nimmst, da diese deinen natürlichen Rhythmus ebenso durcheinanderbringen.

Meditation

Im Schlaf regeneriert sich der Körper von selbst. Um die Regeneration aktiv zu steuern und zu beeinflussen, kannst du zwischen den Sessions eine Meditation durchführen. Bei der Meditation geht es darum, dass du dich auf nur eine Sache konzentrierst. Du kannst Reize dadurch besser verarbeiten, den Fokus wieder neu setzen und somit beim nächsten Game »on point« deine Bestleistung abliefern. Gerade bei einer LAN-Party oder einem Wettkampf bist du intensiven Belastungen und vielen externen Reizen sehr lange ausgesetzt. Eine Meditation hilft dir, den Fokus neu zu setzen und deiner Gehirnleistung ein Update zu ermöglichen.

Wenn du mit dem Meditieren beginnst, suche dir einen Platz, an dem du gerne bist und entspannt sitzen oder auch liegen kannst. Nimm eine Position ein, in der du dich wohlfühlst. Schalte alle Störfaktoren wie beispielsweise Radio oder Handy aus oder auf lautlos, sodass du während der Meditation ungestört bleibst.

Das Ziel der Meditation ist, dass du dich auf nur eine Sache konzentrierst. Kommen dir währenddessen unterschiedliche Gedanken, verfolge sie nicht weiter und lasse sie einfach gehen. Du brauchst dich auch nicht zu ärgern, wenn immer wieder neue Gedanken in den Vordergrund rücken, das ist normal. Je öfter du meditierst, desto weniger störend werden diese Gedanken sein. Sie kommen und gehen, schenke ihnen einfach nicht zu viel Beachtung.

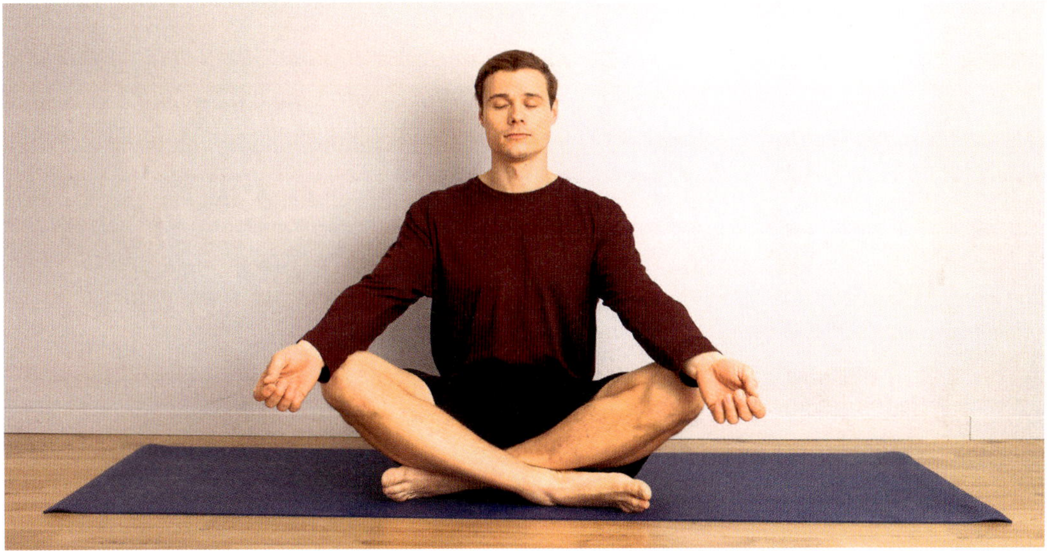

Meditation heißt, den Fokus auf eine einzige Sache zu lenken und sich dabei zu entspannen. Wie man dieses Ziel erreicht, kann jeder für sich entscheiden. Es kann sowohl im Sitzen als auch im Liegen verfolgt werden.

Dadurch, dass der Fokus auf nur eine Sache gelegt wird, ermöglichst du deinem System einen Reboot. Damit dein Gehirn leistungsfähig bleibt, benötigt es eine aktive Auszeit und genau die gibst du ihm mithilfe einer Meditation. Dafür musst du nicht mehr als fünf bis zehn Minuten aufwenden. Du kannst die Meditation nutzen, um dich anschließend wieder besser konzentrieren und fokussieren zu können. Du kannst sie aber auch vor dem Schlafengehen durchführen, um deine Schlafqualität zu steigern. Es gibt viele unterschiedliche Methoden der Meditation, wir erklären dir zwei grundlegende Varianten.

Angeleitete Meditation

Bei einer angeleiteten Meditation, auch Fantasiereise oder Bodyscan genannt, trägt eine Person einen Text vor und sagt dir ganz genau, was du zu tun hast. Du musst lediglich der Stimme folgen. Dies erleichtert dir den Einstieg ins Meditieren. Es wird dir besser gelingen, mit den Gedanken bei der Meditation zu bleiben und nicht abzuschweifen, weil dich die Person immer wieder daran erinnert und sagt, was zu tun ist. Suche dir eine App, einen Podcast oder Videos im Internet mit Meditationen, bei denen du die Stimme der Person als angenehm empfindest und die Dauer für dich passt. Nimm eine bequeme Position ein und lass dich auf die Reise ein. Am Anfang kann es etwas gewöhnungsbedürftig sein, gib dir Zeit dafür, diese Trainingsform zu erlernen.

Atemmeditation

Bei dieser Meditationsform konzentrierst du dich ausschließlich auf die Atmung. Es gibt unterschiedliche Atemtechniken. Wir empfehlen dir, mit der Bauchatmung zu starten und diese zu perfektionieren. Eine gute Atmung kann dir auch in In-Game-Situationen helfen,[8] du trainierst dafür also direkt mit. Denn dein Gehirn muss, um optimal arbeiten zu können, gut mit Sauerstoff versorgt werden, was über die Atmung funktioniert. Gelingt es dir, in finalen, pulsintensiven Phasen die Atmung zu kontrollieren, hast du deinen Kontrahenten gegenüber einen deutlichen Vorteil.

Um die Bauchatmung zu erlernen, lege die Hände auf den Bauch im Bereich des Bauchnabels, da du deine Atmung so ständig kontrollieren kannst. Achte darauf, dass sich der Bauch beim Einatmen hebt und beim Ausatmen wieder senkt. Die Atmung sollte fließend sein, der Bauch sich gleichzeitig bewegen.

Bei der Meditation ist es hilfreich, wenn du dir eine Uhr stellst, da das Zeitgefühl oft täuschen kann. Du bestimmst vorab, ob du fünf oder 30 Minuten meditieren möchtest, und musst dazwischen nicht auf die Uhr schauen. Anschließend nimmst du eine bequeme Position ein und konzentrierst dich lediglich auf das Ein- und Ausatmen.

Diese Methode fällt dir am Anfang vielleicht etwas schwerer als die angeleitete Meditation, da du schnell abgelenkt werden kannst. Auch wenn es am Anfang nicht ganz so läuft, wie du dir das wünschst, und ständig verschiedene Gedanken herumschwirren, bleibe dran und gib nicht gleich auf. Auch das Meditieren muss geübt werden und ist ein laufender Prozess.

Mentaltraining – der Kopf ist der Schlüssel zum Erfolg

Neben körperlicher Aktivität, die sich positiv auf die Kognition auswirkt (siehe Seite 81), gibt es auch viele Techniken, um die mentale Stärke zu verbessern. Bist du in einer Erfolgsserie, wird es dir gut gelingen, Spaß am Gaming zu haben, die nötige Lockerheit mitzubringen und konzentriert zu bleiben. Du wirst auch mit genug Selbstbewusstsein in die Runden starten, was dich wiederum dem nächsten Erfolg näherbringt. Erfolg und Niederlage liegen allerdings sehr eng beieinander. Daher ist es wichtig, dass du Strategien entwickelst, die dir dabei helfen, wenn es mal nicht so gut läuft.

Bei einer Niederlage ist es eine gute Strategie, dass du das Spiel kritisch, aber objektiv analysierst. Schau dir genau an, welche Fehler du gemacht hast und was du hättest besser machen können. Werde dir dieser Fehler bewusst, denn nur so kannst du sie beim nächsten Mal vermeiden. Schaue dir aber auch ganz genau an, was du gut gemacht hast, und rufe dir das immer wieder in Erinnerung. Dein Gehirn muss auch die positiven Aspekte abspeichern, damit es darauf zurückgreifen kann. Versuche nach einer Niederlage, nicht zu emotional zu werden, sondern sehe sie als Lernprozess und als Chance für die Zukunft, diesen Fehler nicht zu wiederholen. Das Schöne dabei ist nämlich, dass unser Gehirn am meisten aus Fehlern lernt. Durch die Analyse verstärkst du den Prozess, der ohnehin im Gehirn abläuft, und kannst daher aus einer Niederlage sehr viel Positives mitnehmen. Zwei Techniken, die dir helfen, mental stärker zu werden, sind das Visualisieren und das Nutzen von Ritualen.

Visualisieren

Spiele gewisse Spielsituationen, die dir schwerfallen, immer und immer wieder in Gedanken durch. Schließe dabei die Augen, stelle dir jedes kleine Detail dieser Situation vor und wie du darauf reagierst. Starte die Visualisierung mit einfachen Spielsituationen und erhöhe mit der Zeit laufend die Komplexität. Jede Situation, die du visualisierst, stellt einen Lernprozess für dein neuronales System dar. Dies eignet sich perfekt für die Vorbereitungsphase.

In der Wettkampfphase kannst du dir die Visualisierung ebenfalls zunutze machen. Nimm dir vor jedem Game kurz die Zeit, die Augen zu schließen und dir deine Stärken nochmals vorzustellen. Versuche dabei auch, die positiven Emotionen, die du beispielsweise bei einem In-Game-Hit oder einem erzielten Tor empfindest, zu spüren. Die Visualisierung hilft, den Fokus zu setzen und dein Selbstbewusstsein zu stärken.

Rituale

Rituale bedeuten, dass du dir einen Ablauf erstellst, der vor jedem Game und jeder Runde gleich ist. Zum einen erreichst du damit, dass dein Körper und dein Kopf genau wissen, dass nach dieser Abfolge Leistung erbracht werden muss. Zum anderen hilft es dir, den Fokus neu zu setzen und dich auf die Situation zu konzentrieren. Keine anderen Gedanken oder gar Zweifel haben Platz. Die Gedanken sind ausschließlich bei deinem Ritual und dein Körper wird bestmöglich aktiviert.

Dieses Ritual kann sich aus körperlicher Aktivität, einer Koordinationsübung, einer Meditation oder einer Visualisierung zusammensetzen. Es kann aber auch nur eine kleine Aktivierung oder eine Atemabfolge sein. Wichtig ist, dass du für dich ein Ritual findest, das du gerne machst und immer und immer wieder durchführst, damit es dir dabei hilft, leistungslimitierende Gedanken zur Seite zu schieben und voll konzentriert, fokussiert und selbstbewusst ins nächste Game zu starten.

Faszien – das Körpernetzwerk

Faszientraining hat sich in den letzten Jahren im traditionellen Sport stark durchgesetzt und nahezu in jeder Sportart Einzug gehalten. Was Faszientraining überhaupt ist und wie du als E-Sportler und Gamer davon profitieren kannst, möchten wir dir im Folgenden näherbringen.

Das Wort »Faszien« beschreibt das Bindegewebe, das unseren gesamten Körper durchzieht. Es gibt oberflächliche, viszerale oder tiefe Faszien in unserem Körper. Die oberflächlichen Faszien befinden sich hauptsächlich in der Unterhaut und bestehen zu einem großen Teil aus Fett und eher wenig festem Bindegewebe. Das viszerale Bindegewebe hingegen ist vor allem für die Ausrichtung der Organe zuständig.

Für dich am interessantesten sind die tiefen Faszien, da sie eine wesentliche Rolle in der Entstehung von Schmerzen und leistungshemmenden Vorgängen wie einer schlechten Durchblutung spielen können. Die tiefer gelegenen Faszien umschließen Knochen, Nerven und Muskulatur. Tiefe Faszien haben mit Muskeln und anderen Zellverbunden in unserem Körper etwas gemeinsam: Sie reagieren auf Reize und befinden sich in ständiger Anpassung. Und das ist ein wichtiger Punkt. Denn das Training der Faszien ist nicht auf das Benutzen einer Rolle beschränkt, sondern sie werden ebenso durch das Abfedern von Stößen oder durch Dehnung stimuliert. Man geht sogar davon aus, dass körperlich orientiertes Training beziehungsweise generell Bewegung genug Reize setzt, um die Faszien ausreichend zu aktivieren und damit zu trai-

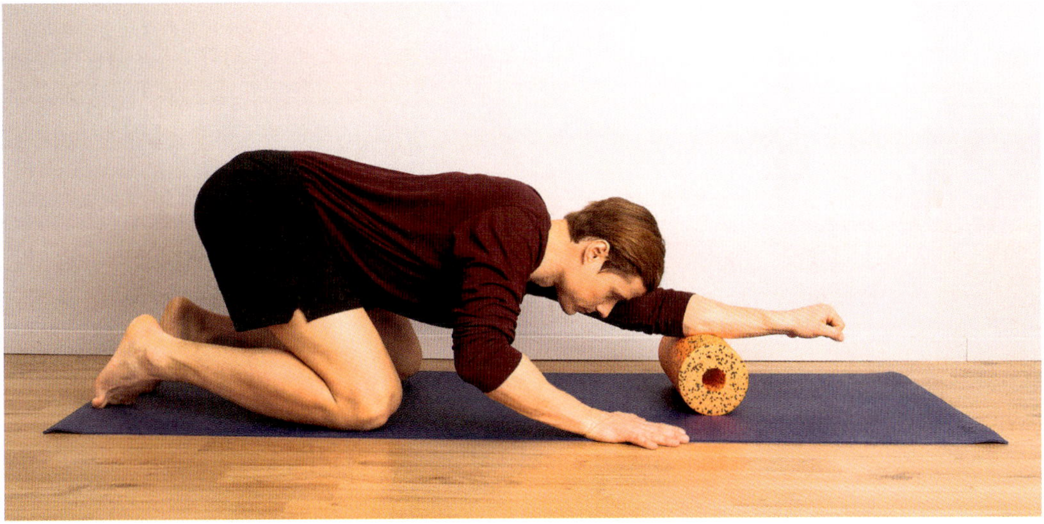

Massagerollen dienen dazu, die Muskulatur zu lockern und Verspannungen zu lösen. Sie werden mittlerweile vielfach im Sport eingesetzt.

nieren. Das Problem ist, dass wir uns nicht mehr genug beziehungsweise zu einseitig bewegen. Dadurch verkleben die Faszien, was ein natürlicher Adaptionsmechanismus von ihnen ist.

Faszienrollen, für die der Begriff »Massagerolle« zutreffender wäre, haben einen ähnlichen Effekt wie eine Massage. Ihre Anwendung führt zu einer verstärkten Durchblutung der Muskulatur und einer Belebung der betroffenen muskulären Strukturen, wie beispielsweise der Fingermuskulatur im Unterarm. Da die Faszien ein Teil der Strukturen sind, werden sie ebenfalls erreicht und dadurch gelockert.

VERLETZUNGSGEFAHR

Übe mit der Rolle nicht zu viel Druck auf deine Strukturen aus, da das im schlimmsten Fall zu Gewebeschäden führen könnte. Taste dich langsam heran und gehe in einen Schmerzbereich, den du gut aushalten kannst.

Da beim E-Sport zu wenig großräumige Bewegung stattfindet, beginnen die Faszien zu verkleben, was eine Veränderung der Spannungen im Körper zur Folge haben kann. Das führt unter Umständen zu einer eingeschränkten Bewegungsfreiheit der Muskeln, schlechter Durchblutung und Schmerzen in Bereichen, in denen viele Faszien zusammenlaufen. Besonders der untere Rücken ist davon häufig betroffen. Das Verharren in sitzenden Positionen, egal ob beim Gaming oder im Büroalltag, ist für die Faszien dort nicht förderlich. Deswegen sollten sie durch Bewegung, Dehnen oder äußerliche Aktivierung trainiert werden. Das Benutzen einer Massagerolle ist jedoch kein Trainingsersatz. Sollte durch einen anstrengenden Tag mit vielen Game-Sessions zeitlich keine körperliche Trainingsintervention umsetzbar sein, ist es aber ein guter Ausgleich. Besonders für die im Unterarm gelegene Fingermuskulatur kann es zwischen zwei Matches sinnvoll sein, sie etwas auszurollen. Denn auch wenn viele kleine Bewegungen in den Händen und Fingern stattfinden, verharrst du beim Spielen in einer für die Unterarme sehr einseitigen Haltung.

DOS IN DER REGENERATION

- Ausreichend Schlaf
- Zeit zwischen Screen Time und Bettzeit verlängern
- Meditation vor dem Zubettgehen
- Meditation und/oder körperliche Aktivität zwischen anstrengenden Games und bei langen Sessions
- Rituale kreieren
- Niederlagen als Lernprozess sehen
- Massagerollen in das Training einbauen

DON'TS IN DER REGENERATION

- Koffeinhaltige Getränke (vor allem am Abend)
- Keine Pausen
- Kaum oder zu kurze Regenerationszeiten

Generell gilt bei der Arbeit mit den Faszien das Gleiche wie beim Dehnen: Arbeite nie zu stark in den Schmerz! Es ist okay, wenn es ein wenig zieht, besonders wenn du stark verklebte Bereiche bearbeitest. Der Schmerz sollte aber nie so stark sein, dass du ihn kaum aushältst. Nimm am besten wieder die Skala von 1 bis 10 als Orientierung. Dabei bedeutet 1 »überhaupt kein Schmerz« und 10 »nicht auszuhaltender Schmerz«. Du solltest dich in einem Schmerzlevel zwischen 6 und 7 befinden. Kläre im Zweifel vorher mit einem Arzt oder Trainingstherapeuten ab, ob er dir ein Faszientraining empfiehlt, da es auch zu Verletzungen des Bindegewebes führen kann, wenn deine Strukturen nicht strapazierfähig genug sind.

Teambuilding für E-Sport-Clans

»Man ist nur so stark wie der Schwächste im Team« ist eine häufig getätigte Aussage, die aber nicht zutreffen muss. Jeder Sportler hat seine Stärken und Schwächen. Als Team müsst ihr versuchen, die Stärken jedes Einzelnen zu nutzen und die Schwächen zu kompensieren. Die ursprüngliche Bedeutung des Worts »Team« ist nicht umsonst »Familie«. Genau wie in einer Familie ist jedes Teammitglied für gewisse Bereiche und Aufgaben verantwortlich und muss diese bestmöglich umsetzen. Das gelingt aber nicht immer, denn jeder hat gute und schlechte Tage. Vor allem an den schlechten Tagen ist es umso wichtiger, ein Team zu haben, das einem den Rücken stärkt. Das Team gibt die Sicherheit, dass man in brenzligen Situationen unterstützt wird und Fehler möglicherweise durch ein anderes Mitglied ausgemerzt werden. Eine Topleistung ist demnach, selbst wenn eine Person einen schlechten Tag hat, durchaus realistisch, sofern alle zusammenhelfen.

Fangt euch in solchen Situationen gegenseitig auf, unterstützt euch und seid füreinander da. Dafür ist es auch wichtig, dass du dein Ego nicht in den Vordergrund drängst. Kannst du deine Leistung nicht abrufen, obwohl du normalerweise der Carrier deines Teams bist, dann sei so fair zu deiner »Familie« und lass den Ersatz deinen Platz einnehmen. Am Ende des Tages zählt nur, wie ihr als Team abschneidet, Einzelleistungen müssen in Teamspielen außen vorgelassen werden.

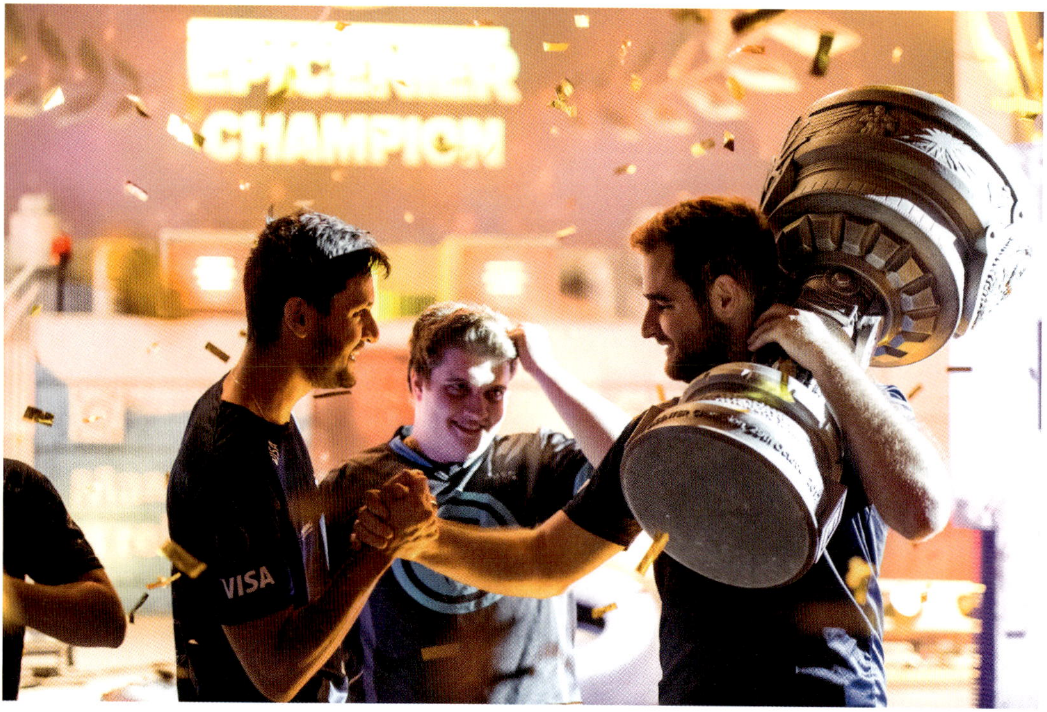

Bei Teamspielen ist die Abstimmung und der Zusammenhalt innerhalb des Teams ein entscheidendes Kriterium, ob am Ende gejubelt wird oder nicht. Vernachlässigt diese wichtige Komponente nicht und widmet eurem Team die Zeit, die es benötigt, um ein Gewinnerteam zu werden.

Bei manchen Games wie *League of Legends* oder *CS:GO* ist es offensichtlich, dass die Teamleistung über der Einzelleistung steht. Beim *FIFA*-Teamfinale der eBundesliga in Österreich 2020 wiederum wurden die Einzelleistungen gezählt und waren entscheidend, um ins Einzelfinale einziehen zu können. Bei solchen Modi ist es umso wichtiger, den Teamgedanken beizubehalten. Sobald du nur noch für dich selbst spielst und die Teamleistung nicht mehr im Vordergrund steht, wirst du nicht die bestmögliche Leistung für das Team abliefern. Eine Fehlhaltung von einem einzelnen Spieler kann Wirbel in dein ganzes Team bringen – und schlechte Resultate sind die Folge.

Eine In-Game-Fehlentscheidung eines Spielers kann sehr ärgerlich und manchmal spielentscheidend sein. Achtet darauf, dass ihr In-Game-Fehler nicht persönlich austragt. Ein Fehler kann aus vielen verschiedenen, häufig nicht offensichtlichen Situationen entstehen. Projiziert ihr diesen Fehler auf ein einzelnes Teammitglied, kann sich das negativ auf den weiteren Spielverlauf auswirken. Gerade in solchen Situationen ist es wichtig, dass ihr euch als Team gegenseitig motiviert und hoch konzentriert und fokussiert weiterspielt. Vielleicht wäre der Fehler ja gar nicht erst passiert, wenn ein anderes Teammitglied vorab eine andere Entscheidung getroffen hätte. Es ist viel zu komplex, als dass ein Verlieren die Folge eines Fehlers von nur einem Spieler ist. Seid euch dessen einfach bewusst.

Insbesondere in schwierigen Situationen wirkt es sich positiv aus, wenn ihr euch untereinander gut versteht und kennt. So könnt ihr euch gegenseitig besser aufmuntern und motivieren, da ihr genau wisst, wie eure Mitspieler ticken. Beschimpft und beleidigt ihr euch gegenseitig oder macht eine Person fertig, dann werdet ihr das nächste Game auch in den Sand setzen. Ein unharmonisches Team kann keine Bestleistungen liefern. Stattdessen solltet ihr out-game öfter etwas miteinander unternehmen, um euch und eure persönlichen Ups und Downs besser kennenzulernen. Nur wer außerhalb des Wettkampfs auch ein Team bildet und ein gemeinsames Ziel verfolgt, kann in game als Team fungieren. Regelmäßig gezielte Maßnahmen zu setzen, die das Teamgefüge verbessern, kann daher essenziell und unumgänglich sein.

Nicht zuletzt wirkt ein Team, das füreinander da ist und das deutlich zeigt, auch auf die Gegner einschüchternd. Tretet ihr als unerschütterliches Team mit eigenen Ritualen, die die Aufmerksamkeit auf sich ziehen, auf, könnt ihr den Gegnern bereits vor dem Game einen Schritt voraus sein. Diese mentalen Komponenten können durchaus spielentscheidend sein. Das Teamgefüge und die Chemie innerhalb des Teams zählen zu den wichtigsten Leistungsparametern und müssen unbedingt berücksichtigt werden. Teambuilding-Maßnahmen können in Form von klassischen Mannschaftssportarten durchgeführt werden (siehe ab Seite 238).

Eine Verbesserung der Teamchemie kann aber auch mit speziellen Übungen erzielt werden. Einige sind zeit- und ressourcenaufwendig und sollten von einem Mediator angeleitet werden. Es gibt aber auch Übungen, die ihr unmittelbar in eurer Gaming-Location durchführen könnt. Dabei werden Situationen erzeugt, mit denen ihr in-game auch regelmäßig zu tun habt. Ihr müsst euch auf die anderen Gruppenmitglieder verlassen können, müsst darauf vertrauen, dass sie die richtige Entscheidung treffen, und seid oftmals von ihren Handlungen abhängig. Tanzt eine Person aus der

Reihe oder hält sich nicht an den Plan und will nur seinen Kopf durchsetzen, dann werdet ihr keine Chance haben, das Game für euch zu entscheiden. Solche Situationen out-game herzustellen und zu üben, bringt viele Vorteile mit sich. Zudem lernt ihr euch als Gruppe noch besser kennen und wachst mehr zusammen. Das wiederum erzeugt eine gute Gruppendynamik. Aber auch der Spaßfaktor kommt bei diesen Übungen nicht zu kurz.

Chinesisch Knobeln

Es gibt zwei Gruppen (Gruppengröße zwischen zwei und zehn Personen) und drei Figuren:

- Tiger
- Altes Mütterchen
- Samurai-Krieger

Wie bei »Schere, Stein, Papier« schlägt jede Figur eine andere. Der Tiger frisst das alte Mütterchen. Das alte Mütterchen gewinnt gegen den Samurai-Krieger, weil der Krieger großen Respekt vor dem Alter und der Weisheit des Mütterchens hat. Der Samurai-Krieger hingegen erschlägt den Tiger mit seinem Schwert.

Jedes Team hat kurz Zeit, um sich zu beraten, welche Figur es darstellen wird. Dann stellen sich die beiden Gruppen im Abstand von zwei bis drei Metern gegenüber auf. Der Spielleiter zählt herunter und auf »eins« muss jede Gruppe ihre Figur performen. Wenn die einzelnen Gruppenmitglieder unterschiedliche Figuren zeigen, geht der Punkt automatisch an die andere Gruppe. Eine gute Absprache vorab ist also wichtig. Sieger ist jene Gruppe, die zuerst fünf Punkte hat.

Die Figuren werden folgendermaßen dargestellt:

- Tiger: Mit einem Brüllen, die Arme über dem Kopf zu Klauen geformt nach vorn springen
- Das alte Mütterchen: Auf einen fiktiven Stock gestützt, zitternd und mit kleinen Schritten nach vorn tippeln
- Samurai-Krieger: Ein fiktives Schwert hinter dem Rücken ziehend und mit einem Ausfallschritt nach vorn in den Boden schlagen, dabei laut schreien

Sinn dieser Übung: Das Team muss gemeinsam eine Entscheidung treffen und diese wie verabredet durchführen. Versucht ein Teammitglied, seinen Kopf durchzusetzen, und macht einfach eine andere Figur, so verliert das gesamte Team. Hier wird ganz klar aufgezeigt, dass man nur gewinnen kann, wenn man an einem Strang zieht.

Spaghetti-Spiel

Für dieses Spielt werden Spaghetti und der Plastikdeckel einer Flasche benötigt. Alle Mitspieler stehen im Kreis und nehmen eine Spaghetti in den Mund. Der Plastikdeckel wird auf die Spaghetti eines Teilnehmers gesteckt. Vorsichtig balanciert dieser den Deckel zum linken Nachbarn, der versucht, ihn mit seiner Spaghetti abzunehmen, um ihn anschließend dem nächsten Nachbarn weiterzugeben. Die Hände dürfen hierbei nicht benutzt werden. Ziel ist, den Deckel innerhalb der ganzen Gruppe einmal durchzureichen, ohne dass dieser auf den Boden fällt.

Sinn dieser Übung: Die Übung kann nur funktionieren, wenn alle konzentriert und ru hig an die Aufgabe herangehen und voll dabei sind. Wenn eine Person unkonzentriert ist oder das Ziel aus den Augen verliert, hat die gesamte Gruppe keine Chance, das Spiel zu gewinnen.

Seiltanz

Die Mitspieler stehen sich in zwei Reihen gegenüber, die Gesichter einander zugewandt. Ein »Seiltänzer« balanciert auf einem imaginären Drahtseil zwischen den beiden Reihen hindurch. Dabei kann er in jedem Moment »stürzen«, das heißt, sich in jede beliebige Richtung (zur Seite oder auch schräg nach hinten oder nach vorn) fallen lassen.

Die Gruppenmitglieder müssen daher ständig in Auffangstellung bereit sein: Hände vor der Brust, Handflächen nach vorn, Knie leicht angewinkelt und federnd, Beine in stabiler Position, um einen Sturz abfangen zu können. Sie fangen jeden Sturz des Seiltänzers sanft auf und bringen ihn in die aufrechte Position zurück. Unmittelbar danach begeben sie sich wieder in die Auffangstellung. Der Seiltänzer kann die Augen schließen beziehungsweise sogar verbinden, so muss er den Mitspielern noch mehr vertrauen.

Sinn dieser Übung: Die Person, die den Seiltänzer darstellt, muss sich zu 100 Prozent auf seine Gruppenmitglieder verlassen können. Auf diese Weise wird Vertrauen zwischen den Mitgliedern der Gruppe aufgebaut. Die Gruppenmitglieder, die als Auffangpersonen agieren, müssen immer voll und ganz bei der Person sein, um jederzeit richtig reagieren und sie weich auffangen zu können. Der Fokus wird auf eine Sache gelegt und sie sind dafür verantwortlich, dass der balancierenden Person nichts passiert. Sie müssen Verantwortung übernehmen.

Andere Sportarten als Ergänzung zum E-Sport

Es gibt einige traditionelle Sportarten, die sich gut als Ergänzung zum E-Sport eignen. Sie fordern ähnliche koordinative Fähigkeiten, meistens aber in einem etwas großräumigeren Bewegungsrahmen. Manche Sportarten wirken sich zudem förderlich auf im E-Sport wichtige Strukturen aus und haben so einen stärkenden und zudem ausgleichenden Effekt. Wie du bereits in Kapitel 2 (siehe Seite 81) gelesen hast, wirkt sich Bewegung positiv auf deine kognitive Leistung aus. Wenn du eine bessere allgemeine Fitness mitbringst, wirst du länger und konzentrierter in deinem Spiel sein. Traditionelle Sportarten helfen dir dabei, deine allgemeine Fitness aufzubauen und im Normalfall machen sie auch noch Spaß, besonders dann, wenn du sie zusammen mit deinen Clan- oder Vereinsmitgliedern ausüben kannst.

Klettern und Bouldern

Klettern und vor allem Bouldern (Klettern in Absprunghöhe ohne Seil) sind aktuell Trendsport. In fast allen größeren Städten gibt es mittlerweile Boulderhallen. Der Vorteil für dich als E-Sportler ist, dass du deine Finger anderweitig benutzen musst als beim Tippen der Maus oder des Joysticks. So stärkst du die Strukturen rund um deine Finger und die Handgelenke, aber auch deine Schultern und dein Rumpfmuskulatur werden gebraucht und dadurch gefördert. Klettern und Bouldern sind der perfekte Ausgleichssport. Beim Klettern mit Seil kommen wichtige Teamaspekte wie Kommunikation, Vertrauen und das gemeinsame Lösen von Problemen ins Spiel – Fähigkeiten, die du besonders bei Team-E-Sport-Titeln oft benötigst.

Ballsport – Basketball und Fußball

Sportarten, bei denen ein Ball und deine Hände involviert sind, bieten sich aus mehreren Gründen als Ergänzungssportart an. Zum einen fördern sie deine Hand-Augen-Koordination, zum anderen machen sie oft viel Spaß und sorgen für Ablenkung. Beim Basketball hast du zudem den Vorteil, dass, genau wie in manchen E-Sport-Titeln, fünf gegen fünf gespielt wird. Du könntest mit anderen Teammitgliedern eine Mannschaft bilden und so gleichzeitig an euren Teamfähigkeiten arbeiten. Wenn du *Rocket League* im Team spielst, funktioniert im Basketball aber auch drei gegen drei. Basketball fördert darüber hinaus deine allgemeine Fitness, deine Antizipationsfähigkeit und dein taktisches Denken.

Fußball fördert weniger deine Visuomotorik, dafür kann es dir aber gerade bei *FIFA* helfen, ein Verständnis für Spielzüge zu bekommen. Auch hier werden deine Antizipation und deine Fitness trainiert. Generell sind Ballsportarten immer super, wenn es um die Verbesserung deiner koordinativen Fähigkeiten geht.

Ultimate Frisbee und Discgolf

Diese beiden weniger bekannten Sportarten sind eine super Ergänzung zum E-Sport. Bei Ultimate Frisbee geht es darum, in einer Mannschaft eine Frisbee durch die Reihen zu bewegen und in die gegnerische Zone zu bringen, ähnlich wie beim Ameri-

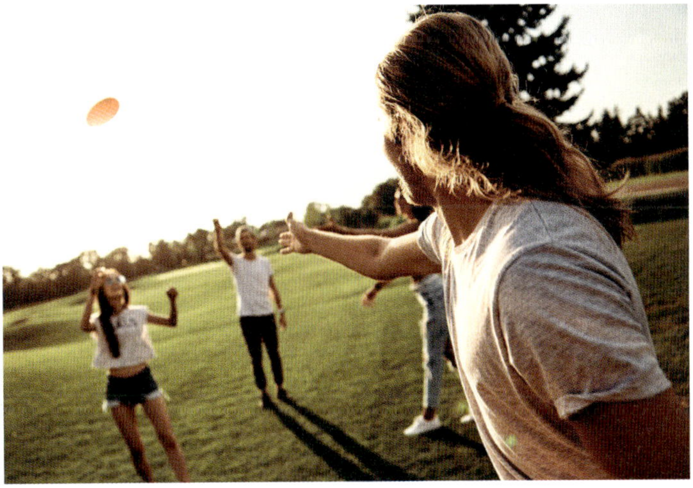

Ultimate Frisbee oder andere Spielformen, in denen ein Frisbee involviert ist, sind äußerst sinnvolle und effektive Ausgleichssportarten. Zum einen, weil durch den Wurf der Frisbee die im E-Sport stark beanspruchten Strukturen um das Handgelenk gestärkt werden, zum anderen, weil sie einen hohen Spaßfaktor haben und automatisch zu Ganzkörperbewegung animieren.

can Football. Discgolf hingegen hat viel mit Präzision zu tun. Die Aufgabenstellung ist ähnlich wie beim klassischen Golf: Die Frisbee muss in einen zu Beginn noch recht weit entfernten Korb befördert werden. Es gewinnt derjenige, der die wenigsten Versuche benötigt.

Warum sind diese Sportarten für dich als E-Sportler interessant? Durch die Wurfbewegung wird das Handgelenk viel benutzt und gestärkt, was einen förderlichen Effekt hat. Außerdem sind beide Paradesportarten, wenn es um die Differenzierungsfähigkeit geht. Beim Ultimate Frisbee spielt zudem der Teamgedanke eine Rolle. Das Spielfeld kann an die Mannschaftsgröße angepasst werden. Normalerweise wird draußen sieben gegen sieben und in der Halle fünf gegen fünf gespielt. Das Feld kann aber je nach Mannschaftsgröße verkleinert werden.

Badminton und Tischtennis

Sobald du mit einem Schläger einen Gegenstand treffen musst, wird deine Visuomotorik aktiviert. Sportarten wie Badminton und Tischtennis fördern generell deine visuellen Fähigkeiten sowie deine Konzentration unter Stress. Da du dich dabei viel und vor allem schnell bewegen musst, wird zudem deine allgemeine Fitness trainiert. Außerdem macht es großen Spaß, sich zwischen langen Gaming-Sessions bei einer Runde Tischtennis auszutoben. Dadurch kriegst du den Kopf frei und kannst dich danach wieder voll auf dein Game konzentrieren.

Joggen, Krafttraining und Co.

Wenn dir alle diese Sportarten zu aufwendig oder vielleicht auch zu speziell sind, kann es natürlich genauso helfen, ab und zu einfach mal laufen zu gehen oder im Fitnessstudio eine Runde klassisches Krafttraining zu betreiben. Bewegung hilft dabei, sich abzulenken und den Gedanken freien Lauf zu lassen. Danach kann man sich wieder voll motiviert und konzentriert an seine Aufgaben machen. Wichtig ist, dass dir die Bewegung Freude bereitet und du dich danach besser fühlst. Dann fällt es dir auch leichter, dich dafür zu motivieren und es immer wieder zu machen.

QUICK-TIPPS

Diese Quick-Tipps liefern schnelle Abhilfe zwischen Game-Sessions, wenn es einmal nicht läuft, und geben dir einen Leistungs-Boost.

#1 Open Up!
Mach dein Fenster auf, schau kurz nach draußen und atme dreimal tief ein und aus. Das hilft zum einen gegen Rage und bringt zum anderen frischen Sauerstoff in dein Gehirn und deine Umgebung.

#2 Move!
Stehe kurz auf und mache zehn lockere Jumping Jacks (siehe Seite 210). Durch die Bewegung wird deine Durchblutung angekurbelt, die Sauerstoffverteilung in deinem Körper verbessert und du wirst leistungsfähiger.

#3 Stretch!
Dehne kurz deine Unterarme, um so deine Nervenleitgeschwindigkeit zu verbessern. Führe die Dehnung nicht zu lange durch, um deine Fingerschnelligkeit nicht negativ zu beeinflussen. Es reicht vollkommen, wenn du fünf bis acht Sekunden leicht dynamisch dehnst.

#4 Eat!
Wenn du das Gefühl hast, immer einen Schritt zu langsam zu sein, hole dir einen kleinen Snack, der dich schnell mit Kohlenhydraten versorgt. Obst ist da perfekt, beispielsweise ein Apfel oder eine Banane. Vermeide fettiges Essen, weil du dadurch träge wirst.

#5 Break!
Manchmal geht einfach nichts mehr, weil der Kopf »durch« ist. In solchen Fällen hilft am besten eine Pause von mindestens zehn Minuten. Vermeide in dieser Zeit weitere Bildschirmzeit, greife also nicht sofort zum Smartphone. Lenke dich ab und krieg den Kopf frei. Danach kannst du wieder starten und fühlst dich besser.

ANHANG

Trainingspläne für spezifische Games und Ziele

Jedes Spielgenre verlangt von den Spielern unterschiedliche Fähigkeiten und Fertigkeiten. Deswegen sind die folgenden Trainingspläne auf die Genres und die benötigten Trainingsziele ausgerichtet. Anhand dieser Pläne kannst du außerdem ein Verständnis dafür entwickeln, wie man ein Training aufbauen kann.

Die Pläne liefern Informationen darüber, welche Übungen zu absolvieren sind, welcher Körperbereich damit trainiert wird, was das Trainingsziel ist, was also durch die Übung verbessert werden soll, wie du die Übungen ausführen sollst und was dafür an Trainingsutensilien benötigt wird.

Plan für Shooter

Dauer: circa 60 Minuten

Dieser Plan ist für E-Sportler und Gamer gedacht, die hauptsächlich Shooter spielen und vor allem Fähigkeiten wie Reaktion und Differenzierung sowie visuelle Abilities verbessern wollen, die in diesem Genre wichtig sind.

Übung	Körperbereich	Trainingsziel	Wiederholungen	Equipment
Noppenball (S. 144)	Ganzer Körper	Reaktionsfähigkeit	5 × 10 Bälle	Noppenball
Clap it (S. 181)	Arme	Elementare Schnelligkeit	5 × 10 Sekunden	
Nicht berühren (S. 155)	Arme	Differenzierungsfähigkeit	3 × 20 Bewegungen	2 Begrenzungen
Tagged Ring (S. 153)	Hände	Antizipations- und Differenzierungsfähigkeit	3 × 10 Würfe pro Hand	Reifen
Jonglieren (S. 138)	Hände	Visuomotorik	3 × 1 Minute	1–3 Bälle
Snap and Clap (S. 172)	Hände	Kopplungsfähigkeit	8 × 30 Sekunden	
Peripheral Chartboard Lvl 3 (S. 199)	Augen	Peripheres Sehen	3 × 3 Richtungen pro Auge	Chartboard
Eye Tracker (S. 202)	Augen	Binokulares Sehen	3 × 5 Sätze	Brock String

Plan für Strategiespiele

Dauer: circa 60 Minuten

Dieser Plan ist für E-Sportler und Gamer gedacht, die hauptsächlich Strategiespiele spielen und vor allem Fähigkeiten wie Schnelligkeit, Orientierung und Ausdauer verbessern wollen, die in diesem Genre wichtig sind.

Übung	Körperbereich	Trainingsziel	Wiederholungen	Equipment
Speed Finger (S. 183)	Finger	Elementare Schnelligkeit	3 × 10 Sekunden pro Hand	
Feuer, Wasser, Sturm (S. 161)	Finger	Orientierungsfähigkeit	3 × 30 Sekunden pro Hand	Chartboard
Roll the Dice (S. 145)	Finger	Reaktionsfähigkeit	3 × 15 Würfe	Würfel
Tap the Balloon (S. 140)	Finger	Visuomotorik	3 × 30 Sekunden pro Hand	Ballon
Peripheral Chartboard Lvl 1 (S. 196)	Augen	Peripheres Sehen	3 × 3 Richtungen pro Auge	Chartboard
Brock String (S. 200)	Augen	Binokulares Sehen	3 × 60 Sekunden	Brock String
Run and Crunch (S. 194)	Ganzer Körper, Hände	Kraftausdauer der Hände	3 × 5 Minuten	
Jumping Jacks (S. 210) und In-Game-Übung	Ganzer Körper, Hände	Widerstandsfähigkeit gegen Ermüdung	30 Sekunden Jumping Jacks, dann spezifische In-Game-Übung (Dauer je nach In-Game-Übung, maximal 60 Sekunden)	Game Station

Plan für (Sport-)Simulationen

Dauer: circa 60 Minuten

Dieser Plan ist für E-Sportler und Gamer gedacht, die hauptsächlich Simulationen spielen und vor allem Fähigkeiten wie Reaktion, Geschicklichkeit und Antizipation verbessern wollen, die in diesem Genre wichtig sind.

Übung	Körperbereich	Trainingsziel	Wiederholungen	Equipment
Schulterklopfen (S. 150)	Ganzer Körper	Reaktionsfähigkeit	5 × 30 Sekunden	Partner
Finger Row (S. 166)	Finger	Geschicklichkeit	3 × 60 Sekunden	
Laut und leise (S. 159)	Finger	Differenzierungsfähigkeit	3 × 30 Sekunden laut 3 × 30 Sekunden leise	Buch
Ballkoordination (S. 142)	Hände	Visuomotorik	3 × 10 Würfe	2 Bälle
Flummy (S. 154)	Hände	Antizipationsfähigkeit	5 × 15 Würfe	Ball
Wechselnde Fäuste (S. 176)	Ganzer Körper	Kopplungsfähigkeit	8 × 30 Sekunden	
Thumb Pinch (S. 190)	Daumen	Intramuskuläre Koordination des Daumens	3 × 3–4 Sätze	Gripmaster
Den Blick stabilisieren (S. 204)	Augen	Binokulares Sehen	3 × 5 Sätze nach oben 3 × 5 Sätze nach unten	Brock String

Plan für genreunabhängiges präventives Training

Dauer: circa 60 Minuten

Dieser Plan ist für E-Sportler und Gamer gedacht, die ein genreunabhängiges präventives Training durchführen möchten, um strapazierfähiger und gesünder zu werden.

Übung	Körperbereich	Trainingsziel	Wiederholungen	Equipment
Dead Eye (S. 122)	Auge	Augenregeneration	3 × 60 Sekunde	
Wrist Curl Lvl 1 (S. 89)	Handgelenk	Stärkung des Handgelenks	3 × 12 Sätze pro Hand	Gewicht oder Flasche
Diagonaler Vierfüßlerstand (S. 111)	Rumpf	Mobilisation der Wirbelsäule	3 × 20 Sätze	
Push-up Lvl 1 (S. 105)	Brust	Stärkung des Oberkörpers	3 × 10 Sätze	
Eagle on the Wall (S. 102)	Hintere Schultermuskulatur	Stärkung der hinteren Schultermuskeln	5 × 5 Sätze	
Plank Lvl 1 (S. 114)	Rumpf	Stärkung des Rumpfs	3 × 30 Sekunden	
Dehnen der Hüfte (S. 127)	Hüftbeuger	Dehnung der Hüfte	3 × 20 Sekunden pro Bein	
Dehnen des Vorderarms Lvl 1 (S. 129)	Fingermuskulatur	Dehnung der Fingermuskeln	3 × 20 Sekunden pro Arm	

Glossar

Aim: Steht für die Fähigkeit bei Spielen, in denen etwas getroffen werden muss (engl. *to aim* = zielen). Das Aim spielt in vielen Spieletiteln eine wesentliche Rolle.

APM (Actions per Minute): Beschreibt die Anschläge pro Minute, die beispielsweise mit einer Computermaus bewerkstelligt werden.

CPU (Central Processing Unit): Bezeichnet die zentrale Verarbeitungseinheit und ist das Kernstück deines Mainboards. Nahezu alle auszuführenden Bearbeitungsschritte in deinem PC werden dort verarbeitet.

DPI (Dots per Inch): Bezeichnet den Wert (übersetzt »Punkte pro Zoll«) für die Empfindlichkeit von Computermäusen. Je höher der Wert, desto empfindlicher reagiert die Maus und desto schneller bewegt sich der Mauszeiger.

ESL (Electronic Sports League): Die ESL ist ein Veranstalter von E-Sport-Turnieren.

E-Sport: Kompetitives Gaming, das von Vereinen oder Clans betrieben wird und bei dem es bei in Wettkampfform ausgetragenen Veranstaltungen um Preisgelder und Sachgewinne geht.

E-Sportler: Athlet, der sich im kompetitiven Gaming als Einzelspieler oder im Team mit anderen E-Sportlern auf professioneller Ebene misst.

FPS (First-Person Shooter): Spiele, in denen sich der Spieler in Egoperspektive durch die Spielwelt bewegt; umschreibt das Genre der »Shooter«.

Gamer: Hobbyspieler, der in seiner Freizeit Spiele an digitalen Endgeräten spielt.

Gaming: Gaming umfasst das Spielen von Computer- oder Konsolenspielen ebenso wie Smartphone- oder Browserspiele. Es ist nicht wettkampfbezogen und ist wesentlich stärker in der Gesellschaft verbreitet als E-Sport. Grundsätzlich ist Gaming von E-Sport zu trennen, auch wenn E-Sport-Titel immer auch im Gaming vertreten sind. Um einen Vergleich zum traditionellen Sport zu ziehen: Wenn jemand Fußball spielt, ist er zwar Fußballer, aber kein Profi. Ein Gamer ist somit nicht sofort ein E-Sportler.

Hz (Hertz): Einheit zur Angabe der Bildwiederholrate von Bildschirmen, wobei es immer um die Bilder pro Sekunde geht. Beispiel: Eine Bildschirmfrequenz von 60 Hz bedeutet, dass der Bildschirm in einer Sekunde 60 Bilder darstellt.

In-Game: Aktionen, die innerhalb eines Spieles passieren. Wenn beispielsweise die Skillspiele in *FIFA* benutzt werden, sprechen wir von In-Game-Training. Ebenso ist Taktiktraining in *League of Legends* oder *CS:GO* als In-Game-Training zu verstehen.

MOBA (Multiplayer Online Battle Arena): Im Englischen werden MOBA-Spiele auch als ARTS-Spieler (Action Real-Time Strategy«) bezeichnet. Das beschreibt das Genre der Echtzeit-Strategiespiele wie *League of Legends*.

NADA (Nationale Anti-Doping Agentur): Die NADA kämpft gegen Doping im Sport – auch im E-Sport.

LAN (Local Area Network): Lokales Netzwerk von Computern, um kompetitives Gaming am PC zu ermöglichen.

Out-Game: Training, das nicht direkt im Spiel, sondern außerhalb oder ohne jeglichen direkten Bezug zu einem Spiel stattfindet.

PC (Personal Computer): Mehrzweckrechner, der durch seine Größe im Haushalt Gebrauch findet. Er bietet die Möglichkeit, Computerspiele spielbar zu machen. Viele E-Sport-Titel werden am PC gespielt.

RSI-Syndrom (Repetitive Strain Injury): Überbelastungsverletzung, die beispielsweise im Handgelenk, aber auch an anderen Körperstellen auftreten kann.

TPS (Third-Person Shooter): FPS-Spieletitel aus dem Shooter-Genre, bei denen die Spieler ihren Charakter und seine Bewegungen sehen.

Traditioneller Sport: Unter traditionellem Sport verstehen wir alle Sportarten, die vom DOSB (Deutschen Olympischen Sportbund) in Deutschland oder der BSO (Bundessportorganisation) in Österreich als Sportart anerkannt sind. Zum Zeitpunkt der Buchveröffentlichung ist in keinem der Länder E-Sport als offizielle Sportart anerkannt.

WHO (World Health Organization): Die Weltgesundheitsorganisation gilt als Anlaufstelle für allgemeine Aussagen zu Gesundheitsfragen.

Quellen

E-SPORT UND GAMING

1 https://www.newzoo.com/esportsreport (Zugriff am 03.01.2020)

2 https://www.pwc.at/de/presse/2019/digital-trend-outlook.html (Zugriff am 02.01.2020)

3 http://www.aimbooster.com (Zugriff am 02.01.2020)

4 Busch, N. A.; VanRullen, R. (2010): »Spontaneous EEG oscillations reveal periodic sampling of visual attention«. In: *Proceedings of the National Academy of Sciences* 107 (37): S. 16048–16053

5 https://www.nvidia.com/en-us/geforce/news/geforce-gives-you-the-edge-in-battle-royale (Zugriff am 31.01.2020)

6 https://www.game.de/wp-content/uploads/2018/08/game-Jahresreport-2019_web.pdf (Zugriff am 29.12.2019)

7 Caterino, M. C.; Polak, E. D. (1999): »Effects of two types of activity on the performance of second-, third-, and fourth-grade students on a test of concentration«. In: *Perceptual and motor skills* 89 (1): S. 245–248

8 Green, C. S.; Bavelier, D. (2003): »Action video game modifies visual selective attention«. In: *Nature* 423 (6939): S. 534

9 https://www.gran-turismo.com/gb/academy (Zugriff am 26.12.2019)

KÖRPERLICHES TRAINING UND E-SPORT

1 Tiedemann, C. (Oktober 2005): »Was ist der Gegenstand der Sportwissenschaft«. In: *New Aspects of Sport History. Proceedings of the 9th ISHPES Congress Cologne, Germany*: S. 435–440

2 Hilvoorde, I. V.; Pot, N. (2016): »Embodiment and fundamental motor skills in eSports«. In: *Sport, Ethics and Philosophy* 10 (1): S: 14–27
Fanfarelli, J. R. (2018): »Expertise in Professional Overwatch Play«. In: *International Journal of Gaming and Computer-Mediated Simulations (IJGCMS)* 10 (1): S: 1–22
Khromov, N.; Korotin, A.; Lange, A.; Stepanov, A.; Burnaev, E. und Somov, A. (2019): »Esports Athletes and Players: a Comparative Study«. In: *IEEE Pervasive Computing* 18 (3): S. 31–39

3 »Zur Definition des Sports«. In: *Sportwiss 1980/10:* S. 437–439, https://doi.org/10.1007/BF03177027

4 Burk, V.; Fahrner, M. und König, S.: *Einführung in die Sportwissenschaft*. Stuttgart: UTB, 2013

5 Sauer, A. (2019): »Videospielindustrie und eSport«. In: *eSport, Netzwerkeffekte und Lindahl-Preise*, Springer Gabler: S. 5–31

6 Bediou, B.; Adams, D. M.; Mayer, R. E.; Tipton, E.; Green, C. S. und Bavelier, D. (2018): »Meta-analysis of action video game impact on perceptual, attentional, and cognitive skills«. In: *Psychological bulletin* 144 (1): S. 77
Latham, A. J.; Patston, L. L. und Tippett, L. J. (2013): »The virtual brain: 30 years of video-game play and cognitive abilities«. In: *Frontiers in psychology* 4: S. 629
Rudolf, K.; Bickmann, P.; Froböse, I.; Tholl, C.; Wechsler, K. und Grieben, C. (2020): »Demographics and Health Behavior of Video Game and eSports Players in Germany: The eSports Study 2019«. In: *International journal of environmental research and public health 17* (6): S. 1870
Jenny, S. E.; Manning, R. D.; Keiper, M. C. und Olrich, T. W. (2017): »Virtual (ly) athletes: where eSports fit within the definition of ›Sport‹«. In: *Quest* 69 (1): S. 1–18

7 Griffith, J. L.; Voloschin, P.; Gibb, G. D. und Bailey, J. R. (1983): »Differences in eye-hand motor coordination of video-game users and non-users«. In: *Perceptual and motor skills* 57 (1): S. 155–158

8 Bialystok, E. (2006): »Effect of bilingualism and computer video game experience on the Simon task«. In: *Canadian Journal of Experimental Psychology/Revue canadienne de psychologie expérimentale* 60 (1): S. 68

Castel, A. D.; Pratt, J. und Drummond, E. (2005): »The effects of action video game experience on the time course of inhibition of return and the efficiency of visual search«. In: *Acta psychologica* 119 (2): S. 217–230

9 Rosenberg, B. H.; Landsittel, D. und Averch, T. D. (2005): »Can video games be used to predict or improve laparoscopic skills?«. In: *Journal of Endourology* 19 (3): S. 372–376

10 Rudolf, K.; Grieben, C.; Achtzehn, S. und Froböse, I. (2016): »Stress im eSport – Ein Einblick in Training und Wettkampf«. Paper präsentiert auf der eSport Konferenz »Professionalisierung einer Subkultur?« 2016

11 Smith, M. J.; Birch, P. D. und Bright, D. (2019): »Identifying stressors and coping strategies of elite esports competitors«. In: *International Journal of Gaming and Computer-Mediated Simulations (IJGCMS)*, 11 (2): S. 22–39

12 Dorval, M. und Pepin, M. (1986): »Effect of playing a video game on a measure of spatial visualization«. In: *Perceptual and motor skills* 62 (1): S. 159–162

13 De Lisi, R. und Wolford, J. L. (2002): »Improving children's mental rotation accuracy with computer game playing«. In: *The Journal of genetic psychology* 163 (3): S. 272–282

14 Green, C. S. und Bavelier D. (2006): »Enumeration versus multiple object tracking: the case of action video game players«. In: *Cognition* 101: S. 217–245

15 Sungur, H. und Boduroglu, A. (2012): »Action video game players form more detailed representation of objects«. In: *Acta psychologica* 139 (2): S. 327–334

16 Green, C. S. und Bavelier, D. (2006): »Effect of action video games on the spatial distribution of visuospatial attention«. In: *Journal of experimental psychology: Human perception and performance* 32 (6): S. 1465

17 Kuhlman, J. S. und Beitel, P. A. (1991): »Videogame experience: A possible explanation for differences in anticipation of coincidence«. In: *Perceptual and motor skills*, 72 (2): S. 483–488

18 Hubert-Wallander, B.; Green, C. S.; Sugarman, M. und Bavelier, D. (2010): »Altering the rate of visual search through experience: the case of action video game players«. In: *Journal of Vision* 10 (7): S. 1300

19 Clark, K.; Fleck, M. S. und Mitroff, S. R. (2011): »Enhanced change detection performance reveals improved strategy use in avid action video game players«. In: *Acta psychologica* 136 (1): S. 67–72

20 Gong, D.; Ma, W.; Liu, T.; Yan, Y. und Yao, D. (2019): »Electronic-sports experience related to functional enhancement in central executive and default mode areas«. In: *Neural plasticity*: 1940123

21 Nelson, R. A. und Strachan, I. (2009): »Action and puzzle video games prime different speed/accuracy tradeoffs«. In: *Perception* 38 (11): S. 1678–1687

22 Colzato, L. S.; Van Leeuwen, P. J.; Van Den Wildenberg, W. und Hommel, B. (2010): »DOOM'd to switch: superior cognitive flexibility in players of first person shooter games«. In: *Frontiers in psychology* 1: S. 8

23 Kari, T.; Siutila, M. und Karhulahti, V. M. (2019): »An Extended Study on Training and Physical Exercise in Esports«. In: *Exploring the Cognitive, Social, Cultural, and Psychological Aspects of Gaming and Simulations*, IGI Global: S. 270–292

24 Marker, C.; Gnambs, T. und Appel, M. (2019): »Exploring the myth of the chubby gamer: A meta-analysis of studies on sedentary video gaming and body mass«. In: Social *Science & Medicine*

25 Starrett, K. und Starrett, J. (2016): *Sitzen ist das neue Rauchen*. München: riva Verlag

26 Kari, T.; Siutila, M. und Karhulahti, V. M. (2019): »An Extended Study on Training and Physical Exercise in Esports«. In: *Exploring the Cognitive, Social, Cultural, and Psychological Aspects of Gaming and Simulations*, IGI Global: S. 270–292

27 Dustman, R. E.; Emmerson, R. und Shearer, D. (1994): »Physical activity, age, and cognitive-neuropsychological function«. In: *Journal of Aging and Physical Activity* 2 (2): S. 43–181

28 Ratey, J. J.; Hagerman, E. (2010): *Spark: how exercise will improve te performance of your brain*. Quercus

29 Shafer-Crane, G. A. (2006): »Repetitive stress and strain injuries: preventive exercises for the musician«. In: *Physical Medicine and Rehabilitation Clinics* 17 (4): S. 827–842

30 Morgan, I. G.; Ohno-Matsui, K. und Saw, S. M. (2012): »Myopia«. In: *The Lancet* 379 (9827): S. 739–1748

31 Nielsen, R. K. L. und Karhulahti, V. M. (2017): »The problematic coexistence of internet gaming disorder and esports«. In: *Proceedings of the 12th International Conference on the Foundations of Digital Games*: S. 52

32 A Fontes-Ribeiro, C.; Marques, E.; C Pereira, F.; P Silva, A. und Macedo, T. R. A. (2011): »May exercise prevent addiction?«. In: *Current neuropharmacology* 9 (1): S. 45–48

33 Weineck, J. (2009): *Optimales Training.* Balingen: Spitta Verlag, 2019

34 Hogervorst, E.; Riedel, W.; Jeukendrup, A. und Jolles, J. (1996): »Cognitive performance after strenuous physical exercise«. In: *Perceptual and motor skills* 83 (2): S. 479–488

35 Wood, R. H.; Reyes-Alvarez, R.; Maraj, B.; Metoyer, K. L. und Welsch, M. A. (1999): »Physical fitness, cognitive function, and health-related quality of life in older adults«. In: *Journal of aging and physical activity* 7 (3): S. 217–230

36 Behm, D. G.; Bambury, A.; Cahill, F. und Power, K. (2004): »Effect of acute static stretching on force, balance, reaction time, and movement time«. In: *Medicine & Science in Sports & Exercise* 36 (8): S. 1397–1402

37 https://www.welt.de/sport/video148271618/Zocken-bis-der-Arzt-kommt-Das-Karpaltunnelsyndrom.html (Zugriff am 16.01.2020)

38 Bührle, M. (1989): »Maximalkraft – Schnellkraft – Reaktivkraft«. In: *Sportwissenschaft* 19 (3): S. 311–325
Pokan, R.; Förster, H.; Hofmann, P.; Hörtnagl, H.; Ledl-Kurkowski, E. und Wonisch, M. (Hrsg.) (2013): *Kompendium der Sportmedizin.* München: Springer-Verlag, 2016

39 Martin, J. A.; Ramsay, J.; Hughes, C.; Peters, D. M. und Edwards, M. G. (2015): »Age and grip strength predict hand dexterity in adults«. In: *PloS one* 10 (2): e0117598
Olafsdottir, H. B.; Zatsiorsky, V. M. und Latash, M. L. (2008): »The effects of strength training on finger strength and hand dexterity in healthy elderly individuals«. In: *Journal of applied physiology* 105 (4): S. 1166–1178

40 Hohmann, A.; Lames, M. und Letzelter, M. (2002): *Einführung in die Trainingswissenschaft.* Wiebelsheim: Limpert, 2014
Schmidtbleicher, D. (1989): »Zum Problem der Definition des Begriffs Kraftausdauer«. In: *Kraftausdauertraining*: S. 10–30

41 Yildirim, N. Ü.; Erbahçeci, F.; Ergun, N.; Pitetti, K. H. und Beets, M. W. (2010): »The effect of physical fitness training on reaction time in youth with intellectual disabilities«. In: *Perceptual and motor skills* 111 (1): S. 178–186
Linford, C. W.; Hopkins, J. T.; Schulthies, S. S.; Freland, B.; Draper, D. O. und Hunter, I. (2006): »Effects of neuromuscular training on the reaction time and electromechanical delay of the peroneus longus muscle«. In: *Archives of physical medicine and rehabilitation* 87 (3). S. 395–401

42 Diamond, A. und Lee, K. (2011): »Interventions shown to aid executive function development in children 4 to 12 years old«. In: *Science* 333 (6045): S. 959–964
Fernandes, V. R.; Ribeiro, M. L. S.; Melo, T.; de Tarso Maciel-Pinheiro, P.; Guimarães, T. T.; Araújo, N. B. und Deslandes, A. C. (2016): »Motor coordination correlates with academic achievement and cognitive function in children«. In: *Frontiers in psychology* 7: S. 318
Diamond, A.; Ling, D. S. (2016): »Conclusions about interventions, programs, and approaches for improving executive functions that appear justified and those that, despite much hype, do not«. In: *Developmental cognitive neuroscience* 18: S. 34–48
Budde, H.; Voelcker-Rehage, C.; Pietraßyk-Kendziorra, S.; Ribeiro, P. und Tidow, G. (2008): »Acute coordinative exercise improves attentional performance in adolescents«. In: *Neuroscience letters* 441 (2): S. 219–223

43 Rehhagel, J. (2011): *Entwicklung einer Testbatterie zur Diagnostik und Steuerung der Schnelligkeit im Sportspiel Fußball.* Dissertation, Deutsche Sporthochschule Köln, 2011

44 Schmidt-Fetzer, U. und Lienhard, L.: *Neuroathletiktraining.* München: Pflaum Verlag, 2018

45 Alesi, M.; Bianco, A.; Luppina, G.; Palma, A. und Pepi, A. (2016): »Improving children's coordinative skills and executive functions: the effects of a football exercise program«. In: *Perceptual and motor skills* 122 (1): S. 27–46

46 Löllgen, H. und Löllgen, D. (2012): »Risikoreduktion kardiovaskulärer Erkrankungen durch körperliche Aktivität«. In: *Der Internist* 53 (1): S. 20–29
Kempermann, G. (2012): »Körperliche Aktivität und Hirnfunktion«. In: *Der Internist* 53 (6): S. 698–704

Muster, M. und Zielinski, R. (2006): *Bewegung und Gesundheit.* Dresden: Steinkopff, 2006
Hollmann, W. (2001): »Körperliche Aktivität und Gesundheit«. In: *Jan-Peters Janssen*: S. 7

47 Timofte, D. undTitu, A. (2016): »Study Regarding the Relationship between Coordination and Performance Capacity in Badminton«. Paper zum 5th International Congress on Physical Education, Sport and Kinetotherapy, 2016
Faber, I. R.; Oosterveld, F. G. und Nijhuis-Van der Sanden, M. W. (2014): »Does an eye-hand coordination test have added value as part of talent identification in table tennis? A validity and reproducibility study«. In: *PloS one* 9 (1): e85657
Jijie, A. G. M. (2011): »Dancing during the Physical Education Classes«. In: *The Annals of the Ştefan Cel Mare University*: S. 12

48 Kraemer, W. J.; Adams, K.; Cafarelli, E.; Dudley, G. A.; Dooly, C.; Feigenbaum, M. S. und American College of Sports Medicine (2002): »Progression model in resistance training for healthy adults. Stand position«. In: *Medicine & Science in Sports & Exercise* 34 (2): S. 364–380

49 Caputo, G. M.; Di Bari, M. und Orellana, J. N. (2017): »Group-based exercise at workplace: short-term effects of neck and shoulder resistance training in video display unit workers with work-related chronic neck pain – a pilot randomized trial«. In: *Clinical rheumatology* 36 (10): S. 2325–2333

50 Ratamess, N. A.; Alvar, B. A.; Evetoch, T. E.; Housh, T. J.; Ben Kibler, W.; Kraemer, W. J. und Triplett, N. T. (2009): »Progression models in resistance training for healthy adults«. In: *Medicine and science in sports and exercise* 41 (3): S. 687–708

51 Hotta, K.; Behnke, B. J.; Arjmandi, B.; Ghosh, P.; Chen, B.; Brooks, R. und Churchill, A. (2018): »Daily muscle stretching enhances blood flow, endothelial function, capillarity, vascular volume and connectivity in aged skeletal muscle«. In: *The Journal of physiology* 596 (10): S. 1903–1917

52 Garber, C. E.; Blissmer, B.; Deschenes, M. R.; Franklin, B. A.; Lamonte, M. J.; Lee, I. M. und Swain, D. P. (2011): »Quantity and quality of exercise for developing and maintaining cardiorespiratory, musculoskeletal, and neuromotor fitness in apparently healthy adults: guidance for prescribing exercise«. In: *Medicine & Science in Sports & Exercise* 43 (7): S. 1334–1359
Singh, K. (2013): »A Study of Physicalactivity, Exercise and Physical Fitness: Definitions and Bifurcation for Physical Related Research«. In: *Academic Sports Scholar* 1/11

53 Corbin, C. B.; Pangrazi, R. P. und Franks, B. D. (2000): »Definitions: Health, fitness, and physical activity«. In: *President's Council on Physical Fitness and Sports Research Digest;* https://eric.ed.gov/?id=ED470696
Lopes, V. P.; Stodden, D. F.; Bianchi, M. M.; Maia, J. A. und Rodrigues, L. P. (2012): »Correlation between BMI and motor coordination in children«. In: *Journal of Science and Medicine in Sport* 15 (1): S. 38–43

54 Gallotta, M. C.; Emerenziani, G. P.; Iazzoni, S.; Meucci, M.; Baldari, C. und Guidetti, L. (2015): »Impacts of coordinative training on normal weight and overweight/obese children's attentional performance«. In: *Frontiers in Human Neuroscience* 9: S. 577

55 van der Fels, I. M.; te Wierike, S. C.; Hartman, E.; Elferink-Gemser, M. T.; Smith, J. und Visscher, C. (2015): »The relationship between motor skills and cognitive skills in 4–16 year old typically developing children: A systematic review«. In: *Journal of science and medicine in sport* 18 (6): S. 697–703
Chaddock, L.; Pontifex, M. B.; Hillman, C. H. und Kramer, A. F. (2011): »A review of the relation of aerobic fitness and physical activity to brain structure and function in children«. In: *Journal of the international Neuropsychological Society* 17 (6): S. 975–985

56 Hillman, C. H.; Erickson, K. I. und Kramer, A. F. (2008): »Be smart, exercise your heart: exercise effects on brain and cognition«. In: *Nature reviews neuroscience* 9 (1): S. 58

57 Jansen, P.; Lange, L. und Heil, M. (2011): »The influence of juggling on mental rotation performance in children«. In: *Biomedical Human Kinetics* 3: S. 18–22
Chang, Y. K.; Tsai, Y. J.; Chen, T. T. und Hung, T. M. (2013): »The impacts of coordinative exercise on executive function in kindergarten children: an ERP study«. In: *Experimental Brain Research* 225 (2): S. 187–196

58 Diamond, A. (2013): »Executive functions«. In: *Annual review of psychology* 64: S. 135–168

59 Scudder, M. R.; Federmeier, K. D.; Raine, L. B.; Direito, A.; Boyd, J. K. und Hillman, C. H. (2014): »The association between aerobic fitness and language processing in children: Implications for academic achievement«. In: *Brain and cognition* 87: S. 140–152

60 Huang, E. J. und Reichardt, L. F. (2001): »Neurotrophins: roles in neuronal development and function«. In: *Annual review of neuroscience* 24 (1): S. 677–736

61 Yamada, K. und Nabeshima, T. (2003): »Brain-derived neurotrophic factor/TrkB signaling in memory processes«. In: *Journal of pharmacological sciences* 91 (4): S. 267–270

62 Griffin, É. W.; Mullally, S.; Foley, C.; Warmington, S. A.; O'Mara, S. M. und Kelly, Á. M. (2011): »Aerobic exercise improves hippocampal function and increases BDNF in the serum of young adult males«. In: *Physiology & behavior* 104 (5): S. 934–941

63 Ferris, L. T.; Williams, J. S. und Shen, C. L. (2007): »The effect of acute exercise on serum brain-derived neurotrophic factor levels and cognitive function«. In: *Medicine and science in sports and exercise* 39 (4): S. 728
Cotman, C. W.; Berchtold, N. C. und Christie, L. A. (2007): »Exercise builds brain health: key roles of growth factor cascades and inflammation«. In: *Trends in neurosciences* 30 (9): S. 464–472

64 Hausmann, J. (2017): *Auswirkungen eines motorisch-kognitiven Trainings auf den BDNF-Plasmaspiegel und das Hippokampusvolumen bei Patienten mit Mild Cognitive Impairment und gesunden Probanden.* Dissertation, Otto-von-Guericke-Universität Magdeburg

ERGÄNZENDE MASSNAHMEN

1 Shulman, R. G.; Rothman, D. L.; Behar, K. L. und Hyder, F. (2004): »Energetic basis of brain activity: implications for neuroimaging«. In: *Trends in neurosciences* 27 (8): S. 489–495

2 Kofrányi, E. und Jekat, F. (1964): »Zur Bestimmung der biologischen Wertigkeit von Nahrungsproteinen, VIII. Die Wertigkeit gemischter Proteine«. In: *Hoppe-Seyler's Zeitschrift für physiologische Chemie* 335 (1): S. 174–179

3 Stoll, A. L.; Severus, W. E.; Freeman, M. P.; Rueter, S.; Zboyan, H. A.; Diamond, E.; Cress, K. K. und Marangell, L. B. (1999): »Omega 3 fatty acids in bipolar disorder: a preliminary double-blind, placebo-controlled trial«. In: *Archives of general psychiatry* 56 (5): S. 407–412
Kiecolt-Glaser, J. K.; Belury, M. A.; Andridge, R.; Malarkey, W. B. und Glaser, R. (2011): »Omega-3 supplementation lowers inflammation and anxiety in medical students: a randomized controlled trial«. In: *Brain, behavior, and immunity* 25 (8): S. 1725–1734

4 Thomas, C. J.; Rothschild, J.; Earnest, C. P. et al: »The Effects of Energy Drink Consumption on Cognitive and Physical Performance in Elite League of Legends Players«. In: *Sports* 2019/7: S. 196. doi:10.3390/sports7090196

5 Taheri, S.; Lin, L.; Austin, D.; Young, T. und Mignot, E. (2004): »Short sleep duration is associated with reduced leptin, elevated ghrelin, and increased body mass index«. In: *PLoS medicine* 1 (3): S. 210–217
Spiegal, K.; Tasali, E.; Penev, P. und Van Cauter, E. (2004): »Sleep curtailment in healthy young men is associated with decreased leptin levels, elevated ghrelin levels and increased hunger and appetite«. In: *Annals of Internal Medicine* 141 (11): S. 846–850

6 Schmid, S. M. und Schultes, B. (2011): »Schlechter Schlaf als Risikofaktor für das metabolische Syndrom«. In: *Der Internist* 52 (4): S. 383

7 Brand, S.: »Schlaf, körperliche Aktivität und Stress«. In: *Handbuch Stressregulation und Sport.* Berlin, Heidelberg: Springer, 2018: S. 293-310

8 Shavanani, A. B. und Udupa, K. (2003): »Acute effect of Mukh bhastrika (a yogic bellows type breathing) on reaction time«. In: *Indian journal of physiology and pharmacology* 47: S. 297–300.

Übungsübersicht

Übungen zur Prävention und als Ausgleich

Krafttraining

Augentraining

Stretching und Mobilisation

Übungen zur Leistungssteigerung

Out-Game-Koordinationstraining

Hand-Augen-Koordination

Reaktion

Über die Autoren

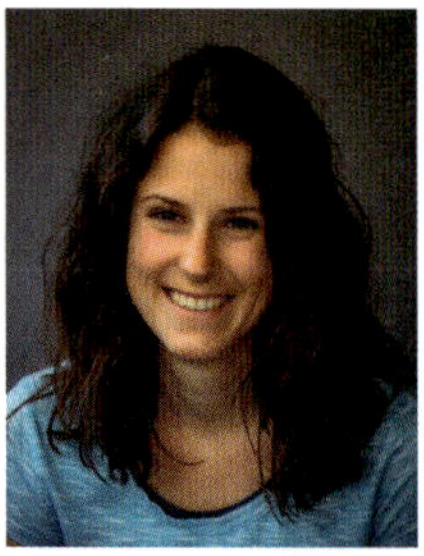

Stefanie Knoll ist Sport- und Wirtschaftswissenschaftlerin. Sie arbeitet als Projekt- und Ausbildungskoordinatorin bei einem österreichischen Sportdachverband, ist Obfrau des Sportvereins NatWork und als Trainerin im Jugend- und Betriebssport tätig. Gemeinsam mit Felix Wachholz gründete sie die Plattform Digital Fitness, die speziell für E-Sportler entwickelte Trainingsprogramme anbietet.

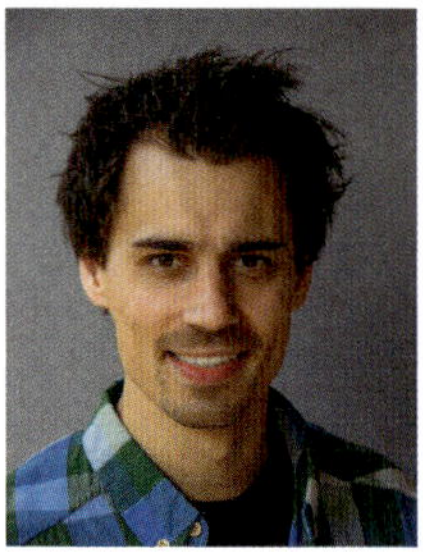

Der Sportwissenschaftler **Felix Wachholz** promoviert am Institut für Sportwissenschaften der Universität Innsbruck im Bereich der Neurophysiologie. Seit 2012 arbeitet er als Trainer im Jugend- und Betriebssport und ist im Vorstand des Sportvereins NatWork. Er ist Mitbegründer von Digital Fitness und regelmäßig als Dozent für die Universität Innsbruck, die Sportunion Tirol und die Bundessportakademie tätig. Weitere Infos gibt es unter www.digital-fitness.at.

Dank

Wir möchten uns ganz herzlich bei unserer Lektorin Katharina May bedanken, die an das Projekt geglaubt und uns die Möglichkeit gegeben hat, dieses Buch zu schreiben.
Ein großes Dankeschön an unsere Freunde aus der E-Sport-Szene, im Besonderen an die Jungs von PineApps eSports, speziell Christian Innerhofer, nicht nur für die Bereitstellung der Foto-Location, sowie an e.ma – eSports Management Agency, Tyrol Tactics eSports und Spielraum Tirol für die Unterstützung und gute Zusammenarbeit. Außerdem danken wir Marko Fritz, Philipp Stockinger, Gabriel Schwarzinger, David Ihl, Fatih Öztürk, Irina Kuntze, Andreas Berlinger und Mario Viska.
Danke auch an Felix Dorn Photography für die unkomplizierte und effiziente Zusammenarbeit bei der Erstellung der Übungsbilder.
Und nicht zuletzt danke an alle unsere Unterstützer und Förderer, die uns auf unserem Weg begleitet haben und an Digital Fitness glauben.